妇科疾病
中西医结合诊疗
与护理

FUKE JIBING
ZHONGXIYI JIEHE ZHENLIAO
YU HULI

黄璜　施盛莹　刘艳艳　主编

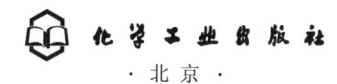

化学工业出版社

·北京·

内容简介

本书全面介绍了妇科疾病的中西医结合诊疗与护理知识，内容涵盖了女性生殖系统的解剖结构、生理特点、常见疾病包括月经失调、排卵障碍性异常子宫出血、多囊卵巢综合征、子宫内膜异位症、子宫腺肌病、外阴炎、阴道炎、子宫颈炎、盆腔炎等的中西医病因病机、临床表现、诊断、治疗方法及护理。本书的特色为运用中西医结合的治疗方法诊治与护理妇科疾病；书中提出了情志护理、饮食调理、生活作息调整等护理措施，旨在帮助患者全面恢复健康，提高生活质量。

本书内容具有临床实用及多学科合作的特点，颇具启发性，适合妇科临床医师学习参考，也可供关注女性健康的大众读者阅读参考。

图书在版编目（CIP）数据

妇科疾病中西医结合诊疗与护理 / 黄璜，施盛莹，刘艳艳主编 . -- 北京：化学工业出版社，2025.8.
ISBN 978-7-122-47959-4

Ⅰ . R711；R473

中国国家版本馆CIP数据核字第20254XY770号

责任编辑：陈燕杰
文字编辑：赵爱萍
责任校对：边 涛
装帧设计：王晓宇

出版发行：化学工业出版社
（北京市东城区青年湖南街13号　邮政编码100011）
印　　装：河北延风印务有限公司
710mm×1000mm　1/16　印张19¾　字数319千字
2025年8月北京第1版第1次印刷

购书咨询：010-64518888
售后服务：010-64518899
网　　址：http://www.cip.com.cn
凡购买本书，如有缺损质量问题，本社销售中心负责调换。

定　　价：98.00元　　　　　　　　　　　　　版权所有　违者必究

编写人员名单

主　编	黄　璜	施盛莹	刘艳艳		
副主编	刘文莲	杨静华	朱木兰	李笑银	谭庙琴
编　者	陈　洪	陈美霖	储晨阳	龚立红	郭茜茜
	黄　璜	姬　微	柯三妹	李笑银	刘　苗
	刘文莲	刘艳艳	蒲晓春	施盛莹	孙嘉泽
	谭庙琴	陶　璐	陶青云	田　泓	温华玲
	吴娟花	谢适慧	向美燕	严智华	杨静华
	杨　云	叶连风	张　慧	张小翠	张艳婷
	曾喆晟	曾海婷	曾汶琪	朱慧琼	朱木兰
	朱世华	邹霄朦	徐翠萍		

前言

本书是一部融合了现代医学与传统中医精髓的专业著作。编者在长期临床实践和科研的基础上，系统地介绍了妇科常见疾病的中西医结合诊疗方法以及护理技巧，旨在为医务工作者提供一个全面实用的参考资源。

随着医学模式的转变和健康观念的更新，越来越多的患者和医生开始追求整体的、个性化的治疗方案。中西医结合治疗作为一种富有特色的治疗手段，以其独特的优势逐渐受到广泛关注。中医注重人体的整体平衡和调和，强调疾病的预防和体质的调理；而西医则以精确的病理生理为基础，提供针对性强的治疗措施。二者相互补充，共同为女性的健康护航。

本书共十章，内容涵盖了从解剖生理到常见妇科疾病的病因病机、诊断与鉴别诊断、治疗方法及护理要点等。每一章节都由经验丰富的专家编写，确保了信息的准确性和前沿性。希望通过本书能够帮助医生更加全面地了解妇科疾病，提高临床决策能力，同时也为护理人员提供科学的护理知识和技能。

在本书编写过程中，尽管竭尽所能确保内容的准确性和实用性，但医学是一门不断发展的科学，新的研究成果和临床指南不断涌现。因此，我们建议读者在实际应用场景使用本书时，结合自身经验，并关注最新的医学动态。

最后，感谢所有参与本书编写的专家学者，他们的专业知识和无私奉献是本书能够顺利完成的保证。同时，也感谢出版社的工作人员，他们的辛勤工作使得本书得以高质量地呈现给广大读者。

希望本书能成为医疗工作者的良师益友，为提升妇科疾病的治疗效果和护理质量做出积极的贡献。由于时间和精力所限，书中难免存在疏漏之处，望读者和同仁不吝赐教，以便再版时修改与完善。

主编

于广州

目录

第一章 女性生殖系统解剖

第一节 内生殖器官的解剖结构 / 001

一、卵巢 / 001

二、输卵管 / 001

三、子宫 / 003

四、子宫颈 / 004

第二节 外生殖器官的解剖结构 / 005

一、阴道 / 005

二、外阴 / 006

第三节 女性盆腔解剖 / 006

一、骨盆 / 006

二、盆腔筋膜 / 007

三、盆腔间隙 / 008

第四节 女性生殖系统的血管和神经 / 008

一、动脉部分 / 008

二、静脉部分 / 009

三、神经部分 / 009

四、淋巴系统部分 / 009

第五节 邻近器官、血管、淋巴及神经 / 010

第六节 盆底及骨盆底 / 011

一、盆底肌肉 / 011

二、结缔组织 / 011

三、神经系统 / 011

第七节 中医学对女性生殖系统解剖的认识 / 012

一、肾 / 012

二、肝 / 012

三、经络 / 012

四、胞宫 / 012

第二章 女性生殖系统生理

第一节 女性一生各生理时期的特点 / 013
    一、胎儿期 / 013
    二、新生儿期 / 013
    三、儿童期 / 014
    四、青春期 / 014
    五、性成熟期 / 015
    六、绝经过渡期 / 016
    七、绝经后期 / 016

第二节 卵巢功能及周期性变化 / 016
    一、卵泡发育及排卵的周期性变化 / 016
    二、卵巢分泌的性激素及其周期性变化 / 019

第三节 子宫内膜周期性变化和月经 / 021
    一、子宫内膜的组织学变化 / 021
    二、子宫内膜的生物化学变化 / 023

第四节 生殖器官其他部位周期性变化 / 024
    一、阴道黏膜的周期性改变 / 024
    二、宫颈黏液的周期性改变 / 025
    三、输卵管的周期性改变 / 025
    四、乳房的周期性改变 / 026

第五节 下丘脑-垂体-卵巢轴的互相关系 / 026
    一、下丘脑促性腺激素释放激素 / 026
    二、腺垂体生殖激素 / 027
    三、卵巢性激素的反馈作用 / 028
    四、月经周期的调节机制 / 028

第六节 其他内分泌功能对月经周期的影响 / 029
    一、甲状腺 / 029
    二、肾上腺 / 030
    三、胰腺 / 030

第七节 中医对月经、带下产生及调节机制的认识 / 030
    一、月经 / 030
    二、带下 / 035

第三章 中医学妇科疾病的病因病机

第一节 妇科疾病的病因 / 037
一、淫邪因素 / 037
二、情志因素 / 038
三、生活因素 / 039
四、体质因素 / 040

第二节 妇科疾病的病机 / 041
一、脏腑功能失常 / 041
二、气血失调 / 044
三、冲任督带损伤 / 047

第四章 妇科疾病的西医检查与中医诊治

第一节 阴道、宫颈管分泌物检查 / 048
一、正常阴道分泌物 / 048
二、异常阴道分泌物 / 049
三、阴道清洁度检查 / 049
四、常见病原微生物检查 / 050

第二节 生殖细胞学检查及HPV的筛查 / 052
一、涂片种类及标本采集 / 052
二、正常生殖道脱落细胞形态特征 / 052
三、生殖道脱落细胞在妇科常见病中的应用 / 053
四、生殖道脱落细胞在妇科肿瘤诊断中的应用 / 053
五、人乳头瘤病毒筛查 / 054

第三节 女性内分泌激素测定 / 055
一、下丘脑促性腺激素释放激素测定 / 055
二、垂体促性腺激素测定 / 056
三、垂体催乳素测定 / 056
四、雌激素测定 / 057
五、孕激素测定 / 058
六、雄激素测定 / 058
七、人绒毛膜促性腺激素测定 / 059

第四节 女性生殖器官活组织检查 / 060
一、外阴、阴道活组织检查 / 060
二、宫颈活组织检查 / 061
三、子宫内膜活组织检查 / 062

第五节 输卵管通畅检查 / 063
一、子宫输卵管造影 / 063
二、妇科内镜输卵管通畅检查 / 064

第六节 妇科肿瘤标志物检查 / 064
一、肿瘤相关抗原及胚胎抗原 / 064

二、雌、孕激素受体 / 065

三、妇科肿瘤相关的癌基因和肿瘤抑制癌基因 / 065

第七节　影像检查 / 067

一、超声检查 / 067

二、X 线检查 / 067

三、计算机体层扫描检查 / 067

四、磁共振成像检查 / 068

第八节　妇科疾病的中医诊断、辨证要点与治法概要 / 068

一、中医诊断 / 068

二、辨证方法 / 072

三、治法概要 / 076

第五章　月经病与生殖内分泌异常

第一节　月经失调 / 082

一、病因病机 / 082

二、临床表现 / 083

三、实验室及其他检查 / 083

四、诊断与鉴别诊断 / 084

五、治疗 / 086

六、护理 / 088

第二节　排卵障碍性异常子宫出血 / 089

一、病因病机 / 089

二、临床表现 / 090

三、实验室及其他检查 / 090

四、诊断与鉴别诊断 / 091

五、治疗 / 092

六、护理 / 093

第三节　多囊卵巢综合征 / 094

一、病因病机 / 094

二、临床表现 / 095

三、实验室及其他检查 / 096

四、诊断与鉴别诊断 / 097

五、治疗 / 098

六、护理 / 098

第四节　痛经 / 099

一、病因病机 / 099

二、临床表现 / 100

三、实验室及其他检查 / 101

四、诊断与鉴别诊断 / 102

五、治疗 / 103

六、护理 / 104

第五节　闭经 / 105

一、病因病机 / 105

二、临床表现 / 106

三、实验室及其他检查 / 107

四、诊断与鉴别诊断 / 107

五、治疗 / 109

六、护理 / 110

第六章 子宫内膜异位症和子宫腺肌病

第一节 子宫内膜异位症 /111
一、病因病机 /111
二、临床表现 /114
三、实验室及其他检查 /116
四、诊断与鉴别诊断 /117
五、治疗 /118
六、护理 /123

第二节 子宫腺肌病 /123
一、病因病机 /123
二、临床表现 /126
三、实验室及其他检查 /126
四、诊断与鉴别诊断 /127
五、治疗 /130
六、护理 /133

第七章 带下病与女性生殖系统炎症

第一节 外阴炎与前庭大腺炎 /135
一、病因病机 /135
二、临床表现 /136
三、实验室及其他检查 /136
四、诊断与鉴别诊断 /137
五、治疗 /139
六、护理 /141

第二节 前庭大腺脓肿 /142
一、病因病机 /142
二、临床表现 /144
三、实验室及其他检查 /144
四、诊断与鉴别诊断 /145
五、治疗 /147
六、护理 /150

第三节 阴道炎 /151
一、病因病机 /151
二、临床表现 /153

三、实验室及其他检查 /154
四、诊断与鉴别诊断 /155
五、治疗 /158
六、护理 /161

第四节 子宫颈炎 /162
一、病因病机 /162
二、临床表现 /164
三、实验室及其他检查 /164
四、诊断与鉴别诊断 /165
五、治疗 /166
六、护理 /171

第五节 盆腔炎性疾病 /172
一、急性盆腔炎 /172
二、慢性盆腔炎 /182

第六节 生殖器结核 /190
一、病因病机 /190
二、临床表现 /190

三、实验室及其他检查 / 191

四、诊断与鉴别诊断 / 193

五、治疗 / 194

六、护理 / 197

第七节　淋病 / 199

一、病因病机 / 199

二、临床表现 / 200

三、实验室及其他检查 / 201

四、诊断与鉴别诊断 / 201

五、治疗 / 202

六、护理 / 204

第八章　女性生殖系统肿瘤

第一节　外阴肿瘤 / 207

一、病因病机 / 207

二、临床表现 / 209

三、实验室及其他检查 / 211

四、诊断与鉴别诊断 / 211

五、治疗 / 213

六、护理 / 215

第二节　子宫颈肿瘤 / 216

一、病因机制 / 216

二、临床表现 / 217

三、实验室及其他检查 / 218

四、诊断与鉴别诊断 / 220

五、治疗 / 223

六、护理 / 225

第三节　子宫肌瘤 / 226

一、病因病机 / 226

二、临床表现 / 227

三、实验室及其他检查 / 228

四、诊断与鉴别诊断 / 229

五、治疗 / 230

六、护理 / 232

第四节　子宫内膜癌 / 233

一、病因病机 / 233

二、临床表现 / 234

三、实验室及其他检查 / 235

四、诊断与鉴别诊断 / 235

五、治疗 / 237

六、护理 / 239

第五节　卵巢肿瘤 / 239

一、病因病机 / 239

二、临床表现 / 241

三、实验室及其他检查 / 241

四、诊断与鉴别诊断 / 242

五、治疗 / 244

六、护理 / 245

第六节　葡萄胎 / 247

一、病因病机 / 247

二、临床表现 / 249

三、实验室及其他检查 /249

四、诊断与鉴别诊断 /250

五、治疗 /252

六、护理 /253

第七节 妊娠滋养细胞肿瘤 /254

一、病因病机 /254

二、临床表现 /255

三、实验室及其他检查 /256

四、诊断与鉴别诊断 /256

五、治疗 /258

六、护理 /259

第九章 女性盆底损伤性疾病

第一节 子宫脱垂 /261

一、病因病机 /261

二、临床表现 /262

三、诊断检查 /262

四、诊断与鉴别诊断 /262

五、治疗 /264

六、护理 /265

第二节 生殖道瘘 /266

一、病因病机 /266

二、临床表现 /268

三、实验室及其他检查 /269

四、诊断与鉴别诊断 /270

五、治疗 /273

六、护理 /279

第十章 生育指导

第一节 避孕 /281

一、宫内节育器 /281

二、激素避孕 /285

三、其他避孕方法 /288

第二节 输卵管绝育术 /289

一、经腹输卵管结扎术 /290

二、经腹腔镜输卵管绝育术 /292

第三节 人工终止妊娠术 /293

一、手术流产 /293

二、药物流产 /297

第四节 生育评估与生育指导 /300

一、生育评估 /300

二、生育指导 /301

参考文献

第一章
女性生殖系统解剖

第一节 内生殖器官的解剖结构

一、卵巢

卵巢位于盆腔侧壁，左右各一，外形呈椭圆形，体积约 4cm×3cm×1.5cm。卵巢的表面由单层立方上皮覆盖，其下是由致密结缔组织构成的卵巢网，再向内则是卵巢实质，包含大量卵泡和黄体（图1-1）。

卵巢实质分为外层的皮质和内层的髓质。皮质由致密的结缔组织构成，含有许多发育中的卵泡。髓质由疏松结缔组织和丰富的血管组成，内有丰富的淋巴管和神经。

卵巢的血管供应主要来自卵巢动脉和静脉。卵巢动脉起源于腹主动脉，沿盆底分布至卵巢。卵巢静脉伴随卵巢动脉走行，负责将卵巢内的血液回流至下腔静脉。

在中医学中，卵巢的功能与"肾"紧密相关。《黄帝内经》中提到："肾藏精，主生殖"，意味着肾（包括现代医学中的卵巢）负责存储精气并主导生殖功能。中医理论认为，肾精的充沛与否直接影响到女性的生殖能力及月经周期的规律性。

二、输卵管

输卵管是女性生殖系统中连接卵巢与子宫的管道，其主要功能是为卵子和精子提供相遇的场所，并在受精后输送受精卵至子宫腔内。输卵管是一条细长的肌性管道，全长 9～12 厘米，从解剖结构上通常分为四个部分：间质部（或称子宫部）、峡部、壶腹部和伞端。

（1）间质部：为输卵管靠近子宫壁的部分，短而狭窄，贯穿于子宫壁中。此部分的管腔最窄，仅有几毫米的长度。

（2）峡部：间质部外侧的一段，管径相对较细，是输卵管的固定部分，与卵巢韧带相连。

（3）壶腹部：峡部的外侧扩展成为较宽的壶腹区，此处管腔较宽松，是卵子和精子受精的主要场所。

（4）伞端：输卵管的末端呈喇叭状展开，称为输卵管伞，其边缘有许多

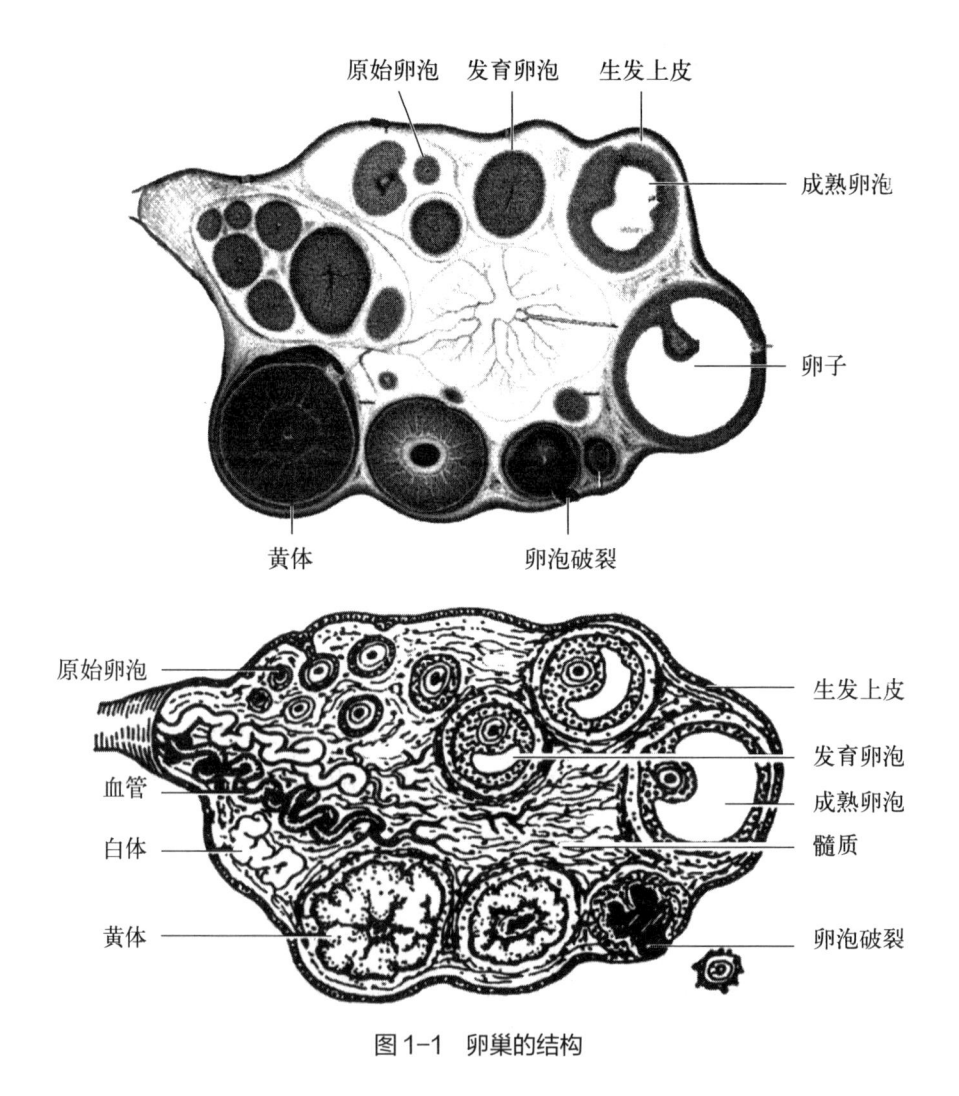

图 1-1　卵巢的结构

指状突起，称为输卵管伞，负责捕捉排出的卵子。

输卵管壁由三层组织构成：内侧的黏膜层、中间的平滑肌层和外侧的浆膜层。黏膜层含有丰富的皱褶和绒毛，能增加表面积以促进卵子的受精和营养的吸收；平滑肌层由外层的纵形纤维和内层的环形纤维组成，其收缩有助于运送受精卵；浆膜层则覆盖在输卵管外部，使其与其他盆腔器官相隔开。

中医对输卵管的认识与现代医学不同。在中医理论中，没有明确的"输卵管"概念，但可依据其功能将其类比为"经络"的一部分，认为它与肝经等有关，涉及气血流通与调和。中医认为输卵管的畅通无阻对于女子生育至关重要，若因瘀血、气滞等问题导致阻塞，则可能引发不孕症。

三、子宫

子宫是女性生殖系统中的一个重要器官，呈倒置的梨形，位于盆腔中央。它的主要功能是为受精卵提供着床和发育的场所，并在分娩时排出胎儿和胎盘。成年未孕女性的子宫大小约为 7.5cm×4.5cm×3.0cm（长 × 宽 × 厚）。

1. 子宫的结构

子宫可分为以下部分：

（1）子宫底：子宫上端较宽的部分，两侧与输卵管相连。

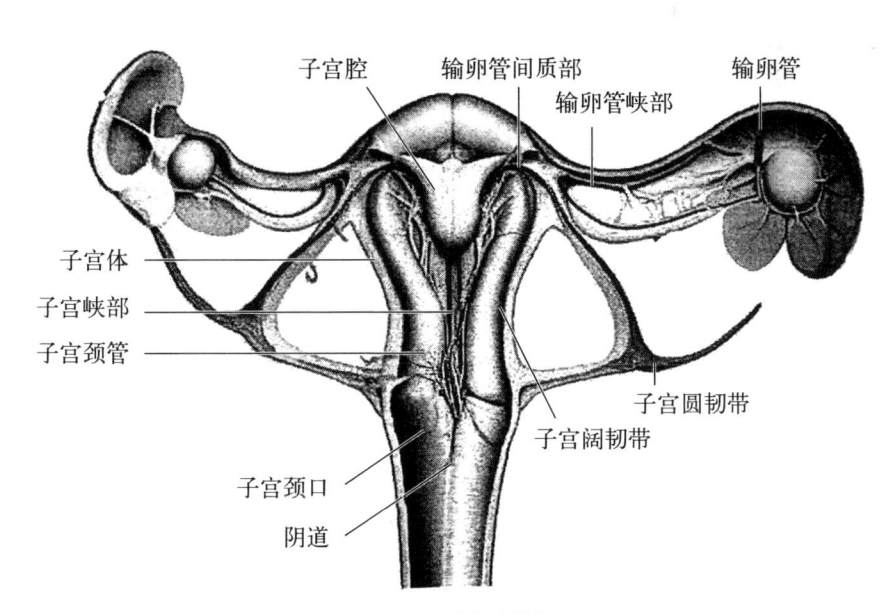

图 1-2　子宫的结构

（2）子宫体：子宫底下方的中间部分，占据子宫的最大体积（图1-2）。

（3）子宫颈：子宫下端较窄的部分，连接阴道，分为宫颈内口和宫颈外口。

2. 子宫壁

子宫壁由三层组织构成：内膜层、肌层和外膜层（或称浆膜层）。

（1）内膜层（子宫内膜）：为子宫壁最内侧的一层，具有周期性脱落和再生的特点，参与月经周期，并为受精卵的着床和发育提供营养。

（2）肌层（子宫肌层）：是子宫壁中最厚的一层，由大量平滑肌组织等组成，具有强大的收缩能力，参与月经血的排出和分娩时的子宫收缩。

（3）外膜层（子宫浆膜层）：覆盖在宫底部及其前后面的脏腹膜，使子宫与其他盆腔器官相隔开。

在中医学中，子宫被视为"女子胞宫"，是女性生殖的根本所在。子宫不仅是孕育胎儿的地方，还与女性的经络系统紧密相连，是气血运行的重要枢纽。中医认为，子宫的健康直接关系女性的生殖能力和整体健康状况。若子宫受到寒邪、瘀血等不良因素的影响，可能导致痛经、月经不调甚至不孕症等问题。

四、子宫颈

子宫颈是子宫下端较窄的部分，连接子宫与阴道，是女性生殖系统中的一个重要通道。子宫颈的主要功能包括支持子宫，保护子宫免受感染，并在月经期间允许血液流出以及分娩时扩张以便于胎儿通过。成年未孕女性的子宫颈长度为2.5～4cm。

1. 子宫颈的结构

（1）宫颈内口：位于子宫颈上端与子宫腔相通的部分，呈圆形开口。

（2）宫颈管：从宫颈内口延伸到宫颈外口的管道部分，内部由黏膜覆盖，形成皱褶。

（3）宫颈外口：位于子宫颈下端与阴道相通的部分，同样呈圆形开口，其大小和形状会随着女性的生理周期而变化。

2. 子宫颈壁

子宫颈壁由以下三层组织构成。

（1）黏膜层（子宫颈管黏膜）：含有分泌腺体，能够分泌黏液，其性质在不同月经周期阶段有所不同，有时黏稠以阻隔外界物质，有时稀薄以便于精子通过。

（2）肌层（子宫颈肌层）：由平滑肌组成，负责在月经或分娩时的收缩反应。

（3）纤维层（子宫颈纤维层）：主要由结缔组织构成，提供支撑和保护作用。

在中医学中，子宫颈被视为胞宫的一部分，其健康直接关系到女性的生育能力。《黄帝内经》中虽没有明确的"子宫颈"概念，但中医理论认为胞宫的通调功能正常，对女性月经及孕育均有重要影响。若子宫颈出现病变，如宫颈炎或宫颈瘀阻不通，可能会导致月经不调、白带异常、不孕等问题。

第二节 ⋙ 外生殖器官的解剖结构

一、阴道

阴道是女性生殖系统中的一个弹性肌肉管道，连接子宫颈和女性外生殖器。其主要功能包括在性交时接收阴茎，在分娩时作为胎儿出生的通道，以及参与月经周期中的分泌物排出。成年未孕女性的阴道长度为7～10cm，具有很大的伸展性，以适应不同的生理需求。

阴道可分为以下部分：

（1）阴道口：位于阴道外端，被阴唇包围，是阴道通向外界的入口。

（2）阴道壁：由内到外分别为黏膜层、肌层和纤维组织膜。

① 黏膜层（阴道黏膜）：含有丰富的血管和神经末梢，能够分泌酸性的阴道液，保持局部环境的酸碱平衡，有助于抑制病原微生物的生长。

② 肌层（阴道肌层）：由外层的纵形平滑肌和内层的环形平滑肌组成，具有一定的弹性和收缩能力，有助于恢复阴道壁的紧致状态。

③ 纤维组织膜（阴道纤维层）：主要由结缔组织构成，提供支撑和保护作用。

（3）阴道穹窿：位于阴道上端，环绕子宫颈的部分，形状似一个短管或穹窿状空间。

在中医学中，阴道被视为"胞络"的一部分，与女子的月经、白带及孕育密切相关。即阴道不仅是性交和分娩的通道，还与女性的气血运行和内分泌调节有着密切的联系。中医认为，阴道的健康直接关系到女性的生殖能力和整体健康状况。若阴道受到湿热、瘀血等不良因素的影响，可能导致带下病、阴道炎等问题。

二、外阴

外阴是指女性生殖器官中位于体表的部分，包括一系列结构组织，其主要功能是保护内部生殖器官不受感染，并在性活动中起到辅助作用。外阴的结构可分为以下部分：

（1）阴阜：位于外阴的最上方，为脂肪丰富的隆起部分，覆盖有皮肤和阴毛，起到缓冲和保护作用。

（2）大阴唇：从阴阜向下延伸的两片纵形皮肤褶皱，含有丰富的脂肪组织，外侧覆盖有皮肤，内侧则类似于黏膜层。大阴唇的主要功能是保护女性的内生殖器免受外界感染。

（3）小阴唇：位于大阴唇内侧，较薄且更为柔软敏感，不含有脂肪组织。小阴唇可以在性交时提供额外的舒适度，并在非性活动时保护阴道口和尿道口。

（4）阴蒂：位于小阴唇前端交汇处，是一个高度敏感的器官，相当于男性的阴茎海绵体。阴蒂在性刺激中起到关键作用，是女性性快感的重要来源。

（5）尿道口：位于阴蒂下方，是尿液排出体外的通道。由于其靠近阴道口，需维持良好的卫生习惯以防感染。

（6）阴道口（又称阴道外口）：被小阴唇包围，是阴道通向外界的入口，也是经血和分泌物排出的地方。

第三节 女性盆腔解剖

一、骨盆

骨盆是构成女性盆腔的基本骨架，由髋骨、骶骨和尾骨通过软骨连接和韧带加固而成。它不仅支撑着躯干的重量，还保护着内部脏器，并为生殖器官、尿道和直肠提供了通道。在女性身体结构中，骨盆有着特别的形态和功能，以适应生育的需求。

女性骨盆的特点包括：骨盆口较大，便于婴儿头部通过。骨盆底部较宽且短，为承托子宫和阴道提供支持。骨盆壁薄而柔软，有助于分娩时骨盆的轻微变形与扩张。耻骨联合处较宽，两耻骨间的角度（耻骨弓角度）较大，使得生殖器官有更充足的空间。

骨盆的结构可分为以下部分。

髋骨：由髂骨、坐骨和耻骨组成，是骨盆的最大组成部分，与下肢相连。

骶骨：位于骨盆的后方，由5块骶椎融合而成，上接腰椎，下连尾骨。

尾骨：由4~5块尾椎合成，位于骨盆的最下方，尖端向下。

在中医学中，骨盆被视为"下焦"的组成部分，与肾、膀胱、生殖系统等器官的功能紧密相关。骨盆的健康状态直接影响到精髓的生成和储藏，进而影响生殖和整体健康。中医认为，骨盆的损伤或功能障碍可能导致腰痛、腿痛、月经不调等问题。

二、盆腔筋膜

盆腔筋膜是一层结缔组织，位于骨盆内，包裹着盆腔内的器官。它起源于骨盆壁并延伸于各器官之间，起到固定和支持这些器官的作用，同时也为盆腔内的血管和神经提供通路。于女性而言，盆腔筋膜对维持子宫、卵巢和阴道等生殖器官的位置与稳定性具有特别重要的意义。

盆腔筋膜的结构可分为以下部分。

盆壁筋膜（骨盆壁筋膜）：紧贴骨盆壁内侧，覆盖骨盆底肌肉和骨膜，为盆腔脏器提供外部支持。

脏层筋膜（脏器筋膜）：直接包裹在子宫、膀胱、直肠等脏器外表面，形成各个脏器的外囊，有助于保持脏器形状和位置。

中间筋膜：位于盆壁筋膜和脏层筋膜之间，含有脂肪组织，并且在此层中走行着血管和神经。

骨盆底筋膜：构成骨盆底的主要部分，支撑着骨盆腔内的脏器，特别是在妇女分娩时起到缓冲压力的作用。

在中医学中，虽然没有直接对应于"盆腔筋膜"的概念，但中医理论认为，脏腑的位置稳定与经络的通畅息息相关。脏腑及其关联的络脉都与心脏的功能相连，从而影响身体的气血运行。盆腔筋膜的异常紧张或松弛可能导致器官下垂，这在中医理论中可能被视为"气陷"或"脱垂"，需要通过调理气血来纠正。

三、盆腔间隙

盆腔间隙是指盆腔内不同结构之间的潜在空间，这些空间围绕着盆腔器官，如子宫、阴道、膀胱和直肠等。它们充满脂肪组织，并含有血管、淋巴管和神经等结构。在女性中，盆腔间隙对于疾病的扩散、手术操作的路径以及生殖器官的功能都具有重要意义。

盆腔间隙的结构可分为以下部分。

前盆腔间隙：位于膀胱和阴道之间，向上与腹膜后间隙相连，向下通向泌尿生殖膈。

后盆腔间隙：位于直肠和阴道之间，其界限上至腹膜后间隙，下至肛区。

侧盆腔间隙：位于骨盆壁与生殖器官之间，分为前、中、后三部分，分别对应于骨盆壁的不同区域。

骨盆腔上间隙：位于骨盆入口的上方，介于腹膜与骨盆之间。

骨盆腔下间隙：位于骨盆底部，支持着骨盆腔内的脏器，特别是在妇女分娩时起到缓冲压力的作用。

在中医学中，盆腔间隙可类比于"三焦"的概念。《黄帝内经》中提到："三焦者，决渎之官，水道出焉。"这意味着三焦是体内水液运行和分布的通道，而盆腔间隙则相当于这一通道在盆腔中的体现。中医认为，盆腔间隙的畅通与否直接关系到气血和体液的正常运行，若盆腔间隙受到压迫或阻塞，可能导致疼痛、水肿或其他妇科疾病。

第四节 ⋙ 女性生殖系统的血管和神经

一、动脉部分

子宫动脉：子宫动脉是主要供应子宫的动脉，起源于内髂动脉。它在子宫两侧分叉，进入子宫壁并为子宫提供血液供应。

卵巢动脉：卵巢动脉起源于腹主动脉，负责为卵巢提供血液供应。

阴道动脉：阴道动脉是内髂动脉的分支，负责为阴道上部提供血液供应。

阴部内动脉：阴部内动脉是髂内动脉的分支，负责为会阴和外生殖器提供血液供应。

膀胱下动脉：膀胱下动脉是内髂动脉的分支，负责为膀胱下部提供血液供应。

二、静脉部分

子宫静脉丛：位于子宫两侧，负责回收子宫的血液。

卵巢静脉：卵巢静脉收集卵巢的血液，汇入肾静脉。

阴道静脉丛：位于阴道两侧，负责回收阴道的血液。

阴部静脉丛：位于会阴和外生殖器周围，负责回收这些区域的血液。

膀胱静脉丛：位于膀胱周围，负责回收膀胱的血液。

三、神经部分

子宫神经：支配来自盆丛（下腹下神经丛）的交感神经（T12~L2）与副交感神经（S2~S4）纤维，沿子宫阔韧带基底部及宫骶韧带分布，主要调控子宫血管收缩与宫体感觉。

卵巢神经：支配来自腹主动脉丛（T10~L1）和盆内脏神经（S2~S4）的双重来源，其纤维沿卵巢悬韧带内血管周围神经丛分布，主要调节卵巢血管舒缩功能。

阴道神经（属盆内脏神经分支）：起自骶丛 S2~S4，沿盆腔内脏神经丛走行，经主韧带基底部支配阴道中上段感觉与分泌功能

阴部神经：起源于骶丛（S2~S4），经梨状肌下孔出骨盆后绕坐骨棘，穿行于阴部管内（Alcock 管）。最终分为直肠下神经、会阴神经及阴茎（蒂）背神经，支配会阴部肌肉、皮肤及外生殖器，是阴部神经阻滞的靶结构。

膀胱神经：支配来自下腹下神经丛（交感神经 T11~L2）与盆内脏神经（副交感神经 S2~S4），沿膀胱外侧韧带内的神经纤维束分布，主要调控逼尿肌收缩与膀胱颈张力。

四、淋巴系统部分

子宫淋巴管：子宫的淋巴管主要沿着子宫动脉分布，汇入盆腔淋巴结，包括骶前淋巴结和髂内淋巴结。

卵巢淋巴管：卵巢的淋巴管伴随卵巢静脉流向盆腔侧壁，并汇入盆腔淋巴结。

阴道淋巴管：阴道的淋巴回流较为复杂，上部的淋巴管汇入髂内淋巴结，而下部则汇入股淋巴结。

外阴淋巴管：大阴唇外侧的淋巴管汇入股淋巴结，而内侧及小阴唇的淋巴管则汇入髂内淋巴结。

膀胱淋巴管：膀胱的淋巴管汇入髂外和闭孔淋巴结。

在中医学中，虽然没有直接对应于现代医学中的淋巴系统概念，但中医理论认为"气血流通"与身体的健康状态密切相关。中医认为"气行则血行，气滞则血瘀。"意味着气的流动带动血液运行，若气机不畅，则可能导致血液瘀滞。因此，中医治疗时常通过调理气血来促进身体的自我修复能力，这包括利用针灸、草药等方法来改善盆腔器官的血液循环和淋巴回流。

第五节 ◇◇◇ 邻近器官、血管、淋巴及神经

女性生殖系统的健康不仅受其内在因素的影响，还与邻近器官、血管、淋巴及神经的相互作用密切相关。这些结构对于维持女性生殖系统的正常功能至关重要，同时也在疾病的预防、诊断和治疗中起到关键作用。

邻近器官：女性生殖系统邻近器官包括膀胱、直肠、尿道、肛门等。这些器官与女性生殖器官共享部分解剖空间，因此它们之间的疾病可能会相互影响。例如，盆腔感染可能同时影响子宫和附近的膀胱或直肠。

血管：女性生殖系统的血液供应主要来自内髂动脉及其分支，包括子宫动脉、卵巢动脉、阴道动脉等。这些血管为生殖器官提供氧气和营养，同时也参与激素和其他重要物质的运输。血管病变，如静脉曲张或血栓形成，可能导致妇科疾病。

淋巴：女性生殖系统的淋巴管和淋巴结负责清除废物和参与免疫反应。盆腔淋巴结的炎症或阻塞可能导致淋巴循环不畅，影响生殖器官的健康。

神经：女性生殖系统的神经支配来自骶神经丛和腹主神经丛，包括子宫神经、阴道神经、阴部神经等。这些神经不仅传递感觉信号，还控制生殖器官的平滑肌活动。神经损伤或功能障碍可能导致疼痛或运动障碍等问题。

在中医学中，这些邻近结构被认为与"经络"系统相关。《黄帝内经》中提到："经络者，所以能决生死，处百病，调虚实。"意味着经络是判断生死、诊断和治疗疾病、调节虚实的关键。中医通过针灸、按摩等方法刺激特定穴位，以调和气血、平衡阴阳，从而维护女性生殖系统及其邻近结构的健康。

第六节 盆底及骨盆底

盆底和骨盆底是女性生殖系统中的重要组成部分，它们不仅支撑着盆腔内的器官，还与泌尿系统和消化系统的正常功能密切相关。盆底的肌肉、结缔组织以及神经构成了一个复杂的结构网络，确保了身体各种生理活动的正常进行。

一、盆底肌肉

盆底肌肉群包括肛提肌、尿道括约肌和阴道周围肌等，这些肌肉负责维持盆腔器官的位置和功能。在妊娠、分娩以及更年期等生理变化期间，盆底肌肉张力可能会减弱，导致脱垂或其他功能障碍。

二、结缔组织

盆底的结缔组织包括筋膜和韧带，如子宫骶骨韧带、阴道前壁和后壁的筋膜等。它们为盆腔器官提供额外的支持，并帮助肌肉维持其张力。

三、神经系统

盆底的神经支配来自骶神经丛和腹主神经丛，它们通过多个分支控制盆底肌肉的运动和感觉。神经系统的损伤可能导致盆底肌肉功能障碍或感觉异常。

在中医学中，盆底的健康与"肾"的功能密切相关。中医认为："肾主藏精，主生髓，主掌纳气。"意味着肾不仅储藏精气，还与骨髓和呼吸功能有关。因此，中医认为维护盆底健康的关键之一是保养肾气，通过草药、针灸等方法来强化肾的功能，从而改善盆底的支持力和整体健康。

第七节 中医学对女性生殖系统解剖的认识

中医理论认为,肾藏精、主生殖,与现代医学中的卵巢和子宫功能相对应。肝脏则被认为是调节情绪、保证气血流畅的重要脏器,与女性月经周期及妊娠过程密切相关。

一、肾

在中医学中,肾不仅仅指解剖学上的肾脏,而是一个包括生殖和内分泌功能的广义概念。它关联着女性的生殖能力、月经周期以及胎儿的生长发育。肾虚可能导致生殖功能障碍和月经不调。

二、肝

中医认为肝主疏泄,保证气机的流畅,对于月经的正常来潮和情绪稳定有重要影响。肝郁可导致气滞血瘀,表现为月经不调、痛经等妇科疾病。

三、经络

中医将经络视为连接脏腑、四肢百骸的网络,通过它们运行气血、传递感应。《黄帝内经》中提到:"十二经脉者,人之所以生,病之所以成,人之所以治,病之所以起。"女性生殖系统中重要的经络包括任脉、督脉、足太阴脾经、足厥阴肝经等。

四、胞宫

中医所指的"胞宫"涵盖了现代医学中的子宫和其他附属器官。它被视为女性生殖的根本所在,是孕育胎儿的场所。胞宫的功能与肾精的充盈程度直接相关。

第二章
女性生殖系统生理

第一节 ◇◇ 女性一生各生理时期的特点

女性从胚胎形成到衰老是一个渐进的生理过程，也是下丘脑 - 垂体 - 卵巢轴功能发育、成熟和衰退的过程。根据其年龄和生理特点可将女性一生分为胎儿期、新生儿期、儿童期、青春期、性成熟期、绝经过渡期和绝经后期 7 个阶段，但并无截然界限，可因遗传、环境、营养等因素影响而有个体差异。

一、胎儿期

胎儿期（fetal period）是指从受精卵形成至胎儿娩出，共 266 日（从末次月经算起为 280 日）。受精卵是由父系和母系来源的 23 对（46 条）染色体组成的新个体，其中 1 对染色体在性发育中起决定作用，称性染色体（sex chromosome）。性染色体 X 与 Y 决定着胎儿的性别，即 XX 合子发育为女性，XY 合子发育为男性。

二、新生儿期

新生儿期（neonatal period）是指出生后 4 周内。女性胎儿在母体内受到胎盘及母体卵巢所产生的女性激素影响，其子宫内膜和乳房均有一定程度的发育，出生的新生儿外阴较丰满，乳房略隆起或有少许泌乳。出生后脱离母体环境，血中女性激素水平迅速下降，可出现少量阴道流血，即假月经。这些都是正常生理现象，短期内均能自然消退。

三、儿童期

儿童期（childhood）是指从出生4周至12岁左右。此期儿童体格生长发育很快，但生殖器官发育仍不成熟。儿童早期（8岁以前）下丘脑-垂体-卵巢轴功能处于抑制状态，生殖器为幼稚型；阴道狭长，上皮薄，无皱襞，细胞内缺乏糖原，阴道酸度低，抗感染力弱，容易发生炎症；子宫小，宫颈较长，占子宫全长的2/3，子宫肌层亦很薄；输卵管弯曲且很细；卵巢长而窄，卵泡虽能大量自主生长（非促性腺激素依赖性），但仅发育到窦前期即萎缩、退化；子宫、卵巢及输卵管均位于腹腔内。儿童后期（约8岁起），下丘脑促性腺激素释放激素（gonadotropin-releasing hormone，GnRH）抑制状态解除，卵巢内的卵泡受垂体促性腺激素的影响有一定发育并分泌性激素，但仍达不到成熟阶段。卵巢形态逐步变为扁卵圆形。子宫、输卵管及卵巢逐渐向骨盆腔内下降。皮下脂肪在胸、髋、肩部及耻骨前面堆积，乳房和内生殖器开始发育增大，开始显现女性特征。

四、青春期

青春期（adolescence or puberty）是指儿童到成人的转变期，是女性生殖器、内分泌、体格、心理等逐渐发育成熟的过程。世界卫生组织（WHO）规定青春期为10~19岁。

青春期发动（onset of puberty）通常始于8~10岁，此时中枢性负反馈抑制状态解除，GnRH开始呈脉冲式释放，继而引起促性腺激素和卵巢性激素水平升高、第二性征出现，并最终获得成熟的生殖功能。青春期发动的时间主要取决于遗传因素，此外，尚与居住地的地理位置、体质、营养状况以及心理精神因素有关。

女性青春期第一性征的变化是在促性腺激素作用下，卵巢增大，卵泡开始发育和分泌雌激素，生殖器从幼稚型变为成人型。阴阜隆起，大、小阴唇变肥厚并有色素沉着；阴道长度及宽度增加，阴道黏膜变厚并出现皱襞；子宫增大，尤其宫体明显增大，宫体与宫颈的比例变为2∶1；输卵管变粗，弯曲度减小，黏膜出现许多皱襞与纤毛；卵巢增大，皮质内有不同发育阶段的卵泡，致使卵巢表面稍呈凹凸不平。此时虽已初步具有生育能力，但整个生殖系统的功能尚未完善。

除生殖器官外，其他女性特有的性征即第二性征（secondary sexual characteristics）。乳房发育是女性第二性征的最初特征。随着肾上腺雄激素分泌增加，阴毛和腋毛开始出现；其他包括音调变高、骨盆横径发育大于前后径，以及胸、肩部皮下脂肪增多等，这些变化呈现女性特征。

青春期按照顺序先后经历以下四个不同的阶段，各阶段有重叠，共需大约4.5年的时间。

（一）乳房萌发

是女性第二性征的最初特征。一般女性接近10岁时乳房开始发育，约经过3.5年时间发育为成熟型。

（二）肾上腺功能初现

青春期肾上腺雄激素分泌增加引起阴毛和腋毛的生长，称为肾上腺功能初现。阴毛首先发育，约2年后腋毛开始发育。该阶段肾上腺皮质功能逐渐增强，血液循环中脱氢表雄酮（DHEA）、硫酸脱氢表雄酮（DHEAS）和雄烯二酮升高，肾上腺17α-羟化酶和17,20-裂解酶活性增强。肾上腺功能初现提示下丘脑-垂体-肾上腺雄性激素轴功能近趋完善。

（三）生长加速

由于雌激素、生长激素和胰岛素样生长因子-I分泌增加，11~12岁青春期少女体格生长呈直线加速，平均每年生长9cm，月经初潮后生长减缓。

（四）月经初潮

女性第一次月经来潮称月经初潮，为青春期的重要标志。月经初潮平均晚于乳房发育2.5年时间。月经来潮表明卵巢产生的雌激素已经达到一定水平，能引起子宫内膜变化而产生月经。但此时中枢对雌激素的正反馈机制尚未成熟，即使卵泡发育成熟也不能排卵，故月经周期常不规律，经5~7年建立规律的周期性排卵后，月经才逐渐正常。

此外，青春期女性的判断力与想象力增强，心理变化也十分明显，对异性有好奇心，关注自我形象，情绪易出现波动，容易出现行为偏差问题。

五、性成熟期

性成熟期（sexual maturity）又称生育期，是卵巢生殖功能与内分泌功能最旺盛的时期。约从 18 岁开始，持续 30 年左右。此期妇女性功能旺盛，卵巢功能成熟并有周期性性激素分泌及规律的周期性排卵，生殖器各部及乳房在卵巢分泌的性激素作用下发生周期性变化。

六、绝经过渡期

绝经过渡期是指从开始出现绝经趋势直至最后一次月经的时期。可始于 40 岁，历时短则 1~2 年，长至 10~20 年。此期卵巢功能逐渐减退，卵泡数明显减少且易发生卵泡发育不全，因而月经不规律，常为无排卵性月经。最终由于卵巢内卵泡自然消耗或剩余的卵泡对垂体促性腺激素丧失反应，导致卵巢功能衰竭，月经永久性停止，称绝经（menopause）。我国妇女平均绝经年龄为 49.5 岁，80% 在 44~54 岁。尽管人均寿命已明显延长，但绝经年龄却变化不大，暗示人类绝经年龄主要取决于遗传。1994 年 WHO 将卵巢功能开始衰退至绝经后 1 年内的时期定义为围绝经期（perimenopausal period）。围绝经期妇女由于卵巢功能逐渐减退，雌激素水平降低，可出现血管舒缩障碍和神经精神症状，表现为潮热、出汗、失眠、情绪不稳定、抑郁或烦躁等，称为绝经综合征（menopausal syndrome，MPS）。

七、绝经后期

绝经后期是指绝经后的生命时期。一般 60 岁以后妇女机体逐渐老化进入老年期（senility）。此阶段卵巢功能已完全衰退、生殖器官进一步萎缩退化，雌激素水平低落，不足以维持女性第二性征；容易感染而发生老年性阴道炎；骨代谢异常引起骨质疏松，易发生骨折；其他各脏器也容易发生疾病。

第二节 卵巢功能及周期性变化

卵巢为女性的性腺，具有产生卵子并排卵的生殖功能和分泌女性激素的内分泌功能。

一、卵泡发育及排卵的周期性变化

从青春期开始到绝经前，卵巢在形态和功能上发生周期性变化，称为卵巢周期（ovarian cycle）。

（一）卵泡发育与成熟

新生儿出生时卵巢内有 100 万～200 万个卵泡，至青春期只剩下 30 万～50 万个；进入青春期后，卵泡由自主发育推进至发育成熟的过程依赖于促性腺激素的刺激。生育期每一个月经周期一般有 3～11 个卵泡发育，经过募集、选择，其中一般只有一个优势卵泡可达完全成熟，并排出卵子。其余的卵泡发育到一定程度通过细胞凋亡机制而自行退化，称卵泡闭锁。女性一生中一般只有 400～500 个卵泡发育成熟并排卵，仅占总数的 0.1% 左右。卵泡的发育始于始基卵泡到初级卵泡的转化，始基卵泡可以在卵巢内处于休眠状态数十年。一般卵泡生长的最后阶段正常需 15 日左右，是月经周期的卵泡期。

根据卵泡的形态、大小、生长速度和组织学特征，可将其生长过程分为以下几个阶段（图 2-1）。

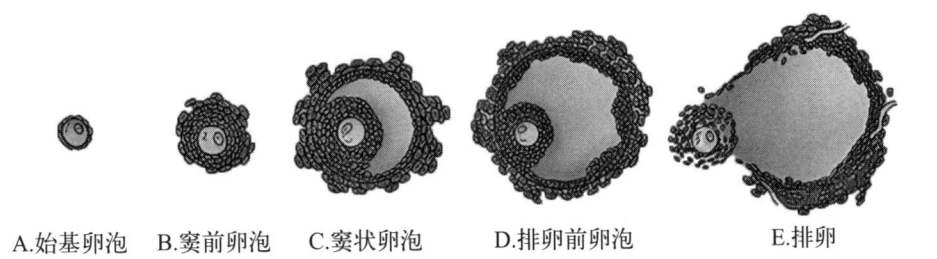

A. 始基卵泡　B. 窦前卵泡　C. 窦状卵泡　D. 排卵前卵泡　E. 排卵

图 2-1　不同发育阶段的卵泡形态示意图

1. 始基卵泡

由停留于减数分裂双线期的初级卵母细胞被单层梭形前颗粒细胞围绕而形成。

2. 窦前卵泡（preantral follicle）

始基卵泡的梭形前颗粒细胞分化为单层立方形细胞之后成为初级卵泡（primary follicle）。最后初级卵泡颗粒细胞的增殖使细胞的层数增至 6～8 层（600 个细胞以下），卵泡增大，形成次级卵泡（secondary follicle）。

3. 窦状卵泡（antral follicle）

在雌激素和 FSH 的协同作用下，颗粒细胞间积聚的卵泡液增加，最后融合形成卵泡腔，卵泡增大直径达 500μm，称为窦状卵泡。窦状卵泡发育的后期，相当于前一卵巢周期的黄体晚期及本周期卵泡早期，血清 FSH 水平及其生物活性增高，超过一定阈值后，卵巢内有一组窦卵泡群进入了"生长发育轨道"，这种现象称为募集（recruitment）。约在月经周期第 7 日，在被募集的发育卵泡群中，FSH 阈值最低的一个卵泡，优先发育成为优势卵泡（dominant follicle），其余的卵泡逐渐退化闭锁，这个现象称为选择（selection）。月经周期第 11～13 日，优势卵泡增大至 18mm 左右，分泌雌激素量增多，不仅如此，在 FSH 刺激下，颗粒细胞内又出现了 LH 受体及 PRL 受体，具备了对 LH、PRL 的反应性。此时便形成了排卵前卵泡。

4. 排卵前卵泡（preovulatory follicle）

为卵泡发育的最后阶段，为成熟卵泡，亦称格拉夫卵泡（Graafian follicle）。卵泡液急骤增加，卵泡腔增大，卵泡体积显著增大，直径可达 18～23mm，其逐渐向卵巢表面移行并向外突出。

（二）排卵

卵细胞和它周围的卵冠丘结构（oocyte corona cumulus complex，OCCC；又称卵冠丘复合体）一起从卵巢排出的过程称排卵（ovulation）。排卵前，由于成熟卵泡分泌的雌二醇在循环中达到对下丘脑起正反馈调节作用的峰值（$E_2 \geq 200pg/ml$），促使下丘脑 GnRH 的大量释放，继而引起垂体释放促性腺激素，出现 LH/FSH 峰。LH 峰是即将排卵的可靠指标，出现于卵泡破裂前 36h。排卵多发生在两次月经之间，一般在下次月经来潮前 14 日左右。卵子可由两侧卵巢轮流排出，也可由一侧卵巢连续排出。卵子排出后，经输卵管伞部捡拾、输卵管壁蠕动以及输卵管黏膜纤毛活动等协同作用进入输卵管壶腹部与峡部连接处等待受精。卵子在排出后 12～24h 即失去受精能力。

（三）黄体形成及退化

排卵后卵泡液流出，卵泡腔内压下降，卵泡壁塌陷，形成许多皱襞，卵泡壁的卵泡颗粒细胞和卵泡内膜细胞向内侵入，周围由卵泡外膜包围，共同形成黄体（corpus luteum）。排卵后 7～8 日（相当于月经周期第 22 日左右），黄体体积和功能达到高峰，直径 1～2cm，外观黄色。

（1）若排出的卵子受精，黄体则在胚胎滋养细胞分泌的人绒毛膜促性腺激素（human chorionic gonado-tropin，HCG）作用下增大，转变为妊娠黄体，至妊娠3个月末退化。

（2）若卵子未受精，排卵后9～10日黄体开始萎缩变小，功能逐渐衰退，周围的结缔组织及成纤维细胞侵入黄体，逐渐由结缔组织所代替，组织纤维化，外观色白，称白体（corpus albicans）。排卵日至月经来潮为黄体期，一般为14日，黄体衰退后月经来潮，卵巢中又有新的卵泡发育，开始新的周期。

二、卵巢分泌的性激素及其周期性变化

雌激素和孕激素是卵巢合成并分泌的主要性激素，此外，还有少量雄激素，三种激素均为甾体激素。

（一）雌激素（estrogen）

1. 雌激素分泌的周期性变化

卵巢主要合成雌二醇（E_2）及雌酮（E_1）。体内尚有雌三醇（E_3）和2-羟雌酮，系E_2的降解产物。E_2是女性体内生物活性最强的雌激素。卵泡开始发育时，雌激素分泌量很少；至月经第7日卵泡分泌雌激素量迅速增加，于排卵前达高峰；排卵后由于卵泡液中雌激素释放至腹腔使循环中雌激素暂时下降，排卵后1～2日，黄体开始分泌雌激素使循环中雌激素又逐渐上升，在排卵后7～8日黄体成熟时，循环中雌激素达第二高峰。此后，黄体萎缩，雌激素水平急剧下降，在月经期达最低水平。

2. 雌激素的主要生理功能

（1）对生殖系统的作用 促进子宫肌细胞增生和肥大，使肌层增厚；促进和维持子宫发育，增加子宫平滑肌对缩宫素的敏感性；使子宫内膜腺体增生、修复；使宫颈口松弛，宫颈黏液分泌增加、性状变稀薄，富有弹性，易拉成丝状；协同促性腺激素促使卵泡发育；促进输卵管肌层发育及上皮的分泌活动，增强输卵管肌节律性收缩的振幅；促进阴道上皮细胞的增生和角化，使细胞内糖原增加，使阴道维持酸性环境；促进外生殖器发育，使阴唇发育、丰满、色素加深。

（2）对第二性征的作用 促进乳腺管增生，乳头、乳晕着色；促进其他第二性征发育。

（3）代谢作用 促进水钠潴留；促进肝脏高密度脂蛋白合成，抑制低密

度脂蛋白合成，降低循环中胆固醇水平；维持和促进骨基质代谢。

（4）调节作用　通过对下丘脑和垂体的正负反馈调节，控制促性腺激素的分泌。

（二）孕激素（progesterone）

1. 孕激素分泌的周期性变化

孕酮是卵巢分泌的具有生物活性的主要孕激素。卵泡期卵泡不分泌孕酮；排卵前成熟卵泡分泌少量孕酮；排卵后黄体分泌孕酮逐渐增加，至排卵后7～8日黄体成熟时，分泌量达最高峰，以后逐渐下降，到月经来潮时降到卵泡期水平。孕激素通常在雌激素作用基础上发挥效应。

2. 孕激素的主要生理功能

（1）对生殖系统的作用　使增生期子宫内膜转化为分泌期内膜，有利于受精卵着床；可降低子宫平滑肌兴奋性及其对缩宫素的敏感性，从而抑制子宫收缩，有利于胚胎与胎儿在宫内生长发育；使宫颈口闭合，黏液分泌减少，性状变黏稠；抑制输卵管肌节律性收缩的振幅；加快阴道上皮细胞脱落。

（2）对乳腺作用　促进乳腺腺泡发育。

（3）代谢作用　促进水钠排泄。

（4）调节作用　参与下丘脑、垂体的正负反馈调节；对体温调节中枢有兴奋作用，可使基础体温在排卵后升高0.3～0.5℃。临床上可以此作为判定排卵日期的标志之一。

（三）雄激素（androgen）

1. 雄激素分泌的周期性变化

女性雄激素主要来自肾上腺，卵巢分泌少量雄激素，包括睾酮、雄烯二酮和脱氢表雄酮。排卵前血液中雄激素水平升高，一方面可促进非优势卵泡闭锁，另一方面可提高性欲。

2. 雄激素的主要生理功能

（1）对生殖系统的作用　促使阴蒂、阴唇和阴阜的发育，促进阴毛、腋毛的生长；但雄激素过多会对雌激素产生拮抗作用，如减缓子宫及其内膜的生长和增殖，抑制阴道上皮的增生和角化；长期使用雄激素，可出现男性化表现；此外，雄激素还与性欲有关。

（2）代谢作用　促进蛋白合成和肌肉生长，刺激骨髓中红细胞的增生。在性成熟期，促使长骨骨基质生长和钙的保留；性成熟后可导致骨骺的关闭，使生长停止。可促使肾远曲小管对水、钠的重吸收并保留钙。

第三节　子宫内膜周期性变化和月经

卵巢周期性变化时所产生的两种主要激素——雌激素、孕激素，影响着生殖系统的变化，其中最明显的是子宫内膜的周期性变化，并使之产生月经。此外，子宫颈、输卵管和阴道上皮细胞及乳房也发生相应的周期性变化。子宫内膜的周期性变化主要包括子宫内膜的组织学和生物学的响应性变化。

一、子宫内膜的组织学变化

子宫内膜从形态学上可分为功能层和基底层。子宫内膜功能层是胚胎植入的部位，受卵巢激素变化的调节，具有周期性增殖、分泌和脱落性变化（图2-2）；基底层靠近肌层，不受卵巢激素的周期性调节，不发生剥脱，在月经后再生并修复子宫内膜创面，重新形成子宫内膜功能层。据其组织学变化将月经周期分为增殖期、分泌期、月经期3个阶段（以正常月经周期28日为例）。

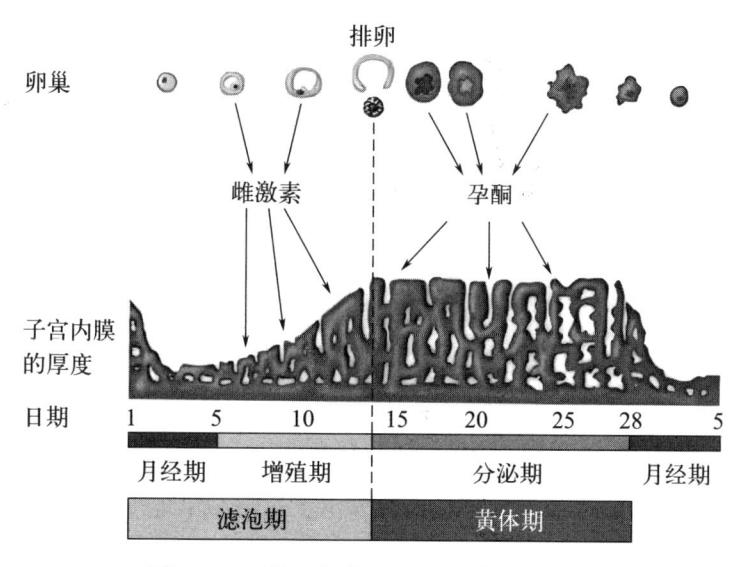

图2-2　月经周期激素水平关系变化示意图

（一）增殖期

月经周期的第5～14日，与卵巢周期中的卵泡期相对应。在雌激素作用下，基底层表面上皮、腺体、间质、血管均呈增殖性变化。此期可分为早、中、晚3期。

1. 增殖早期（月经周期第5~7天）

子宫内膜的修复始于月经期，此时功能层脱落后基底裸露，内膜较薄，仅1～2mm。至增殖早期（周期第5~7天），在雌激素作用下腺体开始拉长，形成早期管状结构。镜下：腺上皮细胞呈立方形或低柱状；间质致密，细胞呈星形，间质中的小动脉较直，壁薄。

2. 增殖中期（月经周期第8~10日）

此期特征是间质水肿明显；腺体数量增多、伸长，呈弯曲形；腺上皮细胞增生活跃，细胞呈柱状，开始有分裂象。

3. 增殖晚期（月经期第11~14日）

此期内膜增厚至3～5mm，表面高低不平，略呈波浪形，腺上皮细胞呈高柱状，增殖为假复层上皮，核分裂象增多，腺体更长，形成弯曲状，间质细胞呈星状，并相互结合成网状，组织内水肿明显，小动脉增生，管腔增大，呈弯曲状。

（二）分泌期

月经周期的第15～28日，与卵巢周期中的黄体期对应。黄体分泌大量孕激素及雌激素，共同作用于已增殖的子宫内膜，使之继续增厚，腺体更增长弯曲，出现分泌现象，此时内膜厚且松软，有丰富的营养物质，有利于受精卵着床发育。整个分泌期亦可分为3期。

1. 分泌早期（月经周期第15~19日）

腺上皮细胞出现含糖原的核下空泡为该期的组织学特征；间质水肿，螺旋小动脉继续增生、弯曲。

2. 分泌中期（月经周期第20~23日）

子宫内膜增厚呈锯齿状，腺体内的分泌上皮细胞出现顶浆分泌现象，内膜的分泌活动在LH峰后第7日达到高峰，与囊胚植入同步；此期间质更加疏松、水肿，螺旋小动脉继续增生、卷曲。

3. 分泌晚期（月经周期第 24~28 日）

相当于黄体退化阶段，子宫内膜呈海绵状，厚达 10mm，间质更加疏松、水肿，螺旋小动脉快速增长，超出内膜厚度，更加弯曲，此期内膜明显分为 3 层，即基底层、海绵层、致密层，致密层和海绵层合称功能层。

（三）月经期

月经周期第 1~4 日，为子宫内膜海绵状功能层从基底层崩解脱落期，这是孕酮和雌激素撤退的最后结果。月经前 24h，内膜螺旋动脉节律性收缩及舒张，继而出现逐渐加强的血管痉挛性收缩，导致远端血管壁及组织缺血、缺氧、坏死、剥脱，脱落的内膜碎片及血液一起从阴道流出，即月经来潮。

二、子宫内膜的生物化学变化

（一）甾体激素和蛋白激素受体

1. 甾体激素受体

增殖期子宫内膜腺细胞和间质细胞富含雌、孕激素受体。雌激素受体在增殖期子宫内膜含量最高，排卵后明显减少。孕激素受体在排卵时达到高峰，随后腺上皮孕激素受体逐渐减少，而间质细胞孕激素受体含量相对增加。子宫内膜螺旋小动脉的平滑肌细胞亦含有雌、孕激素受体，且呈周期性变化，以黄体期两种受体含量最高，提示子宫血流可能在一定程度上亦受甾体激素影响。

2. 蛋白激素受体

子宫内膜上皮和腺上皮存在 HCG/LH 受体表达，功能尚不清楚。子宫内膜中亦存在生长激素受体/生长激素结合蛋白的表达，可能对子宫内膜发育有一定影响。

（二）各类酶类

一些组织水解酶，如酸性磷酸酶、β-葡萄糖醛酸酶等能使蛋白质、磷酸和黏多糖分解。这些酶类平时被限制在溶解酶体中，不具有活性。排卵后若卵子未受精，黄体经一定时间的代谢，对组织有破坏作用，从而造成内膜的剥脱和出血。

（三）酸性黏多糖

在雌激素的作用下，子宫内膜间质细胞能产生一种蛋白质结合的碳水化合物，称为酸性黏多糖（AMPS）。雌激素能促使 AMPS 在间质中浓缩聚合，成为内膜间质的基础物质，对增殖期子宫内膜的生长起支架作用。排卵后，孕激素可抑制 AMPS 的生成和聚合，促使其降解，致使子宫内膜黏稠的基质减少，血管壁的通透性增加，有利于营养及代谢产物的交换，并为受精卵的着床和发育做好准备。

（四）血管收缩因子

月经来潮前 24h 子宫内膜缺血、坏死，释放前列腺素 $F_{2\alpha}$ 和内皮素 -1 等，使月经期血管收缩因子达到最高水平。另外，血小板凝集产生的血栓素 A_2（TXA_2）也具有血管收缩作用，从而引起子宫血管和肌层节律性收缩，而且整个经期血管的收缩呈进行性加强，导致内膜功能层迅速缺血性坏死、崩解脱落。

第四节 ◈◈◈ 生殖器官其他部位周期性变化

在卵巢性激素周期性作用下，阴道黏膜、宫颈黏液、输卵管以及乳房组织均会产生周期性变化，具体表现如下。

一、阴道黏膜的周期性改变

阴道是女性的内生殖器官之一，是一个管腔通道，连接子宫和外生殖器。阴道的周期性变化通常是由于阴道黏膜的周期性变化引起的，一般会表现为阴道分泌物增多、阴道黏膜变薄等。

在月经周期中，阴道黏膜呈现周期性改变，这种变化在阴道上段最明显。在排卵之前，阴道黏膜下层细胞受到雌激素刺激，发生增殖，形成中、表层细胞，从而导致阴道上皮加厚；在排卵期，表皮细胞开始角化。阴道中含有丰富的糖类物质，被阴道乳酸杆菌分解为乳酸，从而维持了阴道的酸性环境，抑制了病原菌的滋生，这一效应被称为"自净作用"，是对阴道的一种有效保护。排卵后，在孕激素的作用下，表皮细胞脱落。女性可以通过阴道脱落细胞的改变来判断是否有排卵。

二、宫颈黏液的周期性改变

宫颈是子宫的一部分，位于子宫的下部，通常可以分泌宫颈黏液，也可以起到一定的保护作用。宫颈的周期性变化通常是由于宫颈黏膜的脱落引起的，一般会表现为宫颈黏液增多、阴道分泌物变薄等。

子宫颈黏膜周期性变化不明显，但其腺细胞分泌宫颈黏液却有周期性变化。月经净后，体内雌激素水平降低，宫颈管分泌的黏液量很少，雌激素可刺激分泌细胞的分泌功能，随着雌激素水平不断提高，在排卵之前，雌激素含量达到高峰，宫颈黏液分泌会越来越多，呈细而透明的状态，状若蛋清，可延展拉成细丝状，长度可以超过10cm。涂片可以看到典型的蕨类植物叶状晶体，在月经周期的6~7天即可出现，至排卵前结晶形状最典型。排卵后，受孕激素的影响，黏液的分泌量会逐渐减少，质地变得黏稠而混浊，延展性变差，拉丝时易断裂。涂片检查羊齿植物叶状结晶消失，至月经周期第22日左右完全消失，代之以呈条索状排列的椭圆体。通过对宫颈黏液的检测，可以更好地了解卵巢的功能。

宫颈黏液是含有糖蛋白、血浆蛋白、氢化钠和水分的水凝胶。黏液中的氯化钠含量在月经前后，仅占黏液干重的2%~20%，而在排卵期则为黏液干重40%~70%。由于黏液是等渗的，氯化钠比例的增加势必导致水分亦相应增加，故排卵期的宫颈黏液稀薄而量多，宫颈黏液的糖蛋白排列成网状，近排卵时，在雌激素影响下网眼变大。根据上述变化，可见排卵期宫颈黏液最适宜精子通过。雌、孕激素的作用使宫颈在月经周期中对精子穿透发挥着生物阀作用。

三、输卵管的周期性改变

输卵管是一对细长弯曲的肌管，起于子宫角两侧，包裹在子宫阔韧带的上缘，卵子排出后，由输卵管伞部拾卵，再通过输卵管的蠕动，运送到子宫腔，如果遇到精子，则会与卵子结合形成受精卵。在雌激素和孕酮的作用下，输卵管的黏膜也会有一定的周期性改变，但没有子宫内膜那么显著。

输卵管的周期性变化包括形态和功能两方面，通常是由于卵巢分泌的雌激素和孕激素的变化引起的。在卵泡期，在雌激素的作用下，输卵管黏膜上皮纤毛细胞生长，体积增大，非纤毛细胞分泌增加，为卵子提供运输和种植前的营养物质。到黄体期，孕激素则能抑制输卵管黏膜上皮纤毛细胞的生长，减低分泌细胞分泌黏液的功能。雌、孕激素的协同作用，保证受精卵在输卵管内的正常运行。

四、乳房的周期性改变

雌激素促进乳腺管增生，而孕激素则促进乳腺小叶及腺泡生长。某些女性在经前期有乳房肿胀和疼痛感，可能是由于乳腺管的扩张、充血以及乳房间质水肿所致。由于雌、孕激素撤退，月经来潮后上述症状大多消退。

第五节 ≪≫ 下丘脑 - 垂体 - 卵巢轴的互相关系

月经周期的调节是一个非常复杂的过程，主要涉及下丘脑、垂体和卵巢。下丘脑、垂体和卵巢形成一个完整而协调的神经内分泌系统，称为下丘脑 - 垂体 - 卵巢轴（hypothalamic-pituitary-ovarian axis，HPO axis）。

HPO 轴是完整而协调的神经内分泌系统，其神经内分泌活动受到大脑高级中枢的影响。下丘脑通过分泌 GnRH 调节垂体 FSH 和 LH 的释放，控制性腺发育和性激素的分泌。卵巢在促性腺激素的作用下发生周期性排卵，并伴有性激素分泌的周期性变化；而卵巢性激素对中枢生殖调节激素的合成和分泌又具有反馈调节，使循环中的 FSH 和 LH 呈现周期性变化。

一、下丘脑促性腺激素释放激素

下丘脑弓状核神经细胞分泌的 GnRH 是一种十肽激素，直接通过垂体门脉系统输送到腺垂体，调节垂体促性腺激素的合成和分泌。GnRH 的分泌特征是脉冲式释放，平均每 60~120min 有一次峰值，其频率与月经周期时相有关。正常月经周期的生理功能和病理变化均伴有相应的 GnRH 脉冲式分泌模式变化。GnRH 的脉冲式释放可调节 LH/FSH 的比值。脉冲频率减慢时，血中 FSH 水平升高，LH 水平降低，从而 LH/FSH 比值下降；频率增加时，LH/FSH 比值升高。

下丘脑是 HPO 的启动中心，GnRH 的分泌受垂体促性腺激素和卵巢性激素的反馈调节，包括起促进作用的正反馈和起抑制作用的负反馈调节。反馈调节包括长反馈、短反馈和超短反馈三种。长反馈指卵巢分泌到循环中的性激素对下丘脑的反馈作用；短反馈是指垂体激素对下丘脑 GnRH 分泌的负反馈调节；超短反馈是指 GnRH 对其本身合成的负反馈调节。这些激素反馈信号和来自神经系统高级中枢的神经信号一样，通过多种神经递质，包括去甲肾上腺素、多巴胺、β-内啡肽、5-羟色胺和褪黑素等调节 GnRH 的分泌。去甲肾上腺素促进 GnRH 的释放，β-内啡肽和 5-羟色胺抑制 GnRH 的释放，多巴胺对 GnRH 的释放则具有促进和抑制双重作用。

二、腺垂体生殖激素

腺垂体（垂体前叶）分泌的直接与生殖调节有关的激素有促性腺激素和催乳素。

（一）促性腺激素

腺垂体的促性腺激素细胞分泌促卵泡激素（FSH）和黄体生成素（LH）。它们对 GnRH 的脉冲式刺激起反应，自身亦呈脉冲式分泌，并受卵巢性激素和抑制素的调节。FSH 和 LH 均为糖蛋白激素，皆由 α 与 β 两个亚单位肽链以共价键结合而成。它们的 α 亚基结构相同，β 亚基结构不同。β 亚基是决定激素特异抗原性和特异功能的部分，但必须与 α 亚基结合成完整分子才具有生物活性。人类的促甲状腺激素（TSH）和人绒毛膜促性腺激素（HCG）也均由 α 和 β 两个亚单位组成。这四种糖蛋白激素的 α 亚单位中的氨基酸组成及其序列基本相同，它们的免疫反应也基本相同，各激素的特异性均存在于 β 亚单位。

FSH 是卵泡发育必需的激素，其主要生理作用包括：① 直接促进窦前卵泡及窦状卵泡颗粒细胞增殖与分化，分泌卵泡液，使卵泡生长发育；② 激活颗粒细胞芳香化酶，合成与分泌雌二醇；③ 在前一周期的黄体晚期及卵泡早期，促使卵巢内窦状卵泡群的募集；④ 促使颗粒细胞合成并分泌胰岛素样生长因子（IGF）及其受体、抑制素、激活素等物质，并与这些物质协同作用，调节优势卵泡的选择与非优势卵泡的闭锁退化；⑤ 在卵泡期晚期与雌激素协同，诱导颗粒细胞生成 LH 受体，为排卵及黄素化作准备。

LH 的生理作用包括：① 在卵泡期刺激卵泡膜细胞合成雄激素，主要是雄烯二酮，为雌二醇的合成提供底物；② 排卵前促使卵母细胞最终成熟及排卵；③ 在黄体期维持黄体功能，促进孕激素、雌二醇和抑制素 A 的合成与分泌。

（二）催乳素

催乳素（prolactin，PRL）是由腺垂体的催乳细胞分泌的由198个氨基酸组成的多肽激素，具有促进乳汁合成的功能。其分泌主要受下丘脑释放入门脉循环的多巴胺（PRL抑制因子）抑制性调节。促甲状腺激素释放激素（TRH）亦能刺激PRL的分泌。由于多巴胺与GnRH对同一刺激或抑制作用常同时发生效应，因此，当GnRH的分泌受到抑制时，可出现促性腺激素水平下降，而PRL水平上升，临床表现为闭经泌乳综合征。另外，由于TRH升高，可使一些甲状腺功能减退的妇女出现泌乳现象。

三、卵巢性激素的反馈作用

卵巢分泌的雌、孕激素对下丘脑和垂体具有反馈调节作用。

（一）雌激素

雌激素对下丘脑产生负反馈和正反馈两种作用。在卵泡期早期，一定水平的雌激素负反馈作用于下丘脑，抑制GnRH释放，并降低垂体对GnRH的反应性，从而实现对垂体促性腺激素脉冲式分泌的抑制。在卵泡期晚期，随着卵泡的发育成熟，当雌激素的分泌达到阈值（≥200pg/ml）并维持48h以上，雌激素即可发挥正反馈作用，诱导LH分泌高峰的出现。在黄体期，协同孕激素对下丘脑有负反馈作用。

（二）孕激素

在排卵前，低水平的孕激素可增强雌激素对促性腺激素的正反馈作用。在黄体期，高水平的孕激素对促性腺激素的脉冲式分泌产生负反馈抑制作用。

四、月经周期的调节机制

（一）卵泡期

在一次月经周期的黄体萎缩后，雌、孕激素和抑制素A水平降至最低，对下丘脑和垂体的抑制解除，下丘脑又开始分泌GnRH，使垂体分泌FSH增加，促进卵泡发育，分泌雌激素，子宫内膜发生增殖期变化。随着雌激素水平逐渐增加，其对下丘脑的负反馈增强，抑制下丘脑GnRH的分泌，加之抑制素 B 的作用，使垂体 FSH 分泌减少。随着卵泡逐渐发育，接近成熟时卵泡分泌的雌激素达到 200pg/ml 以上，并持续 48h，即对下丘脑和垂体产生正反馈作用，形成 LH 和 FSH 峰，两者协同作用，促使成熟卵泡排卵。

（二）黄体期

排卵后循环中 LH 和 FSH 均急剧下降，在少量 LH 和 FSH 作用下，黄体形成并逐渐发育成熟。黄体主要分泌孕激素，也分泌雌二醇，使子宫内膜发生分泌期变化。排卵后第 7~8 日循环中孕激素达到高峰，雌激素亦达到又一高峰。由于大量孕激素和雌激素以及抑制素 A 的共同负反馈作用，又使垂体 LH 和 FSH 分泌相应减少，黄体开始萎缩，雌、孕激素分泌减少，子宫内膜失去性激素支持，发生剥脱而月经来潮。雌、孕激素和抑制素 A 的减少解除了对下丘脑和垂体的负反馈抑制，FSH 分泌增加，卵泡开始发育，下一个月经周期重新开始，如此周而复始。

月经周期主要受 HPO 轴的神经内分泌调节，同时也受抑制素 - 激活素 - 卵泡抑制素系统的调节，其他腺体内分泌激素对月经周期也有影响。HPO 轴的生理活动受到大脑皮质神经中枢的影响，如外界环境、精神因素等均可影响月经周期。大脑皮质、下丘脑、垂体和卵巢任何一个环节发生障碍，都会引起卵巢功能紊乱，导致月经失调。

第六节 其他内分泌功能对月经周期的影响

HPO 轴也受其他内分泌腺功能的影响，如甲状腺、肾上腺及胰腺的功能异常，均可导致月经失调甚至闭经。

一、甲状腺

甲状腺分泌甲状腺素（T_4）和三碘甲状腺原氨酸（T_3），不仅参与机体各种物质的新陈代谢，还对性腺的发育成熟、维持正常月经和生殖功能具有重要影响。青春期以前发生甲状腺功能减退者可有性发育障碍，使青春期延迟。生育期则出现月经失调，临床表现为月经过少、稀发，甚至闭经。患者多合并不孕，自然流产、早产、胎儿畸形或神经认知缺陷发生率增加。甲状腺功能轻度亢进时甲状腺分泌与释放增加，子宫内膜过度增生，临床表现为月经过多、过频，甚至发生功能失调性子宫出血。当甲状腺功能亢进进一步加重时，甲状腺素的分泌、释放及代谢等过程受到抑制，临床表现为月经稀发、月经减少，甚至闭经。

二、肾上腺

肾上腺不仅具有合成和分泌糖皮质激素、盐皮质激素的功能，还能合成和分泌少量雄激素和极微量雌激素、孕激素。肾上腺皮质是女性雄激素的主要来源。少量雄激素为正常妇女的阴毛、腋毛、肌肉和全身发育所必需。若雄激素分泌过多，可抑制下丘脑分泌 GnRH，并对抗雌激素，使卵巢功能受到抑制而出现闭经，甚至男性化表现。先天性肾上腺皮质增生症患者由于存在 21-羟化酶缺陷，导致皮质激素合成不足，引起促肾上腺皮质激素（ACTH）代偿性增加，促使肾上腺皮质网状带的雄激素分泌增多，临床上导致女性假两性畸形（女性男性化）的表现。

三、胰腺

胰岛分泌胰岛素不仅参与糖代谢，而且对维持正常的卵巢功能有重要影响。胰岛素依赖型糖尿病患者常伴有卵巢功能低下。在胰岛素拮抗的高胰岛素血症患者，过多的胰岛素将促进卵巢产生过多雄激素，从而发生高雄激素血症，导致月经失调，甚至闭经。

第七节 ※ 中医对月经、带下产生及调节机制的认识

由于女性的特殊解剖结构，产生了以月经、带下、妊娠、产育和哺乳为代表的生殖生理特征，深入了解这些特征才能诊治妇科经、带、胎、产、杂病。

一、月经

子宫周期性地出血，月月如期，经常不变，称为"月经"。因它犹如月亮的盈亏、海水之涨落，有规律和有信征地一月来潮一次，故又称它为月事、月

水、月信等。

（一）月经的生理现象

1. 初经

第一次月经来潮，亦称为"初潮"。月经来潮是女子发育趋于成熟并具备生育能力的标志。一般初经年龄在13～15岁，可因地域、气候、营养等因素的影响而有差异，可以早至11～12岁，或迟至15～16岁，近年有提前趋势。

2. 周期

月经有明显的规律。出血的第1天为月经周期的开始，两次月经第1天的间隔时间为一个月经周期，一般为21～35天，平均28天。周期的长短因人而异，但应有规律性。

3. 经期

每次月经的持续时间称为经期，正常为2～8天，多数在4～6天。

4. 经量、经色、经质

一般在经期第2～3天经量较多。月经量为一次月经的失血量，常难以准确测量，一般在20～60ml，因个人体质的不同而有一定差异。多于80ml，为月经过多。经色呈暗红，量多时经色加深，行经开始和将净时渐暗淡。经质稀稠适中，不凝固，无血块，无臭气。

5. 绝经

妇女到49岁左右月经自然停止12个月称为绝经。绝经后一般不具备生育能力。绝经年龄一般在44～54岁，受体质、营养等因素的影响，也可早至40岁或晚至57岁。

月经期间一般无特殊症状，有些女性可出现下腹部和腰骶部不适，乳房胀痛，或情绪不稳定，经后自然缓解。月经从初潮到绝经，中间除妊娠期、哺乳期外，都是有规律地按时来潮。正常月经是女子发育成熟的标志之一。女性在月经初潮后1～2年内，月经或提前或推后，甚或停闭数月。这是身体发育尚未完善之故，一般可逐渐形成正常的周期。育龄期妇女在妊娠期间月经停闭，哺乳期妇女亦多数无月经来潮，这些均属于生理性停经。在绝经前，也会出现月经周期的紊乱，一般历时1～3年月经才逐渐停闭。

(二)月经的产生机制

月经的产生,是女子发育到成熟阶段后,脏腑、天癸、气血、经络协调作用于胞宫的生理现象。在了解女性生殖脏器、冲任督带与胞宫、脏腑与胞宫、天癸等理论基础上,根据《素问·上古天真论》"女子七岁,肾气盛,齿更发长;二七,而天癸至,任脉通,太冲脉盛,月事以时下"的记载,可以明确月经产生机制的主要过程及其环节,即"肾气 - 天癸 - 冲任 - 胞宫"。

1. 肾藏精,主生殖

女子到了14岁左右,肾气盛,则先天之精化生的天癸,在后天水谷之精的充养下最后成熟,同时通过天的作用,促成月经的出现。肾气在女性生理活动中起主导作用,而具有特殊地位。

2. 肾为天癸之源

天癸至,则月事以时下;天癸竭,则地道不通,说明天癸是促成月经产生的重要物质。在特定的年龄阶段内,肾气初盛,天癸尚微;肾气既盛,天癸蓄极泌至,月事以时下。此后,随肾气的充盈,每月天癸泌至,呈现消长盈亏的月节律,经调而子嗣;其后又随肾气的虚衰,天癸亦渐竭,经断无子。

3. 肾为冲任之本

"任脉通,太冲脉盛",是月经产生机制的又一重要环节,也是中心环节。"任脉通"是天癸达于任脉(通,达也),任脉在天癸的作用下,所司精、血、津、液旺盛充沛。"太冲脉盛",指天癸促使冲脉气血充盈的生理状态。任通冲盛,则月事以时下。若任虚冲衰则经断而无子,故冲任二脉直接关系月经的潮止。

4. 血溢胞宫

胞宫司月经,肾与胞宫相系。月经产生的依据是"血海满盈、满而自溢",因此血溢胞宫,月经来潮。

(三)月经的调控机制

督脉调节,带脉约束。胞宫司月经,肾与胞宫相系。又肾经与冲脉下行支相并,与任脉交会于关元,与督脉同贯脊,故肾与冲、任、督脉相关,肾与胞宫相系,而冲、任、督同起于胞中。肾所化生的天癸能够作用于冲任,同样可以作用于督带。在天癸的作用下,督脉调节任、督二脉阴阳的盛衰与平衡;带脉约束冲、任、督三脉（三海）气血的多少和流量。可见督带二脉调节和约束冲任及胞宫的功能，使月经按时来潮。因此，督脉的调节和带脉的约束应该是月经周期、经期、经量的调控机制。

（四）与月经产生机制有关的因素

1. 气血

气血是化生月经的基本物质。月经的成分主要是血，而血的统摄和运行有赖于气的调节，同时气又依赖血营养。输注和蓄存于冲任的气血，在天癸的作用下化为经血。因此在月经产生的机制上，气血是最基本的物质。

2. 脏腑

脏腑为气血之源，气血来源于脏腑。在经络上，五脏六腑十二经脉与冲任、督、带相联，并借冲、任、督、带四脉与胞宫相通。在功能上，脏腑之中心主血，肝藏血，脾统血，胃主受纳腐熟，与脾同为气血生化之源，肾藏精，精化血，肺主一身之气，朝百脉而输布精微。故五脏安和，气血调畅，则血海按时满盈，经事如期。可见脏腑在月经的产生机制上有重要作用。

（五）月经产生机制的临床意义

月经的产生机制集中应用了妇科全部基础理论而成为妇科理论的核心。因此月经的产生机制对妇科临床的病机和治疗原则有重要的指导意义。

1. 肾气

肾藏精，主生殖。在治疗妇科疾病时，肾气是时刻要考虑的因素。如月经不调、崩漏、闭经、痛经、胎动不安、滑胎、不孕等多因肾气虚损所致，因此补益肾气是治疗的关键。补肾滋肾是妇科的重要治疗原则。

2. 气血

气血参与月经的生理活动，是冲任经脉维持胞宫正常生理活动的基本物质。气血失调，如气血虚弱、气滞血瘀、气郁、气虚、血热、血寒等，都能直接影响冲任的功能，导致胞宫发生经、带、胎、产诸病，因此气血失调成为妇科疾病的重要病机。调理气血在妇科治疗中占有重要地位，也是治疗原则之一。

3. 脏腑

脏腑化生气血，与冲任有着密切的经络联系，参与月经产生的生理活动。

因此，致病因素导致脏腑功能失常也会影响冲任而使胞宫发生经、带、胎、产诸病。所以脏腑功能失常成为妇科疾病的又一重要病机。其中肾、肝、脾、胃与冲任在经络上和功能上关系最为密切。肝主疏泄，性喜条达，藏血而司血海；脾司中气而统血，与胃同为气血生化之源。若肝失条达，疏泄无度；或脾气不足，血失统摄；或脾胃虚弱，气血化源不足，都可影响冲任功能而发病。因此在治疗上，疏肝养肝、健脾养胃也成为妇科的重要治疗原则之一。

（六）中西医月经理论的对应关系

中医学"肾气 - 天癸 - 冲任 - 胞宫"的月经机制与西医学"下丘脑 - 垂体 - 卵巢 - 子宫"的作用环路相对应。这为中西医结合治疗月经病提供了理论根据。从西医角度看，一些属下丘脑 - 垂体 - 卵巢轴调节障碍的功能性疾病，如月经不调、功血、闭经等月经疾病，运用中医的"补肾气，调冲任"的方法治疗，可收到较好的治疗效果。

西医学认为月经是女性性周期的标志。月经是子宫内膜在卵巢性腺激素作用下发生的周期性子宫出血。月经周期主要是通过下丘脑 - 垂体 - 卵巢轴调节的。此轴受中枢神经系统的调控，同时受卵巢性激素的反馈作用。

中医学认为在肾气 - 天癸 - 冲任 - 胞宫的月经机制中肾是起主导作用的。根据肾藏志、藏精、主骨生髓，以及髓聚为脑的理论，说明肾与中枢神经系统的调节活动有密切对应关系，在月经产生的机制中肾具有下丘脑的调节功能。心藏神，主血脉，为君主之官。可见肾在月经产生机制方面的主导作用与君主之官心的调控是有一定关系的。肾中产生的天癸，是促进人体生长、发育和生殖的物质，是促成月经产生的重要物质，在月经产生的生理活动中，是始终对冲任、胞宫起作用的。从功能的吻合上看，天癸在月经产生过程中有相当于脑垂体产生促性腺激素的作用。因此可以认为天癸具有垂体的调节功能。"任脉通，太冲脉盛，月事以时下"，可见冲任是直接作用于胞宫的环节，并使经血来潮。西医学认为卵巢分泌的性激素，直接作用于子宫内膜发生周期性变化，并使内膜剥脱出血，月经来潮。因此，冲任对胞宫、卵巢对子宫，在月经产生机制中，两者有明确的对应关系，可以认为冲任类似于卵巢的功能。督脉的调节，带脉的约束，可能与月经周期性有关，也可能与西医学的反馈机制相对应，值得进一步研究讨论。

由上可见，在阐述月经产生机制的理论中，中医学的肾气 - 天癸 - 冲任 -

胞宫的月经机制与西医学的"下丘脑-垂体-卵巢-子宫"的作用环路相对应。中西医月经理论的对应，为中西医结合治疗月经病提供了理论根据。

二、带下

带下一词，首见于《素问·骨空论》。带下有广义和狭义之分。广义带下泛指妇女经、带、胎、产诸病而言；狭义带下专指妇女阴中流出的一种黏腻液体。在狭义带下之中又分生理性带下和病理性带下。本部分主要阐述女性带下的生理现象与产生机制。

（一）带下的生理现象

健康女子，润泽于阴户、阴道内的无色无臭、黏而不稠的液体，称为生理性带下。如《沈氏女科辑要》说："带下，女子生而即有，津津常润，本非病也。"

1. 带下的量

生理性带下量不多，润滑如膏，不致外渗。经间期，阳生阴长，冲任气血正盛，带下量也可稍有增加，像月经一样有周期性改变。另外，妊娠期血聚冲任以养胎元之间，如雾露之溉，润泽丰厚，带下量可有增多。

2. 带下的色

生理性带下是无色透明的，有的略带白色，所以医籍中有时称"白带"。例如《景岳全书》说："盖白带出于胞宫，精之余也。"但世俗所称的"白带"多是指量、色、质有所改变的带下病，应予以严格区分。

3. 带下的质地

生理性带下黏而不稠，滑润如膏，无异臭气味。生理性带下是肾精下润之液，具有濡润、补益的作用，可充养和润泽前阴孔窍。

（二）带下的产生机制

带下的产生是脏腑、津液、经络协调作用于胞宫的结果。

1. 脏腑与带下

生理性的带下是由肾精所化，禀肾气藏泻，布露于子宫，润泽于阴道；脾为气血津液生化之源，主运化，赖脾气之升清，将胃肠吸收的谷气和津液上输于肺，而后由肺宣发和肃降，使津液输布全身而灌溉脏腑、形体和诸窍，其泌布于胞宫、阴道者，为生理性带下的组成部分。

2. 津液与带下

《灵枢·五癃津液别》中说："津液各走其道……其流而不行者为液。"《灵枢·口问》又说："液者，所以灌精濡空窍者也。"说明带下源于津液。

3. 经络与带下

带下为阴液，而任脉为阴脉之海，主一身之阴液，任脉出胞中循阴器，任脉与带下的生理、病理直接相关。带脉环腰一周，约束诸经，与冲、任、督三脉纵横交错，络胞而过。任脉所司之阴液，若失去督脉的温化，则化为湿浊之邪，伤于带脉则为带下病。带脉约束带液，使带液的量泌有常。

4. 胞宫与带下

《景岳全书》曰："盖白带出自胞宫"。《血证论》又说："带脉下系胞宫"。认为带下由胞宫渗润阴道，并能防御外邪入侵。可见，生理性带下的产生与调节，是以脏腑功能正常为基础的，是脏腑、津液、经络协调作用于胞宫的生理现象。

（三）中西医对带下产生机制的认识和临床意义

中医学认为带下的产生是脏腑、经络、津液协调作用于胞宫的生理现象。带下由津液所化，受肾气封藏，经脾气转输运化，肝气疏泄，任脉主司，带脉约束，布露于子宫，润泽于阴中，并受阴阳气血消长的影响，而有周期性变化。湿邪所伤，任脉不固、带脉失约则可导致带下过多的发生。中医根据带下过多的病因病机，重在调理任带二脉，内治以调理脏腑，除湿止带。常用治法包括健脾除湿、温肾固涩、清热利湿、清热解毒除湿等。

带下在西医学中被称为白带或阴道分泌物，西医学认为白带是由阴道黏膜渗出液、宫颈管及子宫内膜腺体分泌液等混合而成，其形成与雌激素作用有关。受到分娩、宫腔操作等损伤，外界病原体的感染或由于雌激素水平低落，局部抵抗力下降即可导致各种阴道炎及宫颈炎的发病。相对应于发病机制的认识，在对阴道炎患者进行治疗时，西医会根据病因病原体采取局部治疗和口服治疗相结合消除病原体、恢复阴道生态平衡及对症处理等；而对于宫颈炎治疗则在排除宫颈上皮内瘤变和宫颈癌之后，根据病原学结果采取抗生素治疗和局部治疗等。

第三章
中医学妇科疾病的病因病机

第一节 ◈ 妇科疾病的病因

导致妇女疾病的因素有淫邪因素、情志因素、生活因素和体质因素。现将妇科的致病因素和致病特点分述于下。

一、淫邪因素

淫邪因素是风、寒、暑、湿、燥、火六种病因的总称。其常为"六气",其失常如太过、不及或非时而至为六淫,成为致病因素。六淫皆能导致妇产科疾病,但因妇女以血为本,寒、热、湿邪更易与血相搏而导致妇产科诸证。《灵枢·痈疽》曰:"寒邪客于经络之中,则血泣(涩),血泣则不通"。《素问·阴阳应象大论》曰:"热胜则肿"(营气逆于肉里)。《素问·调经论》曰:"寒湿之中人也,皮肤不收,肌肉坚紧,荣血泣。"故妇产科疾病的致病因素中,以寒、热、湿三者为多见。

(一) 寒

寒为阴邪,其性收引凝涩,易伤阳气,阻碍气血之行。《素问·举痛论》曰:"寒气入经而稽迟,泣而不行;客于脉外则血少;客于脉中则气不通"。寒邪就来源而言有外寒、内寒之分,性质有实寒、虚寒之异,此四者,常相互为患,而辨之当以虚实为纲。具体病因如或外感寒邪,冒雨涉水,或过食生冷,则血为寒凝,血行不畅,胞脉阻滞,可出现月经后期、闭经、痛经、经行身痛等。若机体阳气不足,寒自内生,脏腑失于温煦,继而出现因阳虚所致水湿、痰饮、瘀血等病理产物，导致闭经、痛经、带下病、宫寒不孕、癥瘕等。

（二）热

热为阳邪，耗气伤津，每易动血，迫血妄行。外热者，多是火热之邪侵入胞中，或过食辛热温补之品，或瘀血瘀积日久化热或湿遏化热而致病者；内热多因脏腑阴血津液不足，"阴虚不能维阳"所致，即《素问·调经论》所说"阴虚生内热""阳盛则外热"。热邪病因以虚、实为纲则有：感受热邪、五志过极化火、过服辛辣助阳之品，都可导致阳热内盛；或素体阴分不足，阳气偏盛，以致阴虚而生内热。至于热毒，则属实热之范畴，即所谓"热之极为毒"，乃实热中的重证。无论实热、虚热都可损伤冲任，迫血妄行，故见月经先期、崩漏、经行吐衄、胎漏、胎动不安、子痫、恶露不绝、产后发热、阴痒、阴疮等。

（三）湿

湿为阴邪，重浊腻滞，易阻滞气机。湿邪之为病，有外湿、内湿之异。若感受水湿，冒雨涉水，或久居阴湿之地，以致湿邪内侵，是外湿。若脾阳素虚，运化失职，湿浊内盛，或肾阳不足，气化失常，水气内停，均为内湿。湿为有形之阴邪，故湿邪伤人无虚、实之分，但湿可随人体的阴阳盛衰以及湿浊停留之久暂而发生从化的转变，或从阳化为湿热，或从阴化为寒湿。至于湿毒，一是湿气蕴结所致，另一是从阴部感染而来。总之，湿邪重浊趋下，下注冲任，带脉失约，可致经行浮肿、经行泄泻、带下病、阴痒、不孕症等；若在妊娠期，受胎气影响，可致妊娠呕吐、子肿、子满等。

二、情志因素

七情即喜、怒、忧、思、悲、恐、惊，人之情志活动与内脏息息相关。妇女受到过度的精神刺激，七情太过，可致脏腑功能失调，气机升降逆乱，气血失和，而发妇科疾病。《医宗金鉴·妇科心法要诀》曰："妇人从人，凡事不得专主，忧思、忿怒、郁气所伤，故经病因于七情者居多，盖以血之行止顺逆，皆由一气率之而行也。"内伤七情中，以怒、思、恐对妇科疾病影响尤甚，故分述于下。

(一) 怒

肝在志为怒，抑郁、愤怒则伤肝。肝郁气结，则疏泄失常，常使气滞、气逆，进而引起血分病变，或气滞血瘀，或脉络受损，可致月经不调、痛经、闭经、经行吐衄、缺乳、癥瘕等。《万氏妇人科·调经章》曰："女子之性，执拗偏急，忿怒妒忌，以伤肝气，肝为血海，冲任之系。冲任失守，血气妄行也。"

(二) 思

脾在志为思，忧思不解则伤脾。脾为气血生化之源，忧思不解，每使气结，气血生化乏源，血失统摄，可致月经过多、月经过少、闭经、崩漏、胎漏、胎动不安、带下病、癥瘕等。《妇科玉尺·崩漏》曰："思虑伤脾，不能摄血，致令妄行。"

(三) 恐

肾在志为恐，惊恐过度则伤肾。恐则气下、气乱，肾气闭藏失职，冲任不固，失去对血的统摄和调控，可致闭经、月经过多、崩漏、胎动不安、堕胎、小产、滑胎、子肿、不孕症等。

三、生活因素

生活因素是致病的条件，生活失度在一定程度上可损伤脏腑、气血、冲任而导致妇科疾病的发生。

(一) 房劳多产

《褚氏遗书·精血》曰："合男子多则沥枯虚人，产乳众则血枯杀人。"女性或先天不足，或性生活过早、过频，或产孕、堕胎过频，耗伤肾中精血，损伤冲任、胞宫；或经期、产后血室正开之时阴阳交合，而致瘀血停滞或邪毒趁虚而入，导致月经病、带下病、胎动不安、堕胎、小产、不孕等疾。

(二) 饮食失节

饥饱无常如饮食不足、暴饮暴食，或饮食偏嗜，或寒温失宜，都可损伤脾胃，引起诸病。若过食辛辣助阳之品，可致月经先期、月经过多、经行吐衄、胎动不安等；过食寒凉生冷食物，可致痛经、闭经、带下病等。妊娠期饮酒、吸烟过量不仅损伤孕妇，还可影响胎元，甚则引起堕胎、小产等。

（三）劳逸失常

适度劳动有利于气血调和，维护女性健康。劳则气耗，逸则气滞，劳逸失常则易于致病。妊娠期应适度活动，以养护胎儿。如经期繁劳过力，气虚冲任不固，致经期延长、月经过多、崩漏；妊娠期持重过劳，气虚系胎无力，致胎漏、胎动不安、堕胎、小产；而妊娠期过度安逸，气血凝滞，则易成滞产；产后操劳过早，易致产后恶露不绝、阴挺。

（四）跌扑损伤

跌扑伤血、闪挫伤气，气血两伤，可引起妇产科疾病，亦有因伤成瘀，滞留冲任或胞宫而后发病者。妇女在经期、妊娠期登高持重，或跌扑闪挫，易致崩漏、胎动不安、堕胎、小产等病。阴户受伤可致阴户血肿或撕裂伤。

四、体质因素

体质是由先天遗传和后天获得所形成的，个体在形态结构和功能活动方面所固有的、相对稳定的特性。体质不仅影响各种致病因素能否损伤机体导致疾病，还影响疾病的种类、程度、转归和预后。《灵枢·百病始生》曰："卒然逢疾风暴雨而不病者，盖无虚，故邪不能独伤人。"说明体质因素的重要性。人体由于先天禀赋的不同，加之后天营养状态和生活习惯的影响，可以形成不同类型的体质。体质因素的差异性可影响机体对某种致病因素的易感性。吴德汉《医理辑要》曰："要知易风为病者，表气素虚；易寒为病者，阳气素弱；易热为病者，阴气素衰；易伤食者，脾胃必亏；易劳伤者，中气必损。须知发病之日，即正气不足之时。"同样的生活环境，体质强健者在致病因素作用下可以不病，而体质虚弱者经受不了致病因素的攻击而发生疾病。如素禀阳盛体质者，易便秘、手足心热；素禀阳虚体质者，易畏寒肢冷、便溏。同样在先天不足、早婚多产、房事不节等损伤肾气的致病因素下，个体最终的疾病结果不同。或可见患者因命门真火受损，而致肾阳虚衰诸证，病见经行泄泻、带下、子肿、不孕等；或可见患者因阴精真水耗伤，而致肾阴亏损诸证，病见崩漏、闭经、经断前后诸证、胎动不安等。又如同感湿邪，但因个体体质阴阳盛衰差异，而结果不同。若湿从阳化热，表现为湿热诸证，病见带下病、阴痒等；若湿从阴化寒，表现为寒湿诸证，病见痛经、闭经等。此外，体质强健者，病轻而易治；体质虚弱者，病重而难愈。

第二节 ◇◇ 妇科疾病的病机

《医学源流论》曰："凡治妇人，必先明冲任之……冲任脉皆起于胞中，上循背里，为经脉之海，此皆血之所从生，而胎之所由系，明于冲任之故，则本源洞悉，而后其所生之病，千条万绪，以可知其所从起。"妇科疾病的主要病机最终多直接或间接损伤冲任、胞宫，导致妇科疾病的发生。李时珍指出："医不知此，罔探病机"，强调"冲任损伤"在妇产科病机中的核心地位。

具体妇产科疾病的病理机制，可概括为三大方面：脏腑功能失常影响冲任为病；气血失调影响冲任为病；直接损伤胞宫影响冲任为病。

一、脏腑功能失常

（一）肾的病机

五脏之真，唯肾为根，故五脏之伤，穷必及肾。肾藏精，主生殖，胞络系于肾，司人体之生长、发育与生殖。精化气，肾精所化之气即为肾气，肾气有阴阳之分。若先天不足、早婚多产、房事不节或惊恐过度均可损伤肾气，影响冲任胞宫的功能而发生妇产科疾病。临床常见肾的病机包括肾精亏虚、肾气虚、肾阴虚、肾阳虚和肾阴阳两虚。

1. 肾精亏虚

主要是指肾精不足，精亏血少，导致冲任失养，胞宫失于滋养，可发生月经过少、闭经、痛经、经期前后诸症、不孕等。

2. 肾气虚

主要是指肾气的封藏与摄纳功能减退的状态。肾气的盛衰关乎天癸的至与竭，进而影响月经与妊娠。若因先后天因素导致肾气虚，导致冲任不固，胞宫藏泄功能失职，病见闭经、月经过少、崩漏、带下病、胎漏、胎动不安、滑胎、子肿、阴挺等。

3. 肾阴虚

主要是指肾所藏之阴精不足所致病理状态。或因先天不足，或因房劳多产，或因大病、久病耗伤肾阴，导致冲任不充，血海失于满溢，胞脉、胞络、胞宫、阴户等失于濡养，可见月经过少、月经后期、带下病、阴痒、不孕等；若阴虚不能制阳，虚热内生，可致热伏冲任，迫血妄行，可见月经先期、崩漏、经行吐衄、胎漏、胎动不安、经断前后诸证等；若肾阴虚不能涵养肝木，肝阳上亢，可见子晕、子痫等。

4. 肾阳虚

主要是指肾中阳气不足导致其温煦、气化等功能减弱的病理状态。肾阳亏虚，命门火衰，冲任胞宫失于温煦，可见闭经、痛经、妊娠腹痛、不孕；若肾阳火衰，气化失常，不能温暖脾土，致脾肾阳虚，水湿内停，可见月经后期、闭经、崩漏、经行泄泻、经行浮肿、子肿、带下病、性欲减退、不孕等。

5. 肾阴阳俱虚

肾中阴阳相互依存、相互制约，以维持正常生理活动。若病程日久或年届七七，肾气渐衰或阴损及阳，阳损及阴，导致肾阴阳俱虚，如经水早断或经断前后诸证等。

（二）肝的病机

肝藏血，调节血量；主疏泄，而司血海，性喜条达，通调气机，体阴而用阳，助脾胃消食运化。妇人以血为基本，肝的生理功能与女性月经、胎孕、产乳的生理活动关系密切，故曰"女子以肝为先天"。若素性抑郁，忿怒过度，或肝血不足，肝阳偏亢，均可使肝功能失常，表现为易郁、易热、易虚、易亢的特点，影响冲任、胞宫的功能，导致妇产科疾病的发生。临床常见肝的病机主要包括：肝气郁结、肝经郁火、肝经湿热、肝血亏虚、肝阳上亢等。

1. 肝气郁结

肝气失于疏泄，血为气滞，导致冲任气机不畅，胞脉瘀滞，可见月经先后不定期、痛经、闭经、经行乳房胀痛、经行情志异常、缺乳、不孕等。若情志不畅，肝气郁结，横逆犯胃，经前、妊娠期冲脉气盛，导致胃气上逆，可见经行呕吐、妊娠恶阻等。

2. 肝经郁火

肝气郁结，郁而化热、化火，导致冲任伏热，扰动血海，或肝火随冲气上逆，可见月经先期、月经过多、经行吐衄、崩漏、胎漏、子晕、乳汁自出等。

3. 肝血亏虚

肝藏血，体阴而用阳。若肝所藏之血不足，导致冲任血亏，胞宫、胞脉、阴户失于滋养，可见月经过少、闭经、不孕、阴痒等；若肝血不足，经前、经期、孕后阴血益虚，血虚生风化燥，可见经行风疹、妊娠身痒。

4. 肝阳上亢

肝阴不足，阴虚不能制阳，肝阳之气亢盛，可见经行头痛、经行吐衄、子晕；若阴虚阳亢，阳化风动，风火相煽，可致子痫。

（三）脾

脾主运化，可运化水谷精微，为气血生化之源，而气血是女性经、带、胎、产、乳等生理活动的物质基础，故脾为后天之本。脾司中气，其气主升，脾气又能统摄血脉。若素体虚弱、饮食失节、劳倦过度或忧思不解，均可损伤脾胃，而发生妇产科疾病。

1. 脾气虚弱

脾虚则气血生化之源不足，冲任失养，血海不能满溢，可致月经后期、月经过少、闭经、胎萎不长；若脾虚统摄血脉的功能失常，可发生月经过多、崩漏、产后恶露不绝、乳汁自出等；若脾气不足，冲任不固，胎失所载，可致胎动不安、堕胎、小产等；若脾气虚而致中气下陷，可发生带下病、阴挺等；脾胃虚弱，孕后冲气上逆，或肝火犯胃，胃失和降，可致恶阻。

2. 脾阳不振

脾阳虚，不能升清降浊和运化水湿，湿浊内停，下注冲任，痰浊阻滞胞脉，可致月经后期、闭经，甚至不能摄精成孕而致不孕；湿浊内停，下注冲任，带脉失约，任脉不固，可致带下病；湿浊内停，妊娠期冲脉气盛，挟痰饮上逆，可致妊娠呕吐；湿浊内停，妊娠期冲任养胎，胎阻气机，湿浊泛溢于肌肤，可致子肿；若脾阳久虚，进而损及肾阳，亦可致脾肾阳虚而发生妇产科疾病。

（四）心

心主血脉、藏神，其经脉通过胞脉与胞宫密切相连，因此与妇产科疾病的发生有一定关系。心气不足可导致妇产科疾病。临床常见心的病机主要有心气虚和心阴虚。

1. 心气虚

心气虚，心气不得下通，导致胞脉不通，冲任通盛失常，血海不能按时满盈，可发生月经后期、月经过少、闭经等。

2. 心阴虚

心阴不足，心火偏亢，心火不能下交于肾，导致心肾不交，可发生经行口糜、经断前后诸证、子烦、脏躁等。若心火偏亢，移热小肠，传入膀胱，可致妊娠小便淋痛；营阴不足，神失所养，可致脏躁；若心阴虚，虚热外迫，津随热泄，可发生产后盗汗。

（五）肺

肺主气，主肃降，朝百脉而通调水道。若阴虚肺燥，经期阴血下注冲任，肺阴愈虚，虚火上炎，损伤肺络，以致经行吐衄；妊娠期肺气肃降失职，则致妊娠咳嗽；若肺气失宣，水道不利，可发生妊娠肿胀、妊娠小便不通、产后小便不通。

二、气血失调

气血失调，是妇产科疾病重要的发病机制。人体的气和血流行于全身，是脏腑、经络等一切组织器官进行生理活动的物质基础。女性经、孕、产、乳均以血为用，而且皆易耗血，所以机体常处于血分不足、气偏有余的状态。《灵枢·五音五味》曰："今妇人之生有余于气，不足于血，以其数脱血也。"因此气血失调，易引起妇科疾病。《素问·调经论》曰："血气不和，百病乃变化而生。"

气和血是相互依存、互相滋生的关系。气为血之帅，血为气之母，血病则气不能独自化，气病则血不能独自行，气行则血行，气滞则血滞，气逆则血逆，气陷则血陷。反过来血虚可致气虚，血瘀可致气滞，血寒也可致气滞等。然而，临证时又应有主次之分，血病及气，病变以血分为主；气病及血，病变以气分为主。

(一) 气分病机

气是指人体内流动着的精微物质，也是脏腑经络活动能力的表现。它涵盖了元气、宗气、卫气、营气的全部功能。

1. 气虚

气虚即气的能力不足及由此引起的气的功能减退的病理状态。气虚致冲任不固，血失统摄，可见经行先期、月经过多、崩漏、产后恶露不绝、产后缺乳；冲任不固，不能载胎，则胎漏、胎动不安；冲任胞宫气弱，无力送胞，可致胞衣不下；气虚下陷，冲任不固，系胞无力，则阴挺；气虚卫表不固，产后腠理不实，易感外邪，而致产后自汗、产后发热、产后身痛。

2. 气滞

气滞即气推动血和精液的运行不畅，导致脏腑、气血、经络的生理功能受阻。如气滞血滞，冲任失畅，血海失司，可致月经先后无定期、月经后期、痛经、闭经、经行乳房胀痛、产后缺乳、癥瘕、不孕等；气行不畅，津液停滞，可致水湿不化，痰湿内生，可致经行浮肿、子肿、闭经、不孕；气郁化热，热伤冲任，迫血妄行，可致月经先期、崩漏；气郁化火，经期冲脉气盛，气火上逆，扰犯神明，可致经行情志异常。

3. 气逆

怒则气上，气逆是指气的升降失常，上升过甚的病理状态。经行之际，血气下注冲任，冲脉气盛，则气逆冲上，损伤阳络，可致经行吐衄；妊娠期血气下注冲任，冲脉气盛，则气逆冲上，可致妊娠呕吐；若气逆冲上，肺失肃降，可致妊娠咳嗽。

4. 气陷

气陷是在气虚的基础上发生的。中气下陷致使冲任失于固摄，可发生崩漏、阴挺等。

(二) 血分病变的病机

血乃中焦脾胃所纳水谷化生之精微物质，上输于肺，奉心化赤为血，亦可由肾精化生而来。血循行于脉道之中，内养五脏六腑，外濡肢体肌肤，是人体精神活动的物质基础。寒、热、湿邪可引起血的失调，脏腑功能失常亦可引起血的失调。

1. 血热

即血分伏热，使脉道扩张，血流加快，甚至出现破血妄行的病理状态。多因外感热邪或五志过极化火，移于血分；或嗜食辛辣助阳之品，引起血热；或素体阴分不足，阴虚血热者。热扰冲任，迫血妄行，可致月经先期、月经过多、崩漏、胎漏、胎动不安、产后恶露不绝、产后发热等；阴虚血热，热伏冲任，亦可迫血妄行，导致月经先期、崩漏，但血量甚少；热伤冲任，热与血结，阻闭胞脉，不通则痛，可致产后腹痛；血热兼有湿者，湿热下注冲任，可致带下病、阴痒等；湿热与血搏结，瘀阻冲任，胞脉失畅，可致妇人腹痛；湿热蕴结于冲任，氤氲之时，阳气内动，迫血妄行，可致经间期出血。

2. 血寒

即血脉凝滞收引、机体功能减弱的病理状态。外因常为因感受寒邪、过食生冷、冒雨涉水或久居寒湿之地。内因多与素体阳气不足，虚寒内生有关。血为寒凝，客于冲任，胞脉阻滞，可致月经后期、月经过少、痛经、闭经、癥瘕、产后腹痛、产后身痛、不孕、癥瘕等。

3. 血虚

即阴血匮乏，血的营养与滋润功能不足的病理状态。耗血过多、气血生化乏源及/或肾精匮乏均可导致血虚。血虚致冲任空虚，血海失于满溢，胞宫、阴道、阴户等失于滋养，导致多种妇产科疾病，如月经后期、月经过少、闭经、妊娠腹痛、胎动不安、滑胎、胎萎不长、产后身痛、产后缺乳、阴痒等。

4. 血瘀

即血液停滞、血流不畅或停滞，继而导致的全部病理过程。离经之血，未排出体外，停滞体内（如异位妊娠、黄体破裂等引起的盆腔积血），或血寒、血热、血虚、气滞、气虚、久病、肾虚等均可导致血瘀。瘀血阻滞冲任，胞脉不畅，导致经行不畅、经期延长、痛经、产后腹痛；冲任阻滞，瘀停胞脉，导致闭经、经间期出血、癥瘕、异位妊娠、产后发热；瘀停胞脉，血不循经，可致崩漏、产后恶露不绝；瘀停胞脉，不能摄精成孕，可致不孕。

气血关系十分密切，气病可及血，血病可及气，其结果往往导致气血同病。血之运行，赖气之推动。气行则血行，气滞则血瘀。故寒邪入体，则气滞血瘀；热邪伤阴，则血热妄行；湿邪困脾，则气机不畅，血行受阻。此外，脏腑功能失常，如肝气郁结、脾胃虚弱等，亦可影响气血运行，导致血之失调。血之失调，临床常见诸症，如血瘀所致之痛经、闭经、产后腹痛等；血热所致之崩漏、经行吐衄等；血虚所致之月经不调、面色无华等。治疗当审因论治，或温经散寒，或清热凉血，或健脾利湿，以调气和血，恢复血脉之正常运行。

三、冲任督带损伤

凡气血失和，脏腑功能失调，可间接损伤冲任等脉，形成冲任的病理改变。故徐灵胎在《医学源流论》中指出："冲任脉皆起于胞中……为经脉之海，此皆血之所从生。而胎之所由系，明于冲任之故，则本源洞悉，而后所生之病，千条万绪，以可知其所从起。"临床常见冲任不固、冲任虚衰、瘀阻冲任、热（湿）毒蕴结冲任、寒凝冲任和冲气上逆等病理改变，都可导致经、带、胎、产等异常，产生妇产科疾病。

经期产时，忽视卫生，易致邪毒感染，搏结胞宫，损伤冲任，可致月经不调、崩漏、带下病、产后发热等；久居湿地，或冒雨涉水，寒湿之邪侵袭胞宫，客于冲任，血为寒湿凝滞，可致痛经、闭经、癥瘕等疾。外伤（含宫腔手术创伤）或房事不节，可直接伤及胞宫，冲任失调，导致月经不调、崩漏、胎动不安、堕胎、小产等。故应注意经期产后之卫生，避免外伤，节制房事，以护胞宫，保冲任，以防疾病之生。

综上所述，三种病机非独存，实相互联系，相互影响。脏腑功能失常，可致气血失调；气血失调，亦能使脏腑功能失常，直接伤及胞宫。总之，不论何种致病因素损伤机体，不论病变影响何脏何腑，在气在血，其病机反应总以整体而言，均因最终损伤冲任督带之生理功能，终致妇产科疾病。

第四章
妇科疾病的西医检查与中医诊治

第一节 ❖❖ 阴道、宫颈管分泌物检查

阴道分泌物是女性生殖系统分泌的液体，俗称"白带"。主要来自阴道黏膜的渗出液，前庭大腺、宫颈腺体的分泌液，少量来自宫腔及输卵管液。常用于诊断女性生殖系统炎症、肿瘤及判断雌激素水平。标本采集前24h内禁止性生活、盆浴、阴道灌洗及用药。取材应根据不同的检查目的而取自不同的部位。一般在阴道侧壁上1/3或阴道后穹隆、宫颈管口等处取材。

一、正常阴道分泌物

（一）外观

正常阴道分泌物白色或无色透明、无臭、黏而不稠、其量适中，围排卵期量多，清澈透明、稀薄，排卵后量减少并变为混浊黏稠，行经前量又增加。妊娠期白带量可增多。

（二）pH值

正常阴道分泌物呈弱酸性，pH值≤4.5，多为3.8~4.4。

二、异常阴道分泌物

（一）外观

1. 大量无色透明黏性带下

常见于雌激素药物干预后或卵巢颗粒细胞瘤患者。

2. 脓性带下

黄色或绿色，有臭味，多为阴道毛滴虫或化脓性细菌感染；泡沫状脓性带下，常见于滴虫阴道炎；其他脓性带下常见于急慢性宫颈炎、老年性阴道炎、子宫内膜炎、宫腔积脓、阴道异物等。

3. 豆腐渣样带下

带下呈豆腐渣样或凝乳状小碎块，常见于外阴道假丝酵母菌病。

4. 血性带下

带下混有血液，血量多少不定，有特殊臭味，应警惕恶性肿瘤的可能。而宫颈息肉、子宫黏膜下肌瘤、老年性阴道炎、重度慢性宫颈炎和宫内节育器的副作用也可引起血性带下。

（二）pH 值

pH 值增高，见于各种阴道炎，也可见于幼女和绝经后的妇女。

三、阴道清洁度检查

（一）检查方法

取阴道分泌物与 0.9% 氯化钠溶液混合涂片，高倍镜下观察阴道杆菌、上皮细胞、白细胞及其他杂菌的数量，以进行阴道清洁度的判断。

（二）结果判断

可分为以下四度，见表 4-1。

表 4-1　阴道清洁度结果与意义

清洁度	阴道杆菌	杂菌	上皮细胞	白细胞或脓细胞	临床意义
Ⅰ度	++++	−	++++	0～5/HP	正常
Ⅱ度	++	−	++	5～15/HP	正常
Ⅲ度	−	++	−	16～30/HP	有炎症
Ⅳ度	−	++++	−	>30/HP	严重炎症

（三）临床意义

1. 与病原体侵袭等因素有关

单纯清洁度不佳而未发现病原微生物者，为非特异性阴道炎。若清洁度Ⅲ～Ⅳ度，同时发现病原微生物，提示相关病原体感染引起的阴道炎。

2. 与卵巢功能有关

正常雌激素水平利于阴道酸性环境，维持阴道内生态稳定。若卵巢功能减退，雌激素下降，不足以维持阴道内酸性环境，乳杆菌减少，局部抵抗力下降，易发生感染。

四、常见病原微生物检查

（一）阴道毛滴虫

（1）0.9%氯化钠溶液湿片法　显微镜下可见到呈波状运动的滴虫及增多的白细胞被推移。

（2）培养法　若疑为滴虫感染而湿片法检查阴性时，可考虑培养法。

（二）假丝酵母菌

（1）10%氢氧化钾溶液湿片法　低倍镜下可见白色假丝酵母菌的卵圆形孢子和假菌丝，高倍镜下见单个或成群呈卵圆形、无色透明的孢子。

（2）培养法　若临床怀疑假丝酵母菌感染，多次湿片阴性者可采用培养法。

（三）加德纳菌

加德纳菌为革兰氏染色阴性或染色不定的小杆菌，是正常寄生在阴道的细菌。菌群失调时，包括加德纳菌在内的各种厌氧菌黏附在阴道脱落的表层细胞边缘，形成线索细胞，即为细菌性阴道病的重要诊断指征。

（四）淋病奈瑟球菌

淋病奈瑟球菌为革兰氏染色阴性菌，易感染子宫颈管柱状上皮，导致宫颈炎。淋病奈瑟球菌还易侵袭女性泌尿道及前庭大腺。

（1）涂片法　将宫颈表面脓液拭去，将棉拭子插入宫颈管1cm深处旋涂片，经革兰氏染色后油镜检查，可见存在于中性粒细胞胞质内或散在于白细胞之外的淋病奈瑟球菌。

（2）培养法　培养基中含有抗生素，可选择性抑制其他细菌，是WHO推荐的筛查淋病患者的唯一方法。

（五）沙眼衣原体

沙眼衣原体是一类原核细胞型微生物，是常见的性传播疾病病原体。临床同样采用宫颈管分泌物的拭子或刮片进行检测。

（1）细胞学检查　经染色后检查衣原体的包涵体。本法操作简便，但特异性和敏感性较差，阳性率较低。

（2）PCR法　是直接从分泌物中检测出衣原体DNA，为衣原体感染快速、特异的诊断依据。

（六）解脲支原体

解脲支原体是一类存在于泌尿生殖道的原核细胞微生物，可引起阴道炎、宫颈炎、盆腔炎性疾病、不孕症及流产等疾病。

（1）分离培养法　将标本直接分离接种于支原体鉴别培养基和增菌培养于一组含有指示剂和尿素或精氨酸或葡萄糖的培养基中观察其分解反应。

（2）PCR法　直接从分泌物中检测出解脲支原体DNA，可为解脲支原体感染提供快速、特异、敏感的诊断依据。

（七）梅毒螺旋体

梅毒螺旋体是梅毒的病原体，主要通过性传播。

（1）病原学检查　在一期和二期梅毒患者的皮损处取少许渗出液行涂片，在镜下检查，如见 8～14 个纤细螺旋体，长为 6～16μm，运动缓慢且有规律，并围绕轴旋转，前后移行，或弯曲如蛇行，或伸缩移动者，即可报告阳性。

（2）聚合酶链式反应（PCR）技术　检测患者的全血标本、羊水、病灶渗出物、分泌物或活检组织。

第二节 ◇◇◇ 生殖细胞学检查及 HPV 的筛查

一、涂片种类及标本采集

采集标本前注意事项同生殖道分泌物检查。

1. 阴道涂片

取材部位一般在阴道侧壁上 1/3 处。取材目的主要了解卵巢或胎盘功能。

2. 宫颈脱落细胞学检查

目前主要采用薄层液基细胞学技术，刷取宫颈细胞，并迅速放入装有细胞保存液的瓶中备检。是早期子宫颈癌筛查的重要方法。

3. 宫颈管涂片

主要适用于疑似宫颈管内肿瘤，或宫颈鳞 - 柱状上皮交接退回到宫颈管内的绝经女性的宫颈癌筛查。

4. 宫腔吸片

怀疑宫腔内有恶性病变时，可采用宫腔吸片。

二、正常生殖道脱落细胞形态特征

1. 鳞状上皮细胞

上皮细胞分为表层、中层及底层，由底层向表层逐渐成熟。细胞形态自底层至上：由小逐渐变大，形态由圆形变为舟形、多边形，胞核由大变小，由疏松变为致密。其生长与成熟受卵巢雌激素影响，因此女性不同时期及月经周期不同时间，各层细胞比例均不同。

2. 柱状上皮细胞

分为宫颈黏膜细胞及子宫内膜细胞，其中宫颈黏膜细胞分为黏液细胞和带纤毛细胞两种。

3. 非上皮细胞

包括吞噬细胞、白细胞、淋巴细胞等。

三、生殖道脱落细胞在妇科常见病中的应用

临床上常用成熟指数、致密核细胞指数、嗜伊红细胞指数、角化指数等反映体内雌激素水平，进而了解卵巢功能。同时生殖道脱落细胞检查有助于生殖道感染性炎症的诊断，如细菌性阴道病、衣原体感染以及包括HPV、HSV在内的病毒性感染等。

四、生殖道脱落细胞在妇科肿瘤诊断中的应用

（一）癌细胞特征

主要表现在细胞核、细胞及细胞间关系的改变。

（二）宫颈/阴道细胞学诊断的报告形式

报告形式主要有分级诊断及描述性诊断两种。推荐应用描述性诊断，即TBS分类法。主要包括以下内容。

1. 未见上皮内病变细胞和恶性细胞

（1）病原体：如滴虫、假丝酵母菌、细菌、单纯疱疹病毒、衣原体等。

（2）反应性细胞改变：包括与炎症、萎缩、放疗以及放置宫内节育器等有关的反应性细胞改变。

（3）其他：子宫内膜细胞出现在40岁以上妇女的涂片中，未见上皮细胞不正常。

2. 上皮细胞异常

（1）鳞状上皮细胞异常：① 不典型鳞状细胞（ASC）：包括无明确诊断意义的不典型鳞状细胞（ASC-US）和不能排除高级别鳞状上皮内病变的不典型鳞状细胞（ASC-H）。② 低级别鳞状上皮内病变（low-grade squamous intraepithelial lesion，LSIL）。③ 高级别鳞状上皮内病变（high-grade squamous intraepithelial lesion，HISIL）：包括CIN2、CIN3和原位癌。④ 鳞状细胞癌：

若能明确组织类型，应按下述报告：角化型鳞癌、非角化型鳞癌、小细胞型鳞癌。

（2）腺上皮细胞改变：① 不典型腺细胞（AGC）：包括子宫颈管细胞的 AGC 和子宫内膜细胞 AGC；② 原位癌（AIS）；③ 腺癌。

（3）其他恶性肿瘤：原发于子宫颈和子宫体的不常见肿瘤及转移癌。

五、人乳头瘤病毒筛查

人乳头瘤病毒（human papilloma virus，HPV）是一种环状双链 DNA 病毒，有多种基因型。其中高危型 HPV 持续感染是引起子宫颈癌及子宫颈上皮内病变的主要病因。因此，HPV 感染的早期准确分型和病毒定量对于子宫颈癌防治具有重要意义，HPV-DNA 检测作为筛查子宫颈癌及其癌前病变的常规筛查手段已广泛应用于临床。

（一）HPV 分型

不同分型的 HPV 感染可能导致不同临床病变。根据其生物学特征和致癌潜能，HPV 被分为高危型和低危型。

1. 高危型 HPV

如 HPV16、HPV18、HPV31、HPV33、HPV35、HPV39、HPV45、HPV51、HPV52、HPV56、HPV58、HPV59、HPV66、HPV68 等与癌及癌前病变相关。其中 HPV16、HPV18 型与子宫颈癌的关系最为密切，宫颈鳞状细胞癌与 HPV16 型感染高度相关，宫颈腺癌以 HPV18 型阳性率较高。大部分女性 HPV 感染一般可自行消失，10%～15% 的 35 岁以上女性呈持续感染状态，且患子宫颈癌的概率升高。女性可反复感染 HPV，也会同时感染不同型别的 HPV。

2. 低危型 HPV

如 HPV6、HPV11、HPV42、HPV43、HPV44 等主要与低级别鳞状上皮损伤和泌尿生殖道系统疣、复发性呼吸道息肉有关。

（二）检测方法

由于 HPV 不能在体外细胞培养，故不能用简便的血清学检测进行 HPV 诊断和分型。临床上用于检测 HPV 的方法包括细胞学方法、原位杂交、杂交捕获、核酸印迹和 PCR 等。PCR 检测可对 HPV 阳性感染进行确诊，也可对 HPV 分型检测，其操作简单，标本来源不受限制，但易存在假阳性。杂交捕获法有较好的特异度和敏感性，可进行 HPV-DNA 分型，是目前临床常用的一种非放射性检测技术，被广泛地应用于子宫颈癌的筛查和复查中。

(三) 临床意义

子宫颈癌筛查策略：2023 年《中国子宫颈癌筛查指南（一）》建议单独使用 HPV 核酸检测或 HPV 核酸检测联合子宫颈细胞学检查进行子宫颈癌的初筛。初筛查起始年龄为 25 岁，阴性者间隔 5 年后再次进行检测。对 HPV 初筛阳性者采用 HPV 基因分型和细胞学检测联合分流方法。HPV16/18 阳性者及 HPV 持续感染者直接转诊阴道镜，非 HPV16/18 阳性者采用细胞学检测进一步分流。筛查终止年龄为 65 岁，如既往有充分的阴性筛查记录（即 10 年内有连续 3 次细胞学筛查，或连续 2 次的 HPV 筛查或联合筛查，且最近一次筛查在 5 年内，筛查结果均正常），且无 CIN、HPV 持续感染，以及无因 HPV 相关疾病治疗史等高危因素，可终止筛查。

第三节 ◇◇◇ 女性内分泌激素测定

一、下丘脑促性腺激素释放激素测定

下丘脑促性腺激素释放激素（GnRH）是由下丘脑分泌的一种激素，通过刺激垂体前叶释放促性腺激素（FSH 和 LH），进而影响卵巢功能。目前主要采用 GnRH 兴奋试验与氯米芬试验评估下丘脑与垂体功能。

(一) GnRH 兴奋试验

促黄体素释放激素（LHRH）对垂体促性腺激素的释放有兴奋作用，给受试者注射外源性 LHRH 后在不同时相取外周血测定促性腺激素含量。促性腺激素水平反应性升高提示垂体功能良好；促性腺激素水平不升高或延迟升高，反应性差或延迟反应提示垂体功能不良。

（二）氯米芬试验

氯米芬又称克罗米芬，可在下丘脑与雌、雄激素受体结合，阻断雌激素对下丘脑和腺垂体的负反馈作用，从而促进下丘脑释放 GnRH。氯米芬试验用于评估闭经患者下丘脑-垂体-卵巢轴的功能，鉴别下丘脑和垂体病变。若氯米芬试验无反应，GnRH 刺激试验有反应提示下丘脑病变。

二、垂体促性腺激素测定

FSH 和 LH 是腺垂体分泌的促性腺激素，受下丘脑 GnRH、卵巢分泌的性激素和抑制素的调节。生育期妇女垂体促性腺激素随月经周期出现周期性变化。FSH 主要是促进卵泡成熟及分泌雌激素。LH 主要是促进卵巢排卵和黄体生成，以促进黄体分泌孕激素和雌激素。

1. 正常范围

FSH 卵泡期、黄体期为 1~9U/L，排卵期为 6~26U/L，绝经期为 30~118U/L；LH 卵泡期、黄体期为 1~12U/L，排卵期为 16~104U/L，绝经期为 16~66U/L。

2. 临床应用

（1）鉴别闭经原因　FSH 及 LH 水平低于正常值，提示闭经原因在腺垂体或下丘脑。FSH 及 LH 水平均高于正常，提示病变在卵巢。

（2）排卵监测　测定 LH 峰值可以估计排卵时间及了解排卵情况。

（3）诊断多囊卵巢综合征　如 LH/FSH≥2~3，有助于诊断多囊卵巢综合征。

（4）诊断性早熟　真性性早熟由促性腺激素分泌增多引起，FSH 及 LH 呈周期性变化。假性性早熟 FSH 及 LH 水平均较低，且无周期性变化。

（5）卵巢功能早衰　FSH＞40U/L，间隔 1 个月内至少升高 2 次可确诊。

三、垂体催乳素测定

催乳素（prolactin，PRL）是腺垂体催乳素细胞分泌的一种多肽蛋白类激素，具有促进乳腺发育、泌乳，与雌孕激素协同促进分娩前乳腺导管及腺体发育等功能。

1. 正常范围

血中 PRL 水平可因睡眠、进食、哺乳、应激或药物而波动，但一般正常育龄妇女催乳素水平不超过 1.14～1.37mmol/L。

2. 临床应用

（1）闭经、不孕及月经失调者，无论有无溢乳均应测 PRL，以排除高催乳素血症。

（2）垂体肿瘤 PRL 异常增高时应考虑垂体催乳素瘤。

（3）PRL 水平升高还见于性早熟、原发性甲状腺功能减退、卵巢功能早衰、黄体功能欠佳、长期哺乳、神经精神刺激、药物作用等；PRL 水平降低多见于垂体功能减退、单纯性催乳素分泌缺乏症等。

（4）10%～15% 的多囊卵巢综合征患者也可表现为轻度的高催乳素血症。

四、雌激素测定

生育期妇女体内雌激素主要由卵巢产生，孕妇体内雌激素主要由卵巢、胎盘产生，少量由肾上腺产生。雌激素（E）分为雌酮（estrone，E_1）、雌二醇（estradiol，E_2）及雌三醇（estriol，E_3）。其中 E_2 活性最强，是卵巢分泌的主要性激素之一，对维持女性生殖功能及第二性征有重要作用。

1. 正常范围

不同时期血 E_2 正常范围为：青春前期 18.35～110.1pmol/L；卵泡期 92.0～275.0pmol/L；排卵期 734.0～2200.0pmol/L；黄体期 367.0～1101.0pmol/L；绝经后 <100.0pmol/L。

2. 临床应用

（1）监测卵巢功能　测定血 E_2，或 24h 尿总雌激素水平。

① 鉴别闭经原因：激素水平符合正常的周期变化，可排除卵巢原因，考虑子宫性闭经；雌激素水平偏低，可见于原发性或继发性卵巢功能低下，或药物影响而致的卵巢功能抑制，或下丘脑-垂体功能失调、高催乳素血症等。

② 监测卵泡发育：药物促排可通过测定 E_2 水平监测卵泡发育。

③ 诊断有无排卵：无排卵时雌激素无周期性变化，常见于无排卵性异常子宫出血、多囊卵巢综合征、某些绝经后子宫出血。

④ 诊断女性性早熟：临床多以 8 岁以前出现第二性征发育诊断性早熟，血 E_2 水平升高＞275pmo/L 为诊断性早熟的激素指标之一。

（2）监测胎儿 - 胎盘单位功能　妊娠期 E_3 主要由胎儿 - 胎盘复合体产生，测定尿 E_3 含量反映胎儿胎盘功能状态。

五、孕激素测定

女性孕激素由卵巢、胎盘和肾上腺皮质产生。孕酮含量随月经周期性变化而波动，卵泡期孕酮水平极低，排卵后卵巢黄体产生大量孕酮，并在排卵后第 6～8 日达高峰，经前 4 日逐渐下降至卵泡期水平。孕酮主要在雌激素作用基础上将增殖期子宫内膜转化为分泌期，使子宫内膜周期性脱落，形成月经；妊娠期孕酮水平随妊娠期增加而稳定上升，利于胚胎着床，并抑制宫缩，同时促进乳腺腺泡发育，为泌乳作准备。

1. 正常范围

卵泡期＜3.2nmol/L，黄体期 9.5～89nmol/L；妊娠早期 63.6～95.4nmol/L，中期 159～318nmol/L，晚期 318～1272nmol/L；绝经后＜2.2nmol/L。

2. 临床应用

（1）判断排卵与否　血孕酮水平＞15.9nmol/L，提示有排卵。

（2）评价黄体功能　黄体期血孕酮水平低于生理值，提示黄体功能不足；经期第 4～5 日孕酮仍高于生理水平，提示黄体萎缩不全。

（3）辅助诊断异位妊娠　异位妊娠时孕酮水平较低，若孕酮水平＞78.0nmol/L，基本可排除异位妊娠。

（4）辅助诊断先兆流产　孕 12 周内孕酮水平低，早期流产风险高。先兆流产时，孕酮值若有下降趋势有可能流产。

（5）观察胎盘功能　妊娠期妊娠黄体或胎盘功能减退时伴孕酮下降，若血清孕酮水平≤15.6nmol/L（5ng/ml），预后不佳。

六、雄激素测定

女性雄激素主要由卵巢及肾上腺皮质分泌。雄激素分为睾酮、雄烯二酮、脱氢表雄酮、双氢睾酮等。睾酮主要由卵巢和肾上腺分泌的雄烯二酮转化而来；雄烯二酮 50% 来自卵巢，50% 来自肾上腺皮质。血清中的脱氢表雄酮主要由肾上腺皮质产生。绝经前，血清睾酮是卵巢雄激素来源的标志，绝经后肾上腺皮质是产生雄激素的主要部位。

1. 正常范围

卵泡期＜1.4nmol/L；黄体期＜1.7nmol/L；排卵期＜2.1nmol/L；绝经后＜1.2nmol/L。

2. 临床应用

（1）卵巢男性化肿瘤　女性短期内出现进行性加重的雄激素过多症状及血清雄激素升高考虑与卵巢男性化肿瘤有关。

（2）多囊卵巢综合征　该病常见高雄激素血症，但睾酮通常不超过正常范围上限2倍，伴雄烯二酮升高，脱氢表雄酮正常或轻度升高。

（3）肾上腺皮质增生或肿瘤　血清雄激素异常升高。

（4）两性畸形　女性假两性畸形在女性正常范围内。

（5）应用雄激素制剂或具有雄激素作用的药物　用药期间需监测雄激素水平。

（6）女性多毛症　血清睾酮水平正常时，多系毛囊对雄激素敏感所致。

（7）高催乳素血症　女性有雄激素过多症状和体征，但雄激素水平在正常范围者，应测定血清催乳素水平。

七、人绒毛膜促性腺激素测定

人绒毛膜促性腺激素（human chorionic gonadotropin，HCG）是主要由胎盘滋养细胞产生的一种糖蛋白激素。此外，妊娠滋养细胞疾病、生殖细胞肿瘤及其他恶性肿瘤也可产生HCG。

1. 正常范围

非妊娠女性＜3.1U/L；妊娠7~10日＞5.0U/L，妊娠30日＞100U/L，妊娠40日＞2000U/L；滋养细胞疾病＞100000U/L。

2. 临床应用

（1）妊娠诊断　血HCG＞25U/L为妊娠阳性，可用于早早孕诊断。

（2）异位妊娠　若血HCG维持在低水平，间隔2~3日复测无成倍上升，应怀疑异位妊娠。

（3）妊娠滋养细胞疾病的诊断和监测

① 葡萄胎：若血 HCG＞100000U/L，且维持高水平不降，子宫≥妊娠12周大，高度怀疑葡萄胎。

② 妊娠滋养细胞肿瘤：葡萄胎清宫后 HCG 应大幅度下降，若 HCG 下降缓慢或下降后又上升；或足月产、流产和异位妊娠后，HCG 仍持续高水平，结合临床表现，在排除妊娠物残留和再次妊娠后，可诊断妊娠滋养细胞肿瘤。同时妊娠滋养细胞肿瘤治疗需监测 HCG 下降水平以评估治疗效果。

③ 性早熟和肿瘤：最常见的是下丘脑或松果体胚细胞的绒毛膜瘤或肝胚细胞瘤以及卵巢无性细胞瘤、未成熟畸胎瘤分泌 HCG 导致性早熟，其中肝胚细胞瘤还伴血清甲胎蛋白升高。另外，HCG 分泌肿瘤还见于肠癌、卵巢腺癌、胰腺癌、胃癌等癌症。

第四节 女性生殖器官活组织检查

一、外阴、阴道活组织检查

（一）适应证

外阴色素减退疾病的类型诊断与鉴别；外阴部及阴道赘生物或久治不愈的溃疡；怀疑外阴、阴道特异性感染，如结核、尖锐湿疣等。

（二）禁忌证

月经期，外阴急性感染、急性、亚急性生殖器官炎症或盆腔炎性疾病，可疑恶性黑色素瘤。

（三）方法

患者排空膀胱，取膀胱截石位，常规消毒铺巾。窥阴器暴露活检部位并消毒，局部麻醉，小赘生物可自蒂部剪下或用活检钳钳取，局部压迫止血，病变面积大者需行部分切除，标本固定送病理检查。

二、宫颈活组织检查

(一)钳取法

1. 适应证

肉眼下可疑癌,阴道镜下考虑子宫颈高级别鳞状上皮内疾病(HSIL)或可疑癌者,或子宫颈低级别鳞状上皮内疾病(LSIL),但细胞学为ASC-H及以上或AGC及以上,或阴道镜检查不充分等。

2. 方法

包括单点及多点取材两种。单点取材用于已诊断为子宫颈癌,需明确病理类型或浸润程度者;可疑子宫颈癌者可选用多点取材。用活检钳在宫颈外口鳞-柱交接部取材,多点取材者可选3点、6点、9点、12点,并且将标本固定。

(二)宫颈管搔刮术

1. 适应证

当病变延伸至子宫颈管或细胞学AGC及以上或3型转化区时,需同时进行宫颈钳取与宫颈管搔刮术。

2. 方法

宫颈管搔刮术是用小刮匙伸入宫颈管,自宫颈内口至外口全面搔刮宫颈管1~2周,所得组织送病理检查。也可使用宫颈管刷取代宫颈刮匙。

(三)宫颈锥切术

1. 适应证

子宫颈活检为LSIL及以下,为排除HSI,如TCT为HSIL及以上、HPV16和(或)HPV18阳性等;活检为HSIL,而临床为可疑浸润癌;活检为原位腺癌。

2. 方法

患者腰麻或硬膜外麻醉,取膀胱截石位,常规消毒铺巾。导尿,窥阴器暴露宫颈并消毒阴道、宫颈及宫颈外口。宫颈钳钳夹宫颈前唇向外牵引,扩张宫颈管并做宫颈管搔刮术。宫颈涂碘液,在病灶外或碘不着色区外0.5cm处,以尖刀在宫颈表面做环形切口，切开宫颈上皮及少许皮下组织，斜向宫颈管并深入 1～2.5cm，锥形切除宫颈组织。

三、子宫内膜活组织检查

(一) 子宫内膜活组织检查

1. 适应证

明确异常子宫出血原因；可疑宫腔占位病变；不孕症病因诊断；TCT 提示子宫内膜来源的不典型腺细胞。

2. 禁忌证

急性、亚急性生殖器炎症或盆腔炎性疾病；可疑妊娠；急性严重全身性疾病；体温＞37.5℃。

3. 采取时间及部位

了解卵巢功能、疑为子宫内膜异常增生或原发性不孕，通常可在月经期前 1～2 日或月经来潮 6h 内取，闭经排除妊娠者随时可取；疑为子宫内膜不规则脱落时，应于月经第 5～7 日取材；疑子宫内膜结核，应于经前 1 周或月经来潮 6h 内取材。检查前 3 日及术后 4 日每日肌内注射链霉素 0.75g 及异烟肼 0.3g 口服，以防结核病灶扩散；疑有子宫内膜癌者随时可取。

4. 方法

患者排尿后，取膀胱截石位，常规消毒铺巾，窥阴器暴露宫颈，消毒子宫颈及外口；宫颈钳夹持宫颈前唇或后唇，探针探查子宫位置和宫腔深度；宫腔占位病变的诊断，多在宫腔镜引导下定点活检，若无条件，可使用专用活检钳。为了解子宫内膜功能状态，可用小刮匙沿宫壁刮取组织。收集全部组织固定送检。

(二) 诊断性刮宫

诊断性刮宫是诊断宫腔疾病的重要方法之一，其目的是刮取宫腔内容物行病理检查协助诊断。若疑有宫颈管病变时，则需进行宫颈管及宫腔分步刮取组织，称分段诊刮。

1. 适应证

疑有子宫内膜结核者；异常子宫出血或阴道排液需确诊和排除子宫内膜

癌、宫颈管癌者，同时月经不调者可了解子宫内膜变化及其对卵巢甾体激素的反应；宫腔内有组织残留或异常子宫出血长期多量出血时，在诊断同时兼具止血作用。

2. 方法

与子宫内膜活组织检查基本相同。疑有宫颈管病变或排除子宫内膜癌者，应做分段刮宫。先以小刮匙自宫颈内口至外口顺刮宫颈管一周，刮取宫颈管组织后再探查宫腔深度并刮取子宫内膜。刮出物分别装瓶、固定，送病理检查。

第五节 输卵管通畅检查

临床上常用的输卵管通畅性检查方法包括：子宫输卵管造影术（hysterosalpingography，HSG）、腹腔镜下输卵管通液术、子宫输卵管超声造影术等。

一、子宫输卵管造影

HSG 是通过导管将造影剂注入子宫腔及输卵管，同时 X 线或超声检查了解子宫、输卵管腔的显影情况，输卵管伞端的开放状态以及盆腔内对比剂的弥散情况等，从而判断子宫有无畸形、输卵管通畅程度及阻塞部位、有无结节性输卵管炎、盆腔有无粘连、宫颈的功能等。其中 HSG 具有无放射性、可同时诊断发生在子宫、输卵管和卵巢的病变等优点，其诊断输卵管通畅性的敏感度和特异度均较高。

（一）适应证

了解输卵管是否通畅及其形态、阻塞部位，协助不孕症病因诊断；了解宫腔形态，有无子宫畸形及类型，有无宫腔粘连、子宫黏膜下肌瘤、子宫内膜息肉及异物等宫腔疾病；有无内生殖器结核非活动期；不明原因的习惯性流产者，了解宫颈内口是否松弛，宫颈及子宫有无畸形。

（二）禁忌证

急性、亚急性生殖器炎症或盆腔炎性疾病；严重的全身性疾病，不耐受手术；妊娠期、月经期；产后、流产、刮宫术后 6 周内；碘过敏者禁用子宫输卵管碘油造影。

二、妇科内镜输卵管通畅检查

为输卵管通畅检查的新方法，包括腹腔镜直视下输卵管通液检查、宫腔镜和腹腔镜联合检查等方法，其中腹腔镜直视下输卵管通液检查准确率达90%～95%，是输卵管通畅检查的"金标准"，对于合并有腹腔镜检查/手术适应证的病例亦可直接选择腹腔镜直视下输卵管通液术同步进行输卵管通畅性诊断。但腹腔镜为有创操作，费用较高，故不推荐作为常规检查方法，通常建议高度怀疑输卵管病变，因其他原因需行妇科内镜手术或HSG检查提示输卵管不通畅或炎症、不孕年限长且经详细检查暂未发现导致不孕的患者，进行腹腔镜直视下输卵管通液检查。

第六节 妇科肿瘤标志物检查

一、肿瘤相关抗原及胚胎抗原

1. 癌抗原125（cancer antigen 125，CA125）

正常人血清CA125参考范围为0～35U/ml。是目前应用最广泛的卵巢上皮性肿瘤标志物，常用于卵巢恶性肿瘤的诊断、疗效监测及预后监测，此外子宫颈腺癌、内膜癌及子宫内膜异位症患者也可见血CA125升高。

2. 糖链抗原199（carbohydrate antigen 199，CA199）

CA199是由直肠癌细胞系相关抗原制备的单克隆抗体，正常人血清参考范围为0～37U/ml。在卵巢上皮性肿瘤有约50%的阳性表达，其中卵巢黏液性腺癌阳性表达率最高，浆液性肿瘤次之。此外CA199在子宫内膜癌和宫颈癌中也可呈阳性。

3. 甲胎蛋白（alpha-fetoprotein，AFP）

AFP属于胚胎期蛋白产物。正常人参考范围<20μg/L。肝癌细胞和卵巢生殖细胞肿瘤尤其是内胚窦瘤有分泌AFP的能力，因此对诊断上述肿瘤及监控病情有较高临床价值。

4. 人附睾蛋白 4（human epididymis protein 4，HE4）

HE4 在正常卵巢表面上皮中不表达，正常参考范围为<150pmol/L。但在卵巢浆液性癌和子宫内膜样癌中高表达，因此常与 CA125 联合检测用于卵巢上皮性癌的早期诊断、病情监测和术后复发监测。此外，HE4 对子宫内膜癌的诊断也有一定的敏感性。

5. 癌胚抗原（carcinoembryonic antigen，CEA）

CEA 属于肿瘤胚胎抗原，正常参考范围<5µg/L。CEA 在多种妇科恶性肿瘤如子宫颈癌、子宫内膜癌、卵巢上皮性癌、阴道癌及外阴癌等均可表达阳性，因此 CEA 对肿瘤类别无特异性标记功能。借助 CEA 测定，动态监测各种妇科肿瘤的病情变化和观察治疗效果。

6. 鳞状细胞癌抗原（squamous cell carcinoma antigen，SCCA）

SCCA 是从宫颈鳞状上皮细胞癌分离制备出的一种肿瘤糖蛋白相关抗原。正常参考范围为<1.5µg/L。SCCA 对鳞状上皮细胞癌有较高特异性，其水平与子宫颈鳞癌患者的病情进展及临床分期有关，可作为子宫颈癌患者疗效评定的指标之一。

二、雌、孕激素受体

雌激素受体（estrogen receptor，ER）与孕激素受体（progesterone receptor，PR）主要分布在性激素作用的靶器官如子宫、子宫颈、阴道及乳腺等。分布在靶细胞上的 ER、PR 能与相应激素发生特异性结合进而产生生理或病理效应。雌激素有刺激 ER、PR 合成的作用，而孕激素则有抑制 ER 合成，并间接抑制 PR 合成的作用。研究表明，ER、PR 在大量激素作用下影响妇科肿瘤的发生和发展，对指导激素治疗有确定价值。

三、妇科肿瘤相关的癌基因和肿瘤抑制癌基因

1.Myc 基因

Myc 基因属于原癌基因，主要参与细胞增殖、分化及凋亡调控，特别在细胞周期 G_0 期过渡到 G_1 期的调控过程中，故认为 Myc 基因是细胞周期的正性调节基因。在卵巢恶性肿瘤、子宫颈癌和子宫内膜癌等妇科恶性肿瘤中可发现 Myc 基因异常表达。Myc 基因的异常扩增意味着患者预后极差。

2.P53 基因

P53 是当今研究最广泛的肿瘤抑制基因。50%～96% 的卵巢恶性肿瘤有 P53 基因缺陷,在各期卵巢恶性肿瘤中均发现有 P53 基因异常突变,这种突变在晚期患者中远远高于早期患者,提示预后不良。P53 基因与细胞 DNA 损伤修复及导向凋亡有关。HPVs 基因产物 E6 与 P53 蛋白结合后能使后者迅速失活,这在病毒类癌基因表达的子宫颈癌尤为明显。在子宫内膜癌患者中,同样存在 P53 基因突变,进而导致该基因的过度表达,这种异常过度表达往往与内膜癌临床分期、组织分级及肌层侵蚀度密切相关。

3. 人表皮生长因子受体 2 基因

人表皮生长因子受体 2(HER2)的过度表达可见于卵巢癌、子宫内膜癌等疾病。在上皮性卵巢癌中 HER2 过度表达比 HER2 低表达或不表达的患者总生存期更短,且 HER2 的表达与卵巢癌对铂类化疗的敏感性相关。

4.ras 基因

原癌基因类的 ras 基因家族包括 K-ras、H-ras、N-ras。K-ras 与人类恶性肿瘤的发生、发展均有关系。20%～35.5% 的卵巢恶性肿瘤有 K-ras 基因突变,多见于浆液性肿瘤,K-ras 的过度表达往往提示病情已进入晚期或有淋巴结转移,因此 K-ras 可作为判断卵巢恶性肿瘤患者预后的指标之一。子宫颈癌 ras 基因异常发生率为 40%～100%,在 ras 基因异常的子宫颈癌患者中,70% 患者同时伴有 Myc 基因的扩增或过度表达,提示这两种基因共同影响子宫颈癌的预后。

5.BRCA1/BRCA2 基因

BRCA1 与 BRCA2 均为抑癌基因,BRCA 基因变异或缺失则抑制肿瘤发生发展的功能受到影响。5%～10% 卵巢癌的发生与遗传性基因突变相关,65%～85% 的遗传性卵巢癌为 BRCA 胚系突变。因此,BRCA1/BRCA2 基因诊断对遗传性卵巢癌的防治有重大意义。

6. 血管内皮生长因子

血管内皮生长因子(VEGF)可在体内诱导血管形成、提高血管通透性,有利于肿瘤细胞进入新生血管,促进肿瘤转移。抑制 VEGF 通路可阻止肿瘤细胞的生长和转移。如贝伐单抗(BEV)与 VEGF 靶向结合,阻断 VEGF 通路,抑制肿瘤的生长与转移。

7. 程序性细胞死亡蛋白 -1

程序性细胞死亡蛋白 -1（PD-1）与其配体结合后的复合物能下调抗原刺激的淋巴细胞增殖及细胞因子产生，诱导免疫耐受。抗 PD-1 及其配体的抗体可逆转机体免疫抑制，激活免疫细胞发挥抗肿瘤作用。PD-1/PD-L1 在多种妇科恶性肿瘤细胞中过表达，靶向 PD-1 单克隆抗体类药物研发是肿瘤治疗领域研究热点。

第七节 ◇◇◇ 影像检查

一、超声检查

超声检查具有对人体损伤小、可重复、实时、诊断准确的特点，因此是诊断妇科疾病的重要检测手段。超声检查依据采用技术不同分为 B 型超声检查、三维超声检查、彩色多普勒超声检查及超声造影等。根据检查途径主要分为经腹和经阴道或直肠两种途径。经腹超声检查需在膀胱充盈下检查，而经阴道超声检查需要排空膀胱，适用于有性生活者，若无性生活史者则应选用经直肠超声检查。彩色多普勒超声能很好地判断盆、腹腔肿瘤的边界及肿瘤内部血流的分布，尤其对滋养细胞肿瘤及卵巢恶性肿瘤，其内部血流信息可明显增强，有助于诊断。三维超声技术对盆腔脏器结构及可能的病变组织进行三维重建，可以较清晰显示组织结构或病变的立体结构，利于盆腔脏器疾患的诊断，特别是良、恶性肿瘤的诊断和鉴别诊断。

二、X 线检查

数字 X 射线摄影（digital radiography，DR）可借助造影剂检查子宫腔和输卵管腔内形态，是诊断先天性子宫畸形和输卵管通畅程度常用的检查方法。胸片是诊断妇科恶性肿瘤肺转移的手段之一。利用 DR 还可对妇科恶性肿瘤、子宫出血等进行介入性血管造影和治疗。

三、计算机体层扫描检查

计算机体层扫描的特点是分辨率高，能显示肿瘤的结构特点、肿瘤定位、囊实性、周围侵犯及远处转移情况，对妇科肿瘤诊断准确性可达90%以上，可用于各种妇科肿瘤治疗方案的制定、预后估计、疗效观察及术后复发的诊断。

四、磁共振成像检查

磁共振成像无放射性损伤，无骨性伪影，对软组织分辨率高，尤其适合盆腔病灶定位及病灶与相邻结构关系的确定。磁共振成像能清晰地显示肿瘤信号与正常组织的差异，故能准确判断肿瘤大小、性质及浸润和转移情况，被广泛应用于妇科肿瘤和子宫内膜异位症的诊断和手术前的评估。

第八节 ≫ 妇科疾病的中医诊断、辨证要点与治法概要

一、中医诊断

妇科疾病的诊法主要是望、闻、问、切四诊。医生通过四诊收集患者就诊时的病历资料，结合相关的实验室检查和器械检查等，全面了解患者经、带、胎、产、杂病的疾病特点和全身表现，并进行综合分析，从而诊断疾病。

（一）问诊

问诊是诊断妇科疾病的重要方法之一，通过详细问诊可为诊断提供重要依据。问诊过程注意态度和蔼，语言亲切，耐心细致地询问病情。

1. 问年龄

不同年龄的妇女，由于生理上的差异，在病理上各有特点。刘完素《素问病机气宜保命集》提出："妇人童幼，天癸未行之间，皆属少阴；天癸既行，皆从厥阴论之；天癸既绝，乃属太阴经也。"一般来说，青春期常因肾气未充，易导致月经疾患；中年妇女经、孕、产、乳数伤于血，易致脏腑功能损伤、冲任气血失调，而出现经、带、胎、产诸病；老年妇女脾肾虚衰，易发生绝经前后诸证、癥瘕等。

2. 问主诉

主诉及促使患者就诊最痛苦的症状、体征及持续时间，具体包括主要症

状、严重程度和病程。问主诉即可初步估计疾病的大致范围，要求简明扼要。

3. 问现病史

即围绕主诉询问发病的过程，按照时间顺序明确与本次发病有关的原因或诱因、起病缓急、疾病发展、诊疗经过的全过程以及现有症状。包括有鉴别意义的阴性或阳性症状或体征。

4. 问月经史

问月经情况，包括初潮年龄，月经周期、经期、经量、经色、经质及气味，经期前后的伴随症状，末次月经情况。绝经后妇女，应了解其绝经年龄及绝经前后有无不适，绝经后有无阴道分泌物增多和阴道流血及下腹肿块等情况。

5. 问带下

问带下包括问带下的量、色、质、气味及伴随症状，如阴痒、阴肿、阴疮、阴痛等。

6. 问婚产史

了解患者婚姻和性生活等情况。对已婚妇女，应问其结婚年龄、婚次、配偶健康情况及性生活情况、孕产次数、分娩方式与现存子女数，有无堕胎、小产、异位妊娠、难产、死胎、葡萄胎、胎前产后诸病，以及当前避孕措施等。

7. 问既往史

患者既往的健康情况、曾患何种疾病、手术史、外伤史、预防接种史、输血史、药物过敏史等。

8. 问家族史

了解家族成员中有无遗传性疾病及可能与遗传有关的疾病或传染病等。

9. 问个人史

生活和居住情况，询问出生地及工种，有无烟、酒、吸毒等嗜好。

(二) 望诊

根据妇科特点，望诊时除观察患者的神志、形态、面色、唇色、舌质、舌苔外，需观察乳房、阴户形态，以及月经、带下、恶露及乳汁的量、色、质的变化。

1. 望形神

形体是脏腑盛衰的反映，神志是生命活动的体现。形神合参，对明确妇科疾病的性质和病情的轻重有重要参考价值。如神志清醒，面色青白，表情痛苦，多为妇科痛证；若面赤唇红，高热烦躁或谵语，多为妇科热证；若神情淡漠，欲得衣被，面色㿠白或青白，多为妇科寒证；若头晕眼花，甚至昏不知人，面色苍白，多为妇科血证。

2. 望面色

面部颜色和光泽的变化，可反映脏腑气血盛衰和邪气消长情况。面色㿠白，多为气虚或阳虚；颧赤面浮红，多为阴虚火旺；面色萎黄，多为营血不足；面色青紫，多为瘀血内停；面色晦暗或有暗斑，或兼眼眶黧黑者，多为肾气虚衰等。

3. 望唇舌

包括望口唇、望舌质、望舌苔。

（1）望口唇　口唇的颜色、润燥等变化主要反映脾胃气血的情况。唇色淡白，多是急性大失血，或气血两亏；唇色淡红，多为血虚、脾虚；唇色深红，多属血热；兼见口唇干裂，甚或肿胀生疮，多属热毒或肝火；唇色青紫者，多属血寒；口唇紫暗，多属血瘀。

（2）望舌质　舌质的颜色、形态、荣枯对判断正气盛衰、病邪性质和进退有重要参考意义。舌质深红多为血热；舌质红绛为热入营血；舌边尖赤多为肝火或心火；舌色淡多属血虚、气虚；舌质淡暗多为阳虚内寒；舌质暗红多属气血瘀滞；舌有瘀斑瘀点多属血瘀。舌体胖大边有齿痕多属脾虚湿盛；舌体瘦小多属津亏血少；舌面裂纹多为热邪伤阴，或血虚不荣。

（3）望舌苔　舌苔的颜色、厚薄和润燥，可反映邪气的性质、深浅及津液之盛衰。苔白多为寒证；苔腻多为痰湿；苔黄为热证；苔黄腻为湿热；苔黑而润为阳虚有寒；苔黑而燥为火炽伤津液；舌绛红而干，无苔或花剥苔，多属热入营血，阴虚火炽。

4. 望毛发

肾其华在发，发为血之余。毛发可反映肾精营血的盛亏。毛发脱落、发色枯槁者，多为精血亏虚；体毛增多、阴毛浓密，甚如男性分布者，多为痰湿壅盛。

5. 望月经

望月经包括望月经量、色、质的变化。月经量增多或减少是月经病的诊断依据，经色和经质是辨证的重要依据。经量过多，多属血热或气虚；经量过少，多属血虚、肾虚或血寒；经量时多时少，多属气郁。经色红多属血热；经质稠黏多属瘀、热；经质稀薄多属虚、寒；经色淡多属气虚、血虚；经色紫暗多属瘀滞；经血有块多属血瘀。

6. 望带下

带下量的改变是带下病的诊断依据，色、质变化是辨证依据。带下量过多、过少，皆病态。带下色白，多属脾虚、肾虚；带质清稀，多属脾虚、肾虚；带下色黄，多属湿热或湿毒；带质稠黏，多属湿热蕴结；带下色赤或赤白相兼，多属血热或邪毒。

7. 望恶露

恶露量的增多、减少，或恶露不下、过期不止，往往是产后病的诊断依据，恶露色、质的变化是辨证依据。恶露量多、色淡、质稀者，多为气虚；色紫黑有块者，多为血瘀；色鲜红或紫红、稠黏者，多属血热。

8. 望乳房和乳汁

了解乳房发育情况，若初潮后仍乳房平坦，乳头细小，多为肝肾不足，精亏血少；了解有无肿块，有无乳头凹陷或溢乳汁，皮肤有无改变，哺乳期乳汁清稀或稠浓辨虚实；产后乳房红肿，应警惕乳腺炎症；若乳头挤出血性物或溢液，要注意乳房恶性肿瘤。

9. 望阴户、阴道

观察阴户、阴道的形态、色泽及带下。明确患者有无生殖道解剖异常；阴户、阴道潮红，甚或红肿，带下量多、色黄，多为湿热或湿毒所致；阴户皮肤变白，干萎枯槁，粗糙皲裂者，多为肾精亏虚、肝血不足所致；阴户生疮，甚则溃疡，脓水淋沥，此属阴疮；阴户一侧或两侧肿大，痛或不痛者，属于阴肿；阴道有物脱出，多为阴挺。

（三）闻诊

闻诊包括耳听声音、鼻嗅气味两个方面。

1. 听声音

听声音包括听语音、呼吸、嗳气、叹息、痰喘、咳嗽等声音。对于孕妇还要听胎心音，包括频率、节律、音量的大小等。

2. 嗅气味

正常月经、带下、恶露无特殊气味。若气味腥臭，多属寒湿；气味臭秽，多属血热或湿热蕴结；气味恶臭难闻，多属邪毒壅盛，或瘀浊败脓等病变，为临床险症。

（四）切诊

切诊包括切脉、按诊两个方面。

1. 切脉

（1）月经脉　一般情况下月经将至，或正值经期，脉多滑利。脉滑数、洪数者，多属血热；脉弦数有力者，多属肝郁化热；脉细数者，多属肾阴虚或虚热；若脉缓弱者，多属气虚；脉沉紧者，多属血寒；脉弦者，多属气滞、肝郁；脉涩者，多属血瘀；脉细而无力者，多属血虚；脉沉细而迟或沉弱者，多属肾阳虚或虚寒；脉沉濡者，多属寒湿。

（2）妊娠脉　孕后六脉平和而滑利，按之不绝，尺脉尤甚，此属妊娠常脉。妊娠晚期脉弦劲急，或弦细而数，多属肝阴不足，肝阳偏亢；若妊娠脉象沉细而涩或尺弱，多属肾气虚衰。

（3）临产脉　又称离经脉，指临产时六脉浮大而滑，临产时则尺脉转急，如切绳转珠，同时可扪及中指本节、中节甚至末节两侧的动脉搏动。

2. 按诊

主要是按察腹部、四肢。凡痛经、经闭、癥瘕等病，临证应按察小腹，以辨证虚实，以明结块有无，并审孕病之区别。若妇女经行之际，小腹疼痛拒按，多属实；若四肢不温，小腹疼痛，喜温喜按，多属虚寒；若手足心热，则属阴虚内热之象。若小腹内有结块，质地坚硬，推之不动，按之痛甚者，为血瘀；若结块不硬、推之可移，按之可散者，为气滞。

二、辨证方法

妇科疾病的辨证主要以八纲辨证为纲，以脏腑辨证和气血辨证为主要辨证方法。临床上应根据月经、带下、恶露等期、量、色、质、味的特点,以辨明疾病的病性、病势、病位、病因和病机,为正确论治、选方用药提供可靠依据。

(一) 脏腑辨证

脏腑辨证是以脏腑的生理、病理为基础进行辨证分析。妇科疾病的病机与肝、脾、肾三脏最为密切。

1. 肝病辨证

肝主藏血,主疏泄,月经周期、血海的满溢离不开肝的作用。其病机主要包括肝气郁结、肝郁化火、肝经湿热、肝阳上亢等,可引起月经先期、月经先后无定期、痛经、闭经、崩漏、带下病、阴痒、缺乳、不孕症等疾病。肝实证多见胸胁、乳房、少腹胀痛,烦躁易怒等。肝气郁结者常兼善太息,食欲不振,脉弦;肝郁化火者常兼头晕胀痛,目赤肿痛,口苦咽干,舌红苔薄黄,脉弦数;肝经湿热者常兼口苦咽干,便秘溲赤,带下色黄、臭秽,舌红苔黄腻,脉弦滑而数;肝阳上亢可见头晕头痛,目眩心烦,舌红少苔,脉弦细或弦而有力。

2. 脾病辨证

脾统血,脾主运化,为气血生化之源。脾病主要表现为虚证或虚中夹实证,包括脾气虚、脾阳虚等,可导致月经先期、月经后期、月经过多、崩漏、闭经、经行泄泻、带下病、阴挺、不孕症等。脾虚证多见脘腹胀满,不思饮食,四肢无力。脾气虚常兼口淡乏味,面色淡黄,舌淡,脉缓弱;脾虚湿盛者常兼头晕头重,形体肥胖,舌淡胖嫩,苔腻,脉滑;脾阳虚常兼畏寒肢冷,大便溏泄,甚则浮肿,舌淡,苔白腻,脉缓滑无力。

3. 肾病辨证

肾主藏精,肾精是人体生殖和发育的物质基础。肾阳是人体阳气的根本,肾阴是人体阴液的源泉,肾阴与肾阳互为依存,相互制约,维持平衡。肾病以虚证为主,包括肾气虚、肾阴虚、肾阳虚、肾阴阳两虚,均可导致多种妇科疾病,如月经周期异常、崩漏、闭经、带下病、堕胎、阴挺、不孕症等。肾虚证常见头晕耳鸣,腰酸腿软。肾气虚常兼小便频数,精神不振,舌淡苔薄,脉沉细弱;肾阳虚常兼畏寒肢冷,小便清长,夜尿多,舌淡苔白,脉沉细而迟或沉弱；肾阴虚常兼口燥咽干，手足心热，舌红苔少，脉细数。

（二）气血辨证

气血辨证是以气、血的生理、病理为基础进行辨证分析。气血由脏腑所化生，又是脏腑功能活动的物质基础，故脏腑、气血的病变可相互影响。气和血关系密切，两者的病变也互相影响，气病及血，或血病及气。

1. 气病辨证

（1）气滞证　气滞证是以全身或局部的气机不畅与阻滞为主要特征。情志不舒、感受外邪或外伤闪挫等均可致气滞，导致月经后期、痛经、经行乳房胀痛、难产、癥瘕等。常见胸闷不舒、小腹胀痛、脉弦等。

（2）气逆证　气滞证进一步发展可致气逆，如冲气上逆，胃失和降引起妊娠恶阻等或气滞证的基础上，兼见咳逆喘息、头晕胀痛等症。

（3）气虚证　过劳、素体虚弱或饮食不节损伤脾气等均可致气虚。气虚证以全身功能活动低下为主要特征。气虚可致月经先期、月经过多、崩漏、阴挺等。常见气短懒言，神疲乏力，舌淡苔薄，脉缓弱。

（4）气陷证　气虚证进一步发展可引起气陷证，导致崩漏、阴挺等。在气虚证的基础上，兼有头晕目眩、小腹空坠等症。

2. 血病辨证

（1）血虚证　血虚是血液不足，或血濡养功能衰退。可因脾虚生化乏源，或因患急慢性失血性疾患、重病、久病耗血，或长期哺乳等所致。血虚不能濡养脏腑，冲任不充，血海不能满盈，可致月经后期、闭经、月经过少等；血虚不养胎脉、胎元，可致胎漏、堕胎、小产、胎萎不长等；产后血虚不能化生为乳汁可致产后缺乳。

（2）血瘀证　瘀血的成因复杂，包括气滞血瘀、寒凝血瘀、热灼血瘀、气虚血瘀，甚至感染或外伤致瘀等。瘀血的阻滞，脉络不通，不通则痛，可致经行头痛、痛经、产后腹痛、产后身痛等；瘀血阻滞，血海不能满盈致月经后期、闭经；瘀血阻滞，血不归经，可致月经过多、崩漏、产后恶露不绝、异位妊娠等；瘀血阻滞胞宫胞脉，日久成癥，如子宫肌瘤、卵巢囊肿等。常见刺痛拒按，痛有定处，舌紫暗或有瘀斑、瘀点，脉沉涩或弦涩。

（3）血热证　血热多因外感热邪，或素体热盛，或肝郁化热，或体内湿热，或阴虚内热等。热扰冲任，迫血妄行可致月经先期、月经过多、崩漏、经行吐衄等；血热炽盛，可致产后发热、经行发热；阳热亢盛，上扰清窍可致经行头痛。常见心胸烦闷，渴喜冷饮，小便黄赤，大便秘结，舌红苔黄，脉滑数。

（4）血寒证　血寒可因外受寒邪，亦可因素体阳虚，寒从内生。血为寒凝，经脉受阻，气血运行不畅，影响冲任，可致月经后期、月经过少、闭经等；寒犯胞宫，不通则痛，可致痛经、产后腹痛等。常见小腹绞痛或冷痛、得温痛减，畏寒肢冷，面色青白，舌暗苔白，脉沉紧。

（三）月经病、带下病、妊娠病、妇科杂病的辨证要点

1. 月经病的辨证要点

月经病可因外感寒、热、湿邪的侵袭，或寒、热、湿邪内生，亦可因情志不畅、劳逸失常、房事不节、饮食所伤、跌扑外伤、先天不足或后天失调等，损伤脏腑、气血或冲任二脉，或致冲任失调，或冲任不固，或冲任阻滞等而产生月经病。月经病的辨证，主要依据月经的期、量、色、质、气味及伴随月经周期性出现的突出症状特点，结合全身证候与舌脉征象进行分析。一般来讲，周期提前，多为血热或气虚；周期推后，多为血虚、肾虚或血寒、气滞、痰湿；周期先后无定期，多肝郁或肾虚；经期延长，多为气虚、血热和血瘀；经期缩短，多为血虚、血寒或气滞。经量多者，多见血热、气虚和血瘀；量少者，多见血虚、肾虚、血寒、血瘀；量或多或少者，多见肝郁、肾虚。经色鲜红或紫红者属热，暗红者属寒，淡红者为虚，暗淡者为虚寒。质地黏稠者多属热属实，清稀者多属寒、属虚，有血块者为血瘀。

2. 带下病的辨证要点

带下病的发生与感受湿热、病虫、湿毒、风邪，或素体脾虚，水湿内停，或痰湿体质，或房劳多产伤肾等有关。脾虚不能运化水湿，肾虚封藏不固，导致任脉失固；湿邪下注伤及带脉，带脉失约，则致带下病。带下病的辨证，主要是根据带下的量、色、质、气味的变化，结合阴户的局部症状和全身脉象进行分析。一般带下量多，色白质稠，如唾如涕，绵绵不断，多属脾虚；量多质薄，清稀如水，兼腰膝酸软，多属肾虚；量多质稠，色黄，有臭味，多属湿热；赤白相兼者，多属湿热或虚热为患；兼阴中瘙痒，属湿热蕴结；带下量多，色黄如脓，臭秽难闻，多为湿毒；带下五色杂见，如脓如酱，秽液下注者，应警惕恶性癌瘤晚期；带下量明显减少，甚至阴道干涩，多责之于肾精亏虚，天癸

早竭,冲任虚损。

3. 妊娠病的辨证要点

妊娠期间阴血下聚以养胎元,脾为气血生化之源,胎脉又系于肾,故妊娠病与脾肾关系密切。妊娠病的辨证,首先要辨是胎病及母还是母病动胎;其次要辨明胎儿情况,以明确可安胎还是下胎益母;再者根据妊娠病各自主症的特点,结合全身兼症、舌脉征象和体质等因素进行辨证。

4. 妇科杂病的辨证要点

杂病即凡不属经、带、胎、产病的范畴,而又与女性解剖、生理、病理特点有密切关系的一类疾病,称为杂病。常见的妇科杂病有:妇人腹痛、癥瘕、不孕症、阴挺等。妇科杂病的病因病机各异,病情多变,故辨证应强调脏腑及气血的寒、热、虚、实辨证。

三、治法概要

(一)内治法

1. 调补脏腑

(1)滋肾补肾　肾为先天之本,主藏精,影响天癸的至竭及冲任二脉的通盛。若肾阳虚衰,或肾阴亏损,或阴阳两虚,肾气虚惫,精血不充,可致天癸、冲任功能失调,而发生经、带、胎、产诸疾。因此,滋肾补肾是治疗妇产科疾病的常用治疗方法,具体可分补益肾气、温补肾阳、滋养肾阳和阴阳双补。

① 补益肾气:若肾气不足,封藏失司,可致月经失调、崩漏、闭经、胎动不安、滑胎、子宫脱垂等,治宜补肾固肾。常用药物有菟丝子、覆盆子、益智仁、杜仲、巴戟天、桑寄生等,代表方如寿胎丸、大补元煎。

② 温补肾阳:若肾阳不足,命门火衰,可致月经后期、月经过少、痛经、闭经、绝经前后诸证、带下病等,治宜温补肾阳,补益命火,正所谓"益火之源,以消阴翳"。常用药物有淫羊藿、补骨脂、巴戟天、鹿角霜、鹿角胶等,代表方如金匮肾气丸、右归丸等。

③ 滋养肾阴:若肾阴不足或肾精亏损者,治宜滋养肾阴,填精益髓,常用药物有熟地黄、山茱萸、枸杞子、阿胶、女贞子等,代表方剂如六味地黄

丸、左归丸、养精种玉汤等。若阴不敛阳，阳失潜藏，阴虚阳亢，可致子晕、子痫等，则宜大补真阴，所谓"壮水之主，以制阳光"，并于滋阴药中加潜阳之品，如生牡蛎、珍珠母、龟甲、鳖甲等。若肾水不能上济，心肾不交，心火偏亢者，治宜滋阴降火、交通心肾，常用药有知母、麦冬、五味子、黄连等，代表方如黄连阿胶汤等。若肾水不能涵养肝木，使肝肾不足，冲任损伤者，治宜滋肾养肝，可于滋肾药中加养肝之品如当归、白芍、枸杞子、女贞子等，代表方有调肝汤、一贯煎等。

④ 阴阳双补：肾阴阳俱虚可致崩漏、闭经、绝经前后诸证、滑胎、不孕症等，治宜双补肾中阴阳。上述药物可参合使用，其代表方如归肾丸、二仙汤等。在运用滋肾补肾法中，应始终注意调节肾中阴阳的平衡。

肝肾同司下焦，肝主藏血，肾主藏精，精血互生，肝肾同源。肝主疏泄，肾司闭藏，两脏协调，以维持月经的按期藏泻。故肝肾为冲任之本，临床常通过调补肝肾以体现调补冲任。

(2) 疏肝养肝　肝主疏泄、藏血，体阴而用阳，喜条达而恶抑郁。女性生理具有有余于气，不足于血的特点。若情志不舒，或愤怒伤肝，致肝失条达，疏泄失司，冲任失调，可致经、带、胎、产诸病。因此，疏肝养肝也是妇科疾病的重要治法之一。

① 疏肝解郁：若肝郁气滞，疏泄失常，使冲任气血失调者宜疏肝解郁，常用药物有柴胡、香附、郁金、川楝子、青皮等，代表方如逍遥散。若肝郁气盛，克伐脾土者，治宜疏肝实脾，常于疏肝同时配伍健脾之药如党参、白术、山药、茯苓等，代表方剂如逍遥丸、痛泻要方等。

② 清肝泻火：若肝郁化火，热扰冲任者，治宜疏肝清热，常用药物如川楝子、青蒿、牡丹皮、栀子、黄芩等，代表方剂如丹栀逍遥散。若肝经湿热下注冲任者，治宜清热利湿，常用药如龙胆、野菊花、栀子、黄芩、夏枯草、黄柏等，代表方剂如龙胆泻肝汤、清肝止淋汤。

③ 养血柔肝：若肝阴不足，肝血衰少者，治宜养血柔肝，常用药物有熟地黄、白芍、当归、枸杞子、墨旱莲等，代表方剂如杞菊地黄丸、二至丸。若肝血不足，肝阳上亢，甚至肝风内动者，治宜平肝潜阳，或镇肝息风，常需养阴补血的同时酌加平肝之品如白芍、龙骨、牡蛎、刺蒺藜等，或配伍镇肝息风之品如羚羊角、钩藤、僵蚕、地龙、天麻、龟甲等，代表方剂如天麻钩藤饮、镇肝熄风汤。

（3）健脾和胃　妇人以血为本。脾胃为气血生化之源，而冲脉隶属阳明。妇女脾胃健运，血海充盈，则经如期而至，胎孕正常，乳汁充沛。若脾胃失调，影响冲任，则可发生妇科病证。因此，健脾和胃，资其化源亦为妇产科疾病的重要治法。

① 健脾益气：脾胃虚弱，化源不足，血海不盈者，治宜健脾益气，常用药物如黄芪、党参、人参、白术、怀山药等，代表方剂如四君子汤、八珍汤等。若脾虚中气下陷，甚或统摄无权者，治宜补中益气、升阳举陷，常用药物如党参、黄芪、白术等，代表方剂如补中益气汤、固本止崩汤。若中阳不振，脾失健运，水湿泛溢者，宜温补脾胃、升阳除湿，常用药物如茯苓、薏苡仁、苍术、扁豆等，代表方剂如理中丸、完带汤。

② 健脾和胃：脾胃素弱，胃失和降，或肝旺伐胃，冲气上逆，可致妊娠恶阻，治宜健脾和胃、降逆止呕，代表方剂如香砂六君子汤、苏叶黄连汤。若因热而上逆者，宜清热降逆，常用药物如玉竹、沙参、麦冬、石斛、竹茹等，代表方剂如加味温胆汤。若因寒而上逆者，宜温中降逆，常用药物如砂仁、吴茱萸、半夏等，代表方剂如小半夏加茯苓汤、干姜人参半夏汤。

2. 调理气血

妇人以血为本，血赖气行，气血调和，则五脏安和，经脉通畅，冲任充盛。若气血失调，影响冲任，便可产生经、带、胎、产诸疾。因此，调理气血在治疗妇产科疾病中十分重要。

（1）理气　气病者有气虚、气陷、气郁、气逆之不同。气郁、气逆治宜理气行滞或顺气降逆，常用药如香附、柴胡、青皮、陈皮、郁金、佛手等，代表方剂如加味乌药汤、柴胡疏肝散；气虚、气陷者，治宜健脾益气或补脾升陷，常用药物如人参、党参、柴胡、升麻、黄芪、白术等，代表方剂如补中益气汤、举元煎。

（2）调血　血病者有血虚、血瘀、血寒、血热之别。血实寒或虚寒者，治宜温经活血，常用药如艾叶、小茴香、吴茱萸、炮姜、肉桂等，代表方剂如温经汤、艾附暖宫丸。血实热或虚热，治宜清热凉血或养阴清热，其中泄实热常用药物如黄芩、黄柏、黄连、栀子、龙胆，代表方剂如清经散；清虚热常用药物如地骨皮、白薇、银柴胡，代表方剂如两地汤、知柏地黄丸。血瘀者，治宜活血化瘀，常用药物有红花、牛膝、没药、益母草、乳香、丹参、泽兰等，代表方剂如生化汤、血府逐瘀汤。血虚者，治宜补血养血，常用药物如当归、熟地黄、何首乌、鸡血藤等，代表方剂如四物汤、胶艾汤。气血两虚者，治宜气血双补，代表方剂如八珍汤、人参养荣汤、通乳丹。若气滞血瘀者，治宜行气活血或破瘀散结，代表方剂如血府逐瘀汤、少腹逐瘀汤等。

3. 解毒杀虫

湿热蕴结，浸淫阴中，日久不愈，可以成毒。热淫于内，与血相结，瘀热壅积，亦可成毒。毒邪为害，可致崩中漏下，带下五色，臭秽难闻，甚或腐蚀机体，脓血俱下，疼痛难忍。湿毒蕴结可致阴中生虫，治宜清热解毒，去湿杀虫。邪毒虫积为害，既关系整体，也可影响局部。故治疗之法，常需内治法与外治法相结合。解毒的常用药如连翘、紫花地丁、野菊花、败酱草、白花蛇舌草、土茯苓、蒲公英、金银花等，杀虫的常用药如蛇床子、百部、雄黄、硫黄、苦参等，代表方剂有五味消毒饮。一般来说，解毒药多用于内服，杀虫药多用于外治，并须配伍清热解毒之品，效果较显。

（二）外治法

1. 熏洗法

将药物煮沸20～30min，煎汤至1000～2000ml，趁热先熏后洗患部，待药水温度适中后改为坐浴，达到患部清热、消肿、止痛、止痒、改善局部血液循环等目的。常选用清热解毒、除湿杀虫等药物，如蒲公英、土茯苓、野菊花、苦参、百部、艾叶等。每日1剂，煎2次，分早晚熏洗，每次约20min。常用于外阴肿痛、外阴湿疹、原发性痛经、盆腔炎性疾病、盆腔炎性疾病后遗症等疾病的治疗。

注意熏洗法的禁忌证：急性传染病、严重心肺疾病、严重化脓感染及危重外科疾病等；妊娠和月经期；饭前饭后半小时内及饱食、饥饿、过度疲劳时；急性出血性疾病（子宫异常出血）；药物过敏者。

2. 冲洗法

通过药液直接冲洗外阴、阴道起到迅速清除菌虫的作用。常用的药物有1∶5000的高锰酸钾液、1%乳酸溶液、3%碳酸氢钠溶液、中成药溶液或中药煎液。常用中药有荆芥、防风、薄荷、白芷等，具体依据情况而治。禁忌证同熏洗法。

3. 阴道纳药法

将药物置于阴道穹窿内或子宫颈表面可达到止痒、清热、除湿、杀虫、消毒、化腐生肌等目的。常用于各种阴道炎、子宫颈炎等。注意纳药前先行阴道冲洗。若为涂剂、粉剂、膏剂及子宫颈局部上药均应由医务人员按操作规程进行，其他剂型可指导患者自行使用。常用的剂型有片剂、粉剂、栓剂、膏剂等。禁忌证同熏洗法。

4. 宫腔注入法

将药液经导管注入宫腔及输卵管腔内的方法。可根据病情选用抗生素类、透明质酸酶、地塞米松或中药注射剂等以达到消炎、促使组织粘连松解和改善局部血液循环等目的。如临床常用中成药丹参注射液，具有活血调经、祛瘀生新的功效。一般在月经干净3~7天内进行，间隔2~3天1次，2~3次为1疗程。适用于子宫内膜炎、输卵管炎、输卵管阻塞等。禁忌证同熏洗法。

5. 药物离子导入法

药物离子导入法是通过直流电，药物离子经皮肤、汗腺等部位渗入人体细胞间隙，提高组织血液供给及营养，改善组织再生，起到消炎、消肿的作用，增强治疗效果。常用于治疗慢性盆腔炎、输卵管阻塞、妇科术后盆腔粘连、子宫内膜异位症、陈旧性宫外孕、外阴炎等。禁忌证同宫腔注入法。

6. 贴敷法

穴位贴敷技术，是以中医经络学说为理论依据，将药物制成膏剂、散剂、糊剂等，贴敷到人体穴位、患处，通过穴位的刺激、调节和药物的吸收，发挥调和脏腑、阴阳、活血化瘀、消肿止痛、消炎排脓等作用，达到治疗疾病目的的一种外治法。常用于外阴肿痛、回乳、原发性痛经、盆腔炎性疾病、盆腔炎性疾病后遗症等疾病的治疗。

注意禁忌证包括：贴敷局部皮肤有创伤、溃疡、感染或有较严重的皮肤病者；颜面五官部位慎用贴敷，不宜用刺激性太强的药物进行发疱，避免发疱遗留瘢痕，影响容貌或功能；孕妇腹部、腰骶部以及某些可促进子宫收缩的穴位，如合谷、三阴交等，应禁止贴敷，有些药物如麝香等孕妇禁用；糖尿病、血液病、发热、严重心肝肾功能障碍、结核病或其他传染病者慎用。

7. 热敷法

将药物加工并加热贴敷患部，借助药理和热力的作用，将药性由表达里，通过皮毛腠理，循经运行，内达脏腑，具有疏通经络、畅通气机、温中散寒、祛风除湿、镇痛消肿等作用的一种疗法。常用于寒凝气滞的妇科痛证，如原发性痛经、月经后期、月经量少、盆腔炎性疾病后遗症等疾病的治疗。使局部气血流畅，以达到活血化瘀、消肿止痛或温经通络的目的。禁忌证同贴敷法。

8. 中药灌肠疗法

中药灌肠疗法是以中药药液或掺入散剂灌肠，以治疗疾病的一种方法。将药物通过肛管注入直肠内，药物经过直肠黏膜吸收可达到治疗目的。药温37℃左右，每日1次，在排空大便后进行，灌肠后药液需保留30min以上再如厕。或者睡前保留灌肠，有利于药物吸收。常用于盆腔炎性疾病、盆腔淤血综合征、陈旧性异位妊娠等。

主要禁忌证包括：痔、腹泻患者；急腹症和胃肠道出血者；盆腹腔手术后一月内，妊娠期及月经期妇女；肛周炎患者。

第五章
月经病与生殖内分泌异常

第一节 ◈◈◈ 月经失调

一、病因病机

(一) 中医病因病机

月经失调作为妇科常见病症,其发病机制复杂多变。中医学以其独特的理论体系,对此有着深刻的阐述和独到的治疗方法。

1. 情志内伤

中医经典《黄帝内经》指出"肝主疏泄,喜调达而恶抑郁",强调了情绪因素在妇科疾病中的影响。

2. 饮食不节

不当的饮食习惯导致脾失健运,气血生化无源,引起月经量少或闭经。

3. 劳逸失宜

"肾藏精,主蛰,为之本",过度劳累耗损肾精,导致肾精亏虚,出现月经不调。

4. 外感六淫

寒邪客于血室,血遇寒则凝。寒凝血瘀可引起痛经或闭经。

5. 生活不规律

《金匮要略》中提出生活习惯不规律可导致脏腑功能紊乱,如睡眠不足或过度疲劳均可影响月经周期。

其主要病机为脏腑、冲任、气血失调，胞宫藏泻失常。

（二）西医病因病机

月经失调并非一个孤立的现象，而是内分泌系统、生殖系统以及其他相关体系相互作用的结果。西医治疗的关键在于识别具体的病因及其背后的机制，并针对性地进行调节和干预。

二、临床表现

1. 月经周期改变

月经周期长度的变化如超过 7 天，可以是周期缩短（频经）或延长（稀经）。

2. 月经颜色改变

正常的月经颜色应为鲜红色，质地适中。若经色深红或紫暗，质地稠厚，常表示有血瘀阻滞；若经色淡红，质地清稀，则可能是气血不足的表现。

3. 出血量异常

包括月经过少或过多。

4. 月经间期出血

在两次正常月经之间出现的出血。

5. 疼痛

月经伴随的疼痛可以是生理性的，月经失调常伴有腹痛、乳房胀痛、情绪波动等。《黄帝内经》中提到，肝气郁结可导致小腹胀痛，心脾不和则可见心悸、失眠等症。

三、实验室及其他检查

1. 血液检查

包括血常规、凝血功能、甲状腺功能测试等，以排查贫血、凝血障碍或甲状腺功能异常等可能导致月经失调的因素。此外，血液中的性激素结合球蛋白（SHBG）、雄激素水平也可以作为评估内分泌状态的指标。

2. 激素水平检测

卵泡激素（FSH）、黄体生成素（LH）、雌激素（E_2）、孕酮等激素水平的测定对于评估患者的内分泌状态至关重要。特别是在月经周期的不同阶段进行激素水平的动态监测，有助于识别排卵障碍等问题。

3. 彩超检查

盆腔彩超是评估女性生殖器官结构异常的重要手段，可用于发现卵巢囊肿、子宫肌瘤、子宫腺肌病等器质性病变。此外，通过经阴道超声监测卵泡发育情况，可以为诊断排卵障碍提供依据。

4. 宫腔镜检查

对于月经过多或月经周期紊乱的患者，宫腔镜检查可以直接观察子宫内膜的情况，必要时进行活检以确诊。宫腔镜检查同样适用于排查子宫内膜息肉、子宫纵隔等结构性问题。

5. 染色体分析

特别是对于有原发性闭经或生育史异常的女性，进行染色体分析可以排除性别染色体异常，如先天性卵巢发育不全（Turner 综合征）等。

6. 内分泌动态测试

通过刺激或抑制激素分泌的试验，如促性腺激素释放激素（GnRH）刺激测试、克罗米芬刺激测试等，可以进一步评估垂体和卵巢的功能状态。

7. 妊娠试验

有性生活史者应行妊娠试验，以排除妊娠及相关疾病。

8. 脉象与舌质

通过观察患者的脉象与舌质，可以辅助判断气血阴阳的盛衰。如脉沉细或舌淡苔薄白，可能为气血虚弱；脉弦或舌红苔黄，则可能是肝郁化火。

四、诊断与鉴别诊断

（一）中医诊断与鉴别诊断

1. 辨病要点

（1）月经周期异常：包括频经、迟经、经期延长等。如月经提前 7 天以上，连续 3 个月以上者，称为频经；月经推迟 7 天以上，连续 3 个月以上者，称为迟经。

（2）月经量异常：包括经量过多、月经过少等。如经量超过80ml，连续3个月以上者，称为经量过多；经量不足20ml，连续3个月以上者，称为月经过少。

（3）经期及经质改变：包括经期延长、经期缩短、经色深浅、经质稀稠等。如经期超过7天，连续3个月以上者，称为经期延长；经期少于3天，连续3个月以上者，称为经期缩短。

2. 辨证要点

应根据出血的量、色、质变化，参合兼证及舌脉，辨其虚、热、瘀之不同。一般而言，血色鲜红或紫红或深红、质黏稠，多属热；色淡质稀，多属稀；经行不畅，时来时止，或时闭时崩，或久漏不止，色紫黑、有块，多属瘀。

（1）血虚：经期错后、经量少、面色苍白、唇舌淡白、脉细弱等。

（2）脾虚：经色淡红清稀、经期延长、面色㿠白、气短懒言等。

（3）肾气虚：面色晦暗、腰骶酸痛、经色暗淡稀薄等。

（4）血瘀：经血紫暗有块、痛经、脉弦涩等。

（5）肝郁化火：月经不调、乳房胀痛、情绪烦躁、脉弦等。

（6）湿热：经期延长量多、腰骶胀痛、小腹坠胀拒按、舌苔黄而腻等。

3. 鉴别诊断

（1）闭经：月经完全停止超过6个月，需与月经周期延长鉴别。

（2）妊娠：有怀孕可能，但需通过妊娠试验或B超检查鉴别。

（3）异常妊娠或妊娠并发症，包括流产、异位妊娠、子宫复旧不良等。

（4）全身性疾病，如血液病、肝肾衰竭、甲状腺功能亢进或减退症。

（二）西医诊断与鉴别诊断

1. 病史采集

重点关注月经周期、经血量、痛经情况、避孕措施、激素使用史、生活习惯、饮食结构、体重变化、情绪压力等因素。

2. 体格检查

进行全面的体格检查，特别是妇科检查，评估生殖器官是否存在器质性病变。

3. 实验室检查

包括但不限于血液常规、激素水平检测、甲状腺功能测试等。这些检查有助于发现贫血、凝血功能障碍、甲状腺疾病、多囊卵巢综合征等可能导致月经失调的问题。

4. 辅助检查

如盆腔超声、宫腔镜检查等，对于发现子宫肌瘤、子宫腺肌病、子宫内膜异位症等器质性疾病具有重要意义。

5. 鉴别诊断

需鉴别的疾病包括妊娠、宫外孕、流产、子宫内膜炎、盆腔炎性疾病、卵巢功能障碍等。通过综合分析病史资料、检查结果以及临床表现，排除其他病因，确立诊断。

五、治疗

（一）中医治疗

在中医学中，治疗月经失调的方法多种多样，根据不同的辨证类型采用个性化的治疗方案。

1. 药物治疗

（1）血虚型：以补血养血为主，常用药物有人参、当归、熟地黄、枸杞子等。方剂可选用人参养荣汤或滋血汤。月经过少者选滋血汤加黄精、桑椹、龙眼肉养血益精。

（2）脾虚型：以健脾益气、温经摄血为主，常用药物有黄芪、党参、白术等。方剂可选用补中益气汤或归脾汤。月经先期或经间期出血者选补中益气汤。经期延长者加炒艾叶、阿胶养血温经止血。月经量过多者选安神汤加党参、灸升麻补气升提举陷。

（3）肾气虚型：补肾益气、养血调经为主。常用药物有熟地黄、山茱萸、山药、人参等。方剂可选固阴煎或大补元煎。月经先后无定期首选固阴煎。月经过多或经期延长者选大补元煎去当归，加仙鹤草、血余炭、海螵蛸（乌贼骨）凉血止血。

（4）血瘀型：以活血化瘀、调经止痛为主，常用药物有桃仁、红花、川芎、益母草等。方剂可选用桃红四物汤或逐瘀止血汤。经行量多有块者选桃红四物汤酌加三七、茜草、蒲黄增强祛瘀止血之效。经期延长或经间期出血者选逐瘀止血汤加炒蒲黄、海螵蛸（乌贼骨）化瘀固冲止血。

（5）肝郁化火型：以疏肝解郁、清热凉血为主，常用药物有柴胡、牡丹皮、白芍、生地黄等。方剂可选用丹栀逍遥散或柴胡疏肝散。经量过多者酌加炒地榆、夏枯草、茜草凉血止血。经行不畅夹血块者酌加泽兰、益母草、炒蒲黄活血化瘀。

（6）湿热型：以清热除湿、凉血调经为主。常用药物有牡丹皮、黄柏、当归、生地黄等。方剂可选用清肝止淋汤或银翘红酱四妙丸。经间期出血者选清肝止淋汤酌加败酱草、椿根皮、茵陈清热除湿止血。经期延长者选银翘红酱四妙丸加炒贯众、马齿苋清热凉血止血。

2. 针灸治疗

根据辨证选择相应穴位，如关元、三阴交、太冲等，采用针刺或灸法，以调和气血，促进经络通畅。

3. 按摩推拿

针对下腹部、腰骶部进行按摩推拿，可以帮助改善盆腔血液循环，缓解痛经和调整月经周期。

4. 中成药

（1）宫血宁胶囊、妇科断红饮胶囊。口服，适用于实热证。

（2）云南白药、云南红药、致康胶囊。口服，适用于血瘀证。

（3）人参归脾丸、补中益气丸（颗粒）。口服，适用于脾气虚证。

（4）定坤丹，乌鸡白凤丸。口服，适用于血虚证。

（5）妇科止血灵片、五子衍宗丸。口服，适用于肾气虚证。

（6）加味逍遥丸、丹栀逍遥丸。口服，适用于肝郁化火证。

（二）西医治疗

1. 药物治疗

（1）激素替代疗法：使用口服避孕药或贴片，含有雌激素和孕激素，调整月经周期，减少月经量。

（2）促排卵药物：如克罗米芬或促性腺激素，用于治疗无排卵性月经失调。

（3）子宫内膜剥脱剂：如孕酮或米非司酮，用于调整月经周期或治疗子宫内膜过厚。

（4）抗凝血药物：对于月经过多的患者，可使用氨甲环酸等药物减少出血。

2. 手术治疗

（1）子宫肌瘤切除：对于影响月经的肌瘤，可通过腹腔镜或开腹手术进行切除。

（2）子宫消融术：适用于药物治疗无效的月经过多患者，通过消融子宫内膜减少出血。

（3）子宫动脉栓塞：用于治疗严重的月经过多或其他方法无效的情况。

（4）辅助生殖技术：对于因排卵障碍导致的月经失调且有生育要求的患者，可考虑使用辅助生殖技术，如体外受精（IVF）。

六、护理

1. 情志护理

调整心态，减少情绪波动对月经的影响，建立积极的生活态度。有意学习放松技巧，如深呼吸、冥想、瑜伽等，以缓解压力和焦虑。

2. 饮食调理

血虚者可推荐食用红枣、桂圆、黑芝麻等补气血的食物；气滞血瘀者推荐食用具有活血化瘀作用的食物，如红糖、生姜等。避免寒凉食物，如冰激凌、生冷水果等，以防寒邪侵袭，影响气血运行。

3. 生活作息

教育患者早睡早起，避免熬夜，确保充足的睡眠时间。进行适量的体育锻炼，如散步、慢跑等，以促进气血流通，调整内分泌。包括正确使用卫生巾、避免使用刺激性洗液等。

4. 用药指导

详细了解中药的煎煮方法、服药时间、注意事项等，确保药物效果的最大化。监测患者对中药的反应和药物不良反应,必要时及时与医师沟通调整处方。严格遵循医嘱,监督患者按时按量服药,记录药物使用情况,观察药物效果和不良反应。对于激素类药物,指导患者不可随意更改剂量或突然停药,以免引起激素水平波动。

5. 外用治疗护理

对于采用外敷膏药或贴敷疗法的患者,护士需指导正确的使用方法,观察皮肤反应,防止过敏等不良反应。对于月经量多或痛经的患者,指导其使用热敷包或温水袋缓解疼痛,必要时给予止痛药物。

第二节 ◇◇◇ 排卵障碍性异常子宫出血

一、病因病机

(一) 中医病因病机

在中医学理论中,排卵障碍性异常子宫出血主要与肾、肝、脾等脏腑功能失调有关。肾脏为先天之本,藏精生髓,主生殖,其功能的盛衰直接影响女性的月经周期和排卵;肝脏则负责疏泄,保证气血流畅,若肝气郁结可导致血行不畅,进而引起月经不调;脾为后天之本,主运化,若脾气虚弱,不能运化水谷精微以生血,亦可导致月经失常。此外,情志内伤、饮食不节、劳倦过度等因素均可损伤脏腑经络,导致气血失和,冲任失调,从而产生排卵障碍性异常子宫出血。

(二) 西医病因病机

正常的月经周期依赖于下丘脑-垂体-卵巢轴的精细调控。任何影响这一轴线功能的因素都可能导致排卵障碍。例如,多囊卵巢综合征(PCOS)、高催乳素血症、甲状腺功能异常、垂体瘤等内分泌疾病均可干扰正常的激素水平,导致无排卵或排卵不规律,进而引起异常子宫出血。此外,生活方式因素如压力、体重过轻或过重、剧烈运动等也可对内分泌系统产生影响,造成排卵障碍。遗传因素、早期卵巢衰竭等也是重要的病因之一。

二、临床表现

排卵障碍性异常子宫出血的临床表现多样，具体表现可因个体差异及病因不同而异。

（一）中医临床表现

根据中医理论，症状表现常与肾精不足、肝郁气滞、脾虚不运等有关。常见症状包括月经周期紊乱、经量过多或过少、经期延长、经色深浅不一、质稀或夹有血块。此外，患者还可能伴有腰膝酸软、头晕耳鸣、精神疲惫、情绪抑郁或烦躁易怒、乳房胀痛、腹胀便溏等非特异性症状。若脾虚明显，则可有面色萎黄、乏力纳差、舌淡、脉弱等表现；若肝郁显著，则可能出现胸闷叹息、胁肋胀痛、舌红、脉弦等征象。

（二）西医临床表现

排卵障碍性异常子宫出血的表现可能包括不规则的月经周期、无月经（闭经）、间歇性少量出血或长时间的阴道流血。在一些情况下，患者可能出现周期性腹痛，类似于排卵痛，但实际上并没有真正的排卵发生。

除了生殖系统的表现外，患者还可能有与内分泌紊乱相关的其他系统性症状，如多毛、痤疮、体重增加、乳房分泌物等。

三、实验室及其他检查

（一）实验室检查

1. 激素水平检测

这是诊断排卵障碍的关键。主要涉及的激素包括促卵泡激素（FSH）、黄体生成素（LH）、催乳素（PRL）、雌激素（E_2）、孕酮（P4）和睾酮（T）。检测时间点通常选择在月经周期的特定阶段进行，以准确反映激素状态。

2. 甲状腺功能测试

甲状腺功能紊乱可影响女性生殖系统，因此建议进行促甲状腺激素（TSH）和游离甲状腺素（FT4）水平的测定。

3. 血糖和胰岛素水平

特别是对于多囊卵巢综合征（PCOS）患者，检测胰岛素抵抗情况可以提供治疗指导。

4. 血脂分析

血脂异常也可能与生殖功能障碍相关。

5. 血红蛋白和铁剂水平

长期或大量的异常子宫出血可能导致贫血，需检测血红蛋白水平，必要时补充铁剂。

（二）影像学检查

1. 盆腔超声检查（超声）

通过经阴道超声或腹部超声检查卵巢、子宫及其附件的形态和结构，观察卵泡发育情况，排查子宫肌瘤、卵巢囊肿等器质性疾病。

2. 子宫内膜活检

对于出血不止或出血量大的患者，进行子宫内膜活检可以帮助诊断子宫内膜异位症、内膜增生症或子宫内膜癌。

（三）其他特殊检查

1. 宫腔镜检查

对疑似有宫内病变的患者，可以在宫腔镜直视下进行检查并取得组织样本以做进一步病理分析。

2. 染色体分析

对于具有遗传倾向的个体或早期卵巢衰竭患者，可以进行染色体分析以排除遗传因素。

四、诊断与鉴别诊断

（一）辨证要点

肾虚证：月经周期紊乱，经量或多或少，色淡，质稀，或有头晕耳鸣、腰膝酸软、舌淡脉弱等表现。

肝郁证：月经周期紊乱，经量或多或少，色深红，质稠，或有胸闷叹息、胁肋胀痛、舌红脉弦等表现。

脾虚证：月经周期紊乱，经量或多或少，色淡，质稀，或有面色萎黄、乏力纳差、舌淡脉弱等表现。

（二）鉴别诊断

（1）子宫内膜异位症：主要表现为痛经、性交痛、不孕等，超声检查可发现子宫内膜异位灶。

（2）子宫肌瘤：超声检查可发现子宫肌瘤的存在，且可能伴有月经过多、腹痛等症状。

（3）子宫内膜增生症：主要表现为月经过多或不规则出血，超声检查和子宫内膜活检可明确诊断。

（4）子宫内膜癌：主要表现为异常阴道出血，超声检查和子宫内膜活检可明确诊断。

（5）多囊卵巢综合征：主要表现为月经不规则、闭经、多毛、肥胖等，超声检查和激素水平检测有助于诊断。

五、治疗

（一）西医治疗

1. 激素治疗

对于排卵障碍引起的异常子宫出血，常用的治疗方法是口服避孕药。这些药物可以调整激素水平，使月经周期规律，减少异常出血。

2. 子宫内膜修复

对于长时间或大量出血导致的子宫内膜损伤，可能需要使用孕激素进行治疗，以促进内膜修复。

3. 手术治疗

对于激素治疗无效或有严重并发症的患者，可能需要进行刮宫术或子宫动脉栓塞术。

（二）中医治疗

1. 肾虚证

主要治疗方法是滋补肾气，调和冲任。常用的中药有熟地黄、山茱萸、山药、枸杞子、牡蛎等。

2. 肝郁证

主要治疗方法是疏肝解郁，调和气血。常用的中药有柴胡、郁金、白芍、川芎、香附等。

3. 脾虚证

主要治疗方法是健脾益气，养血调经。常用的中药有党参、白术、黄芪、当归、炙甘草等。

此外，针灸、推拿、拔罐等中医疗法也可以辅助治疗，以调整体质，恢复脏腑功能。需要注意的是，中医治疗需要根据个体差异进行辨证施治，因此建议在专业中医师的指导下进行。

六、护理

（一）西医护理

（1）心理护理：异常子宫出血可能导致患者产生焦虑、恐惧等情绪，护士应耐心倾听患者的疑虑，提供必要的心理支持和安慰。

（2）教育护理：向患者和家属解释疾病的病因、病理、治疗方法和预后，帮助他们理解并配合治疗。

（3）生活护理：指导患者保持良好的生活习惯，如规律作息、均衡饮食、适量运动等，以增强体质，减少异常出血的发生。

（4）药物护理：按照医嘱准确给药，观察药物效果和可能的副作用，及时向医生反馈。

（二）中医护理

（1）饮食调护：肾虚证患者宜食滋阴补肾的食物，如黑芝麻、核桃、猪肾等；肝郁证患者宜食疏肝解郁的食物，如柑橘、香蕉、玫瑰花等；脾虚证患者宜食健脾益气的食物，如山药、黄豆、红枣等。

（2）情志调护：保持良好的心态，避免过度的情绪波动。可通过冥想、深呼吸、音乐疗法等方式帮助患者放松心情。

（3）中药护理：指导患者正确服用中药，注意药物的煎煮方法和时间，避免与其他药物相互影响。同时，观察患者服药后的反应，如有不适应立即向医生反馈。

第三节 多囊卵巢综合征

一、病因病机

(一) 中医病因病机

多囊卵巢综合征（polycystic Ovary Syndrome，PCOS）在中医学中没有对应的病名，但根据其临床表现和病理机制，可归纳于"闭经""不孕""癥瘕"等范畴。中医认为PCOS的发病与肾、肝、脾功能失调密切相关。

1. 肾虚

肾藏精，主生殖，为先天之本。肾气不足，无法化生天癸，导致冲任二脉虚损，胞宫失养，出现月经不调、闭经或崩漏。同时，肾阳不足，不能温煦胞宫，造成宫寒不孕。

2. 肝郁

情志内伤，特别是长期的压抑、焦虑、急躁易怒等情绪问题，可导致肝气郁结。肝气不舒则疏泄失常，气滞血瘀，进而影响冲任气血的正常运行，引起月经紊乱及排卵障碍。

3. 脾虚

脾为后天之本，主运化水谷精微，输布体液。脾气虚弱，则运化失职，水湿内停，化为痰湿。痰湿阻络，可致月经稀少、闭经，甚至肥胖。

(二) 西医病因病机

1. 遗传因素

研究发现PCOS具有一定的家族聚集性，存在遗传倾向。不同种族和地域的PCOS患者可能存在不同的遗传背景。

2. 胰岛素抵抗

多数PCOS患者伴有胰岛素抵抗，导致代偿性的高胰岛素血症。高胰岛素可促使卵巢产生过量的雄激素，抑制卵泡发育，形成多囊样改变。

3. 高雄激素水平

PCOS患者的雄激素水平升高，尤其是游离睾酮增高，可能与黄体生成素

（LH）分泌过多有关，LH 的过度分泌刺激卵巢间质细胞增生，并促进雄激素合成。

4. 炎症因子和脂肪因子

慢性低度炎症状态与 PCOS 的发病机制相关，肿瘤坏死因子-α（TNF-α）、白细胞介素-6（IL-6）等炎症因子可能在 PCOS 的病理过程中发挥作用。此外，脂肪组织分泌的脂肪因子如脂联素等亦参与其中。

5. 生活方式

不健康的饮食习惯、缺乏运动等生活方式因素也可能加剧 PCOS 的症状，促进疾病的进展。

二、临床表现

（一）月经紊乱

1. 月经不规律

月经周期长短不一，或经期提前或延后，甚至出现闭经。

2. 月经量异常

月经量增多或减少，或出现间歇性阵发性出血。

3. 月经痛

部分患者在月经期间伴有腹痛、腰酸等不适症状。

（二）排卵障碍

1. 无排卵

约 90% 的 PCOS 患者存在排卵障碍，表现为长期无排卵或不规律排卵。

2. 排卵期症状

少数患者在排卵期可出现乳房胀痛、腹部不适等症状，但不明显。

（三）高雄激素血症表现

1. 多毛症

面部、胸部、背部等部位出现多量粗硬毛发，尤以女性下巴、上唇等部位明显。

2. 痤疮

皮脂腺分泌旺盛，易引起面部、背部等部位的痤疮。

3. 脱发

部分患者可出现脱发现象。

（四）肥胖

超过 50% 的 PCOS 患者伴有不同程度的肥胖，主要表现为腹部肥胖、腰围增大。

（五）不孕

① 稀发排卵或无排卵（月经周期＞35 天或每年＜8 次月经）；② 高雄激素临床表现（多毛、痤疮）。

三、实验室及其他检查

（一）激素水平检测

1. 性激素水平

包括雌二醇（E_2）、孕酮（P）、睾酮（T）、LH、FSH 等。PCOS 患者通常表现为雌激素水平偏高，而孕酮水平偏低；LH/FSH 比值增高，T 水平可轻度升高或正常。

2. 胰岛素水平

PCOS 患者常伴有胰岛素抵抗，因此检测空腹胰岛素和空腹血糖是必要的。

（二）超声检查

通过阴道超声或腹部超声检查，可以观察卵巢的大小、形态、内部卵泡数量及大小等。PCOS 患者的卵巢通常增大，表面光滑，可见多个直径 2～9mm 的卵泡分布在卵巢边缘。

（三）内分泌功能检查

如促甲状腺激素（TSH）、催乳素（PRL）等，以排除其他内分泌疾病引起的月经紊乱。

（四）排除其他疾病

需进行相关检查以排除其他疾病，如甲状腺功能异常、高催乳素血症、肾上腺增生等。

四、诊断与鉴别诊断

（一）辨病要点

（1）月经紊乱：包括月经不规律、月经量异常、月经痛等。

（2）排卵障碍：无排卵或不规律排卵。

（3）超声检查：卵巢多囊样改变，即卵巢体积增大，表面光滑，可见多个直径2～9mm的卵泡分布在卵巢边缘。

（二）辨证要点

（1）肾虚证：主要表现为月经不调、闭经、腰膝酸软、畏寒肢冷等。舌质淡，苔薄白，脉沉细。

（2）肝郁证：主要表现为月经不调、乳房胀痛、情绪抑郁、烦躁易怒等。舌质淡红，苔薄黄，脉弦。

（3）痰湿证：主要表现为月经不调、肥胖、面部痤疮、胸闷纳呆等。舌质胖大，苔腻，脉滑。

（三）鉴别诊断

1. 甲状腺功能异常

甲状腺功能亢进或减退均可引起月经紊乱，需通过甲状腺功能检测进行鉴别。

2. 垂体疾病

如高催乳素血症，可导致闭经、乳汁分泌等症状，需通过相应激素检测进行鉴别。

3. 卵巢功能早衰

卵巢功能提前衰竭可导致月经紊乱、闭经等症状，需通过激素水平检测进行鉴别。

五、治疗

(一) 西医治疗

1. 调节月经

对于无排卵的患者,可采用口服避孕药或孕激素来调节月经周期,促使正常排卵。对于月经过多的患者,可使用口服孕激素或孕激素局部涂抹。

2. 促排卵治疗

对于有排卵障碍的患者,可使用促排卵药物如克罗米芬、促性腺激素等,以促进卵泡发育和排卵。

3. 胰岛素抵抗治疗

对于伴有胰岛素抵抗的患者,可使用胰岛素增敏剂如二甲双胍等,以改善胰岛素抵抗,降低血糖水平。

4. 辅助治疗

对于肥胖患者,需加强锻炼和控制饮食,以减轻体重;对于多毛症、痤疮等症状,可采用外用药物或药物治疗。

(二) 中医治疗

1. 肾虚证

治疗原则为温肾调经、养血填精。常用方剂为右归丸加减,主要药物有熟地黄、山药、山茱萸、枸杞子、菟丝子等。

2. 肝郁证

治疗原则为疏肝理气、调经活血。常用方剂为逍遥散加减,主要药物有柴胡、白芍、当归、白术、薄荷等。

3. 痰湿证

治疗原则为健脾祛湿、化痰调经。常用方剂为二陈汤加减,主要药物有半夏、茯苓、陈皮、厚朴等。

六、护理

(一) 西医护理

(1) 心理护理:寻求良好的心理支持,缓解焦虑、抑郁等情绪,鼓励患者积极面对疾病。

（2）饮食护理：均衡饮食，摄入富含蛋白质、纤维素的食物，避免高糖、高脂肪食物，以控制体重。

（3）运动护理：进行适量的运动，如散步、瑜伽等，以增强体质，改善胰岛素抵抗。

（4）药物护理：正确使用药物，按时按量服药，注意观察药物的疗效和副作用。

（5）监测护理：定期监测月经周期、体重、血糖、血脂等指标，以评估治疗效果。

（二）中医护理

（1）情志护理：保持良好的情绪状态，避免情绪波动对病情的影响。可采用冥想、深呼吸等放松技巧帮助调节情绪。

（2）饮食护理：根据体质和症状，给予合理的饮食建议。如肾虚证患者宜食温补食物，肝郁证患者宜食疏肝理气食物，痰湿证患者宜食健脾祛湿食物。

（3）穴位按摩：根据需要，可进行相应的穴位按摩，如太冲穴、三阴交穴等，以帮助调理气血，缓解症状。

（4）中药浴足：对于月经不调、痛经等症状，可采用中药浴足的方法，如艾叶、桂枝等，以温经散寒、活血化瘀。

（5）拔罐、艾灸等治疗：在医生指导下，可进行拔罐、艾灸等治疗，以促进气血循环，缓解症状。

第四节 ◈◈◈ 痛经

一、病因病机

（一）中医病因病机

在中医学中，痛经被认为是由于气血运行不畅所致。具体包括以下几种机制。

1. 情志内伤

长期的情绪抑郁或急躁易怒，导致肝气郁结，影响气机的正常运行，进而引起血行不畅，形成气滞血瘀，阻滞胞宫而痛。

2. 寒湿凝滞

由于经期受寒或体质偏寒，使得寒邪客于胞宫，血得寒则凝，导致血脉不通畅，产生疼痛。

3. 饮食不节

过度食用寒凉、生冷之物，损伤脾胃，导致脾虚生湿，湿阻气机，与寒相结，使经脉受阻，引起痛经。

4. 劳倦过度

体力或脑力劳动过度，导致气血暗耗，肝肾精血亏损，不能充养胞宫，致痛。

（二）西医病因病机

西医学认为痛经的发病机制与多种因素有关。

1. 前列腺素的作用

子宫内膜产生的前列腺素 $F_{2\alpha}$ 和 E_2 可引起子宫平滑肌收缩，增加子宫内压力，降低子宫血流，从而引发疼痛。

2. 激素水平失衡

卵巢激素分泌失调，特别是黄体期雌激素和孕激素比例不当，可能导致子宫对前列腺素的敏感性增加。

3. 心理因素

压力和情绪问题可通过内分泌系统和神经系统途径影响子宫的功能状态。

4. 器质性病变

如子宫肌瘤、子宫内膜异位症、宫颈狭窄等病变直接或间接刺激子宫，产生疼痛。

二、临床表现

痛经通常表现为在月经期间或经前出现的下腹部阵发性疼痛，这种疼痛可伴随月经周期而规律出现。

（一）中医临床表现

1. 气滞血瘀型

经前或经期下腹胀痛或刺痛，疼痛可放射至腰骶部或大腿内侧，常伴有情绪烦躁、乳房胀痛，舌质紫暗或有瘀点，脉弦或涩。

2. 寒湿凝滞型

经期腹痛剧烈，喜温喜按，遇暖则舒，疼痛多为绞痛或隐痛，常伴有手足不温、面色苍白、分泌物量多清稀，舌苔白腻，脉沉紧或沉迟。

3. 脾肾阳虚型

经期或经后腹痛绵绵，喜温喜按，疼痛不甚剧烈，常伴有腰膝酸软、畏寒肢冷、乏力、月经量少色淡，舌质胖嫩，脉沉细无力。

4. 肝肾亏虚型

经后腹痛隐隐，常伴有腰酸耳鸣、头晕目眩、失眠多梦，舌红少苔，脉细数。

（二）西医临床表现

1. 原发性痛经

通常在初潮后 1~2 年开始出现，无器质性病变。疼痛多在月经来潮前 1~2 天开始，持续 24~72h，疼痛呈阵发性，可因劳累、情绪波动而加重。

2. 继发性痛经

与特定的病理性疾病相关，如子宫内膜异位症引起的痛经可能伴随性交痛、排便痛，疼痛可能在周期的任何时期发生，不局限于月经期。

三、实验室及其他检查

1. 血液检查

全血细胞计数（CBC）可帮助发现贫血或感染。血液中的激素水平检测，如前列腺素、雌激素和孕激素等，有助于了解患者的内分泌状态。

2. 尿液检查

有时可用来排除泌尿系统的问题，如尿路感染。

3. 妇科检查

包括盆腔检查，以检查子宫、卵巢和阴道的异常情况，如肌瘤、卵巢囊肿或盆腔炎症性疾病等。

4. 超声检查

通过经阴道超声检查或腹部超声检查可以评估子宫、卵巢和其他盆腔结构，排查子宫肌瘤、子宫内膜异位症等可能导致痛经的器质性病变。

5. 宫腔镜检查

对于疑似有宫内病变的患者，可以通过宫腔镜直视下进行检查并取得组织样本，有助于诊断子宫内膜异位症、子宫内膜息肉等。

6. 磁共振成像（MRI）

对于超声检查无法明确诊断的情况，MRI能提供更详细的子宫和卵巢图像，有助于检测深部子宫内膜异位症灶等。

7. 腹腔镜检查

这是诊断子宫内膜异位症的金标准，可以直接观察整个盆腔内的器官，寻找异位内膜组织并进行生物镜检。

四、诊断与鉴别诊断

（一）辨病要点

1. 中医诊断

根据病史、临床表现以及辅助检查，结合中医理论对病因病机进行分析，明确病因、病性、病位，从而确定痛经的证型。

2. 西医诊断

主要依据病史、临床表现以及相关辅助检查结果，排除其他盆腔疾病，明确痛经的类型。

（二）辨证要点

1. 中医辨证

根据体质、月经周期、疼痛性质、伴随症状等，结合舌象、脉象等信息，辨别气滞血瘀、寒湿凝滞、脾肾阳虚、肝肾亏虚等证型。

2. 西医辨证

主要根据年龄、疼痛特点、伴随症状以及相关检查结果，辨别原发性痛经和继发性痛经。

（三）鉴别诊断

1. 原发性痛经与继发性痛经的鉴别

原发性痛经通常在初潮后 1～2 年开始出现，无器质性病变；继发性痛经与特定的病理性疾病相关，如子宫内膜异位症、子宫肌瘤等。

2. 痛经与其他盆腔疾病的鉴别

痛经常伴有月经不规律、月经量或多或少等症状，需与子宫肌瘤、卵巢囊肿、盆腔炎等疾病进行鉴别。

3. 不同中医证型的鉴别

气滞血瘀型痛经疼痛呈刺痛或胀痛，舌质紫暗；寒湿凝滞型痛经疼痛呈绞痛或隐痛，喜温喜按；脾肾阳虚型痛经疼痛绵绵，喜温喜按；肝肾亏虚型痛经疼痛隐隐，常伴有腰酸耳鸣。

五、治疗

（一）西医治疗

1. 非药物治疗

（1）生活方式调整：鼓励保持规律的作息，保证充足的睡眠，进行适量的运动，以减轻压力和改善情绪。

（2）热敷：在下腹部或腰部使用热水袋或暖宝宝热敷可以帮助缓解疼痛。

（3）饮食调整：避免摄入过多咖啡因、酒精和油腻食品，增加纤维素的摄入，有助于缓解症状。

2. 药物治疗

（1）非甾体抗炎药（NSAID）：如布洛芬、吲哚美辛（消炎痛）等，可有效缓解疼痛。一般在月经来潮前 1～2 天开始服用，持续至疼痛缓解。

（2）口服避孕药：通过调节激素水平，减少子宫内膜的增厚，从而减轻疼痛。需在医生指导下使用。

（3）激素治疗：如孕酮等，可以调节激素水平，缓解疼痛。

3. 手术治疗

对于药物治疗无效的严重病例，如子宫肌瘤、子宫内膜异位症等，可能需要进行手术治疗。

（二）中医治疗

1. 中药治疗

根据辨证施治原则，选用适当的中药方剂。如气滞血瘀型可用逍遥散加减，寒湿凝滞型可用少腹逐瘀汤加减，脾肾阳虚型可用温经汤加减，肝肾亏虚型可用调肝汤合左归丸加减等。需在医师指导下使用。

2. 针灸治疗

通过刺激特定的穴位，调整气血运行，达到疏通经络、调和气血的目的。常用的穴位有关元、三阴交、足三里等。针灸治疗需由经验丰富的医师操作。

3. 拔罐和刮痧

通过拔罐和刮痧可以促进气血循环，缓解疼痛。但对于经期女性，这两种方法不建议使用。

4. 中医推拿按摩

通过特定的手法按摩腹部和腰背部的穴位，可以帮助缓解疼痛，改善气血运行。

5. 中医饮食疗法

根据患者的体质和证型，推荐适当的食物和饮品。如气滞血瘀型可多食用香菜、芹菜等疏肝理气的食物；寒湿凝滞型可多食用生姜、大枣等温中散寒的食物。

六、护理

（一）西医护理

（1）生活方式调整：保持规律的作息，避免熬夜和过度劳累，保证充足的睡眠。

（2）热敷：在疼痛部位使用热水袋或暖宝宝可以帮助缓解疼痛。

（3）饮食调整：避免摄入过多的咖啡因、酒精和油腻食品，增加纤维素的摄入，有助于缓解症状。

（4）心理支持：缓解压力和情绪波动，必要时可寻求心理咨询师的帮助。

（5）药物管理：正确使用药物，注意药物的副作用，如有不适应立即停药并就医。

（二）中医护理

（1）饮食调理：如气滞血瘀型可多食用香菜、芹菜等疏肝理气的食物；寒湿凝滞型可多食用生姜、大枣等温中散寒的食物。

（2）穴位按摩：通过按摩特定的穴位，如关元、三阴交、足三里等，可以帮助缓解疼痛，改善气血运行。

（3）拔罐和刮痧：在专业医师的指导下，进行拔罐和刮痧治疗，以促进气血循环，缓解疼痛。

（4）中医推拿按摩：通过特定的手法按摩腹部和腰背部的穴位，可以帮助缓解疼痛，改善气血运行。

（5）情志调养：指导患者保持良好的心态，避免情绪波动对身体的影响，如进行深呼吸、冥想等放松技巧。

（6）中药护理：按照医嘱正确使用中药，注意观察药物的效果和可能出现的副作用，如有异常应及时向医生反馈。

第五节 ◈ 闭经

一、病因病机

（一）中医病因病机

中医认为闭经的病因病机主要与肝、肾、脾等脏腑功能失调，以及气血阴阳失衡有关。具体包括以下几个方面。

1. 肝肾不足

中医认为"肝藏血，主疏泄"，"肾藏精，主生殖"。肝肾亏虚，精血不足，不能滋养和调节冲任二脉，导致月经不来。

2. 脾虚痰湿

脾为后天之本，主运化水谷精微，输布体液。脾虚则运化失职，水湿内停，化为痰浊，阻碍气机，影响冲任气血的正常运行，导致闭经。

3. 气滞血瘀

情志内伤，特别是长期的压抑、焦虑、急躁易怒等情绪问题，可导致肝气郁结。肝气不舒则疏泄失常，气滞血瘀，影响冲任气血的流通，进而引起闭经或痛经。

4. 寒凝血瘀

外感寒邪或过食寒凉食物，导致寒凝经络，气血运行不畅，形成血瘀，阻痹冲任二脉，可引起闭经。

（二）西医病因病机

西医学将闭经的原因归纳为以下几类。

1. 卵巢性闭经

由于卵巢功能衰退或功能障碍，如早发性卵巢衰竭、多囊卵巢综合征等，导致雌激素水平下降，不足以刺激子宫内膜增厚和脱落，从而引起闭经。

2. 垂体性闭经

垂体或下丘脑疾病，如肿瘤、炎症、手术损伤等，影响了促性腺激素的正常分泌，进而影响卵巢功能，导致闭经。

3. 子宫性闭经

子宫内膜受损，如严重的子宫内膜炎、子宫切除术后等，使得子宫内膜无法正常脱落，造成闭经。

4. 药物或内分泌干扰

长期使用某些药物（如避孕药、抗精神病药）、过度运动、压力过大、极端的饮食习惯等，都可能导致内分泌失调，引起闭经。

5. 其他因素

包括慢性疾病（如糖尿病、甲状腺疾病）、营养不良、环境变化、精神压力等，也可能通过干扰内分泌系统而引起闭经。

二、临床表现

闭经患者的临床表现主要包括以下几个方面。

（1）月经周期异常：正常月经周期为 21～35 天，若连续 3 个月以上未出现月经，即可考虑闭经。

（2）月经量异常：闭经患者的月经量可能明显减少或完全停止。

（3）生殖系统发育异常：部分闭经患者可能伴有生殖系统发育迟缓或缺陷，如乳房发育不良、外阴发育异常等。

（4）性激素水平异常：闭经患者的雌激素、孕激素等性激素水平可能低于正常范围。

（5）不孕：由于排卵障碍或子宫内膜受损等原因，闭经患者常伴有不孕问题。

（6）其他症状：部分闭经患者可能伴有乏力、情绪波动、多毛症、体重增加等症状。

三、实验室及其他检查

闭经患者的实验室及其他检查主要包括以下几个方面。

（1）激素水平检测：通过检测患者的性激素水平，如雌激素、孕激素、促卵泡素（FSH）、黄体生成素（LH）等，有助于了解患者的内分泌状况，判断闭经的原因。

（2）子宫内膜活检：通过取样子宫内膜组织进行病理学检查，可以了解子宫内膜的形态和功能状况，排除子宫内膜病变等原因。

（3）彩超检查：通过经阴道超声检查或腹部超声检查，观察卵巢的形态、大小、位置以及卵泡发育情况，有助于了解患者的排卵状况。

（4）脑垂体磁共振成像（MRI）：对于疑似垂体疾病的闭经患者，可以进行脑垂体 MRI 检查，以排除垂体肿瘤等病变。

（5）其他相关检查：根据患者的具体情况，可能还需要进行甲状腺功能检测、肾上腺功能检测、血糖检测等，以排除其他可能引起闭经的疾病。

四、诊断与鉴别诊断

（一）辨病要点

闭经的诊断主要依据以下三点。

（1）月经周期异常：正常月经周期为21～35天，若连续3个月以上未出现月经，即可考虑闭经。

（2）生殖系统及内分泌系统检查：通过激素水平检测、子宫内膜活检、脑垂体磁共振成像（MRI）等检查，了解患者的生殖系统和内分泌系统状况，有助于判断闭经的原因。

（3）排除生理性闭经：对于初潮后、哺乳期、更年期等特殊生理阶段的女性，需排除生理性闭经的可能。

（二）辨证要点

辨证时需结合患者的全身症状和体质特点，综合分析，可将闭经分为以下几种类型。

（1）肝肾亏虚：月经量少或闭经，面色萎黄，腰膝酸软，眩晕耳鸣，舌质淡红，脉沉细无力。

（2）脾虚痰湿：月经量少或闭经，胸闷纳呆，神疲乏力，肢体沉重，舌质淡胖，苔薄白腻，脉濡缓。

（3）气滞血瘀：月经量少或闭经，乳房胀痛，小腹疼痛拒按，舌质紫暗或有瘀点，脉弦涩。

（4）寒凝血瘀：月经量少或闭经，小腹冷痛，喜热厌寒，舌质淡暗，苔白腻，脉沉紧。

（三）鉴别诊断

闭经的鉴别诊断主要需排除以下疾病。

（1）生理性闭经：需排除生理性闭经的可能，如初潮后、哺乳期、更年期等特殊生理阶段的女性。

（2）妊娠：需排除妊娠的可能，可通过尿妊娠试验、血β-HCG检测等方法进行诊断。

（3）绝经前期：需排除绝经前期的可能，绝经前期女性的卵巢功能逐渐减退，但尚未完全衰竭。

（4）其他疾病：如多囊卵巢综合征、甲状腺功能减退症、高催乳素血症等疾病也可能导致闭经，需结合相关检查进行鉴别诊断。

五、治疗

(一) 西医治疗

西医治疗闭经主要针对病因进行,包括以下几个方面。

(1) 激素治疗:对于卵巢功能减退、垂体疾病等引起的闭经,可通过补充雌激素、孕激素等激素来调节内分泌系统,促使月经恢复。常用药物有口服避孕药、雌激素、孕激素等。

(2) 促排卵治疗:对于排卵障碍引起的闭经,可使用促排卵药物如克罗米芬、促性腺激素等,以促进卵泡发育和排卵。

(3) 手术治疗:对于子宫内膜病变、子宫肌瘤等引起的闭经,可通过手术治疗,如刮宫术、子宫肌瘤切除术等治疗。

(4) 非药物治疗:对于因生活方式、饮食习惯、心理因素等引起的闭经,可通过调整生活方式、改善饮食结构、减轻心理压力等非药物治疗方法来改善症状。

(二) 中医治疗

中医治疗闭经主要通过调和阴阳、补益气血、疏通经络等方法,以达到调经治本的目的。具体治疗方法包括以下几种。

(1) 中药治疗:肝肾亏虚型闭经可选用逍遥散、八珍汤等;脾虚痰湿型闭经可选用六君子汤、苓桂术甘汤等;气滞血瘀型闭经可选用桃红四物汤、活血化瘀汤等;寒凝血瘀型闭经可选用温经汤、桂枝茯苓丸等。

(2) 针灸治疗:通过针刺相应的穴位,如太冲穴、三阴交穴、神阙穴等,以调和气血、疏通经络,达到调经治本的目的。

(3) 推拿按摩:通过对腹部、腰背部等部位进行推拿按摩,以促进气血运行,缓解症状。

(4) 艾灸治疗:通过艾灸相应的穴位,如关元穴、气海穴、三阴交穴等,以温经散寒、补益气血,达到调经治本的目的。

(5) 拔罐治疗:通过对腰背部、腹部等部位进行拔罐治疗,以促进气血运行,缓解症状。

六、护理

(一) 西医护理

(1) 心理护理：针对可能存在的焦虑、抑郁等心理问题，寻求关心、倾听和支持，建立良好的心理状态。

(2) 生活护理：保持良好的作息习惯，保证充足的睡眠，避免过度劳累；进行适当的运动，如散步、瑜伽等，以促进气血运行。

(3) 饮食护理：调整饮食结构，增加富含蛋白质、纤维素、维生素等营养成分的食物摄入，避免过多摄入高糖、高脂肪食物；鼓励患者多喝水，保持大便通畅。

(4) 药物护理：按照医嘱正确服用药物，注意观察药物的疗效和副作用，如有异常情况及时向医生反馈。

(5) 随访护理：定期对闭经患者进行随访，了解患者的病情变化和治疗效果，及时调整治疗方案。

(二) 中医护理

闭经患者的中医护理主要包括以下几个方面。

(1) 情志调护：保持良好的心态，避免过度的情绪波动，如忧虑、抑郁等，可适当进行养生保健、心理辅导等活动。

(2) 饮食调护：肝肾亏虚型闭经可多食用黑枣、黑芝麻等滋补食物；脾虚痰湿型闭经可多食用山药、薏米等健脾祛湿的食物。

(3) 睡眠调护：保持良好的作息习惯，避免熬夜、过度劳累等不良生活方式，保证充足的睡眠时间。

(4) 运动调护：选择适当的运动方式，如太极拳、八段锦等，以促进气血运行，缓解症状。

(5) 穴位按摩：进行相应的穴位按摩，如太冲穴、三阴交穴等，以调和气血、疏通经络。

(6) 艾灸、拔罐等治疗：根据病情和体质特点，进行艾灸、拔罐等治疗，以温经散寒、补益气血。

第六章
子宫内膜异位症和子宫腺肌病

第一节 ◈◈ 子宫内膜异位症

子宫内膜异位症，是指具有生长功能的子宫内膜组织（腺体和间质）在子宫腔及宫体肌层以外的其他部位出现、生长、浸润，反复出血，继而引起疼痛、不孕、结节包块等的育龄期妇女常见疾病，发生部位常见于卵巢。此病多发生于25~45岁的女性，其在临床中具有较高发病率。

一、病因病机

（一）中医病因病机

中医医学理论将子宫内膜异位症痛经归于"月经不调""不孕"范畴，《诸病源候论》记载："妇人月水来时腹痛者……损伤冲任之脉"。中医认为该病主病于胞宫，是由于机体肾经亏虚、瘀血蓄积、经行凉寒，加之先天不足，脾胃亏虚，痰浊郁结；脏腑失衡，气血运行不畅，气滞血瘀，不通则痛，故而发病。因此，中医治疗子宫内膜异位症痛经的原则为温经散寒、活血化瘀。

1. 脏腑虚损

妇人之病，因虚、积冷、结气，为诸经水断绝，至有历年，血寒积结胞门。寒伤经络，凝坚在上。脏虚为肝、脾、肾三脏的功能紊乱与亏损，血得寒则凝，但瘀血日久蕴热，脾虚内生湿热，热入血分，迫血妄行，则见阴道出血；肝肾亏损则见腰痛；肝脾不和，阴血失调，热邪灼耗，气血耗伤，则见冲任失调或阴虚肝旺等证。

2. 瘀血留止

寒气客于子门，子门闭塞，以致气不得通，恶血当泻不泻。经期产后，血室正开，胞脉空虚，风寒邪毒趁虚袭入胞宫，凝滞气血，致使恶血不去，血留子宫腔内结成肿块，胶结不解，日益增大，影响月经来潮而形成本病。后世医家对石瘕的病因病机的认识均未超出寒凝血瘀的范畴。

3. 气滞寒凝

起因为女子情志不遂、肝气郁结，气滞则血行不畅，瘀血阻于冲任胞宫成瘕，著而成积，猝然外中于寒，若内伤于忧怒，则气上逆，气上逆则六腧不通，温气不行，凝血蕴里而不散，津液涩滞，留而不去，而积皆成矣。

4. 湿邪黏滞

湿热或寒湿在经期产后、余血未尽继而入侵，与宿血相胶结聚而成瘀，故经血不下成瘕。癥乃石瘕病机之根，石瘕形成多由七情内伤，肝郁气滞所致。

5. 气虚血瘀

此或月经瘀涩不通，或产后余秽未尽，因乘风取凉，为风冷所乘，血得冷则结成瘀也。瘕属肝部，积聚属肺部，瘕为之渐，为瘕之极，气先病而血亦后病。

6. 饮食不节

此乃暴饮多食，起居不节，用力过度，以致肠胃络伤而血溢肠外，在寒气的作用下，瘀血与汁沫相搏，凝聚成积。

7. 冲任亏损

任脉为病，男子内结七疝，女子带下瘕聚。此为瘕最早的记载，并认识到本病乃奇经任脉为病，两者相互为病，互为因果。经带胎产发生病变，其特点为素体虚弱或产后经期感受外邪或脏腑功能失调，病久迁延、累及冲任，致冲任气血失调，阻滞壅塞而成。

8. 伏邪致病

子宫内膜异位症发病及致病特点在一定程度上与伏邪致病有着相似之处。患者如果在饮食上存在着不均衡、劳逸调节失衡，加上自身的情志不畅就会引起机体气血失调，影响肝脾肾三脏腑的正常功能。肝藏血、主疏泄，肝脉络阴器；脾统血、运化水湿，为经带生化之源；肾藏精、主生殖，为冲任之本。若肝、脾、肾三脏的功能失调，可以导致瘀血产生。瘀血凝滞，运行不畅，不通则痛，故经行腹痛，最终引起子宫内膜异位症。

（二）西医病因病机

异位子宫内膜来源至今尚未阐明，目前主要学说及发病因素有：

1. 异位种植学说

1921年Sampson首先提出经期时子宫内膜腺上皮和间质细胞可随经血逆流，经输卵管进入盆腔，种植于卵巢和邻近的盆腔腹膜，并在该处继续生长、蔓延，形成盆腔内异症，也称为经血逆流学说，多数临床和实验资料均支持这一学说。

（1）70%~90%的妇女有经血逆流，在经血或早卵泡期的腹腔液中，均可见存活的内膜细胞。

（2）先天性阴道闭锁或宫颈狭窄，经血排出受阻者发病率高。

（3）医源性内膜种植，如剖宫产后腹壁瘢痕或分娩后会阴切口出现内异症，可能是术时将子宫内膜带至切口直接种植所致，患者有多次宫腔手术操作史（人工流产、输卵管通液等）亦不少见。

（4）动物实验能将经血中的子宫内膜移植于猕猴腹腔内存活生长，形成典型内异症。种植学说虽被绝大多数学者接受，但无法解释在多数育龄女性中存在经血逆流，但仅少数（10%~15%）女性发病。

（5）子宫内膜也可以通过淋巴及静脉向远处播散，发生异位种植，是子宫内膜异位种植学说的组成部分。不少学者在光镜检查时发现盆腔淋巴管、淋巴结和盆腔静脉中有子宫内膜组织，提出子宫内膜可通过淋巴和静脉向远处播散。临床上所见远离盆腔的器官，如肺、四肢皮肤、肌肉等发生内异症，可能就是内膜通过血行和淋巴播散的结果。

2. 体腔上皮化生学说

卵巢表面上皮、盆腔腹膜均是由胚胎期具有高度化生潜能的体腔上皮分化而来的，Mayer提出体腔上皮分化来的组织在受到持续卵巢激素或经血及慢性炎症的反复刺激后，能被激活转化为子宫内膜样组织。但目前仅有动物试验证实，小鼠卵巢表面上皮可经过K-ras激活途径直接化生为卵巢内异症病变。

3. 诱导学说

未分化的腹膜组织在内源性生物化学因素诱导下，可发展成为子宫内膜组织，种植的内膜可以释放化学物质诱导未分化的间充质形成子宫内膜异位组织。此学说是体腔上皮化生学说的延伸，在兔动物实验中已证实，而在人类尚无证据。

4. 遗传因素

内异症具有一定的家族聚集性，某些患者的发病可能与遗传有关。患者一级亲属的发病风险是无家族史者的 7 倍，人群研究发现单卵双胎姐妹中一方患有内异症时，另一方发生率可达 75%。子宫内膜异位组织中存在非整倍体（11，16，17）、三倍体（1，7）、单倍体（9，17）以及片段丢失（1p，22q，5p，6q，70 等）染色体异常。此外，有研究发现内异症与谷胱甘肽 S-转移酶、半乳糖转移酶和雌激素受体的基因多态性有关，提示该病存在遗传易感性。

5. 免疫与炎症因素

越来越多的证据表明免疫调节异常在内异症的发生、发展各环节起重要作用，表现为免疫监视功能、免疫杀伤细胞的细胞毒作用减弱而不能有效清除异位内膜。研究还发现内异症与系统性红斑狼疮、黑色素瘤及某些 HLA 抗原有关，患者的 IgG 及抗子宫内膜抗体明显增加，表明其具有自身免疫性疾病的特征。还有证据表明，内异症与亚临床腹膜炎有关，表现为腹腔液中巨噬细胞、促炎性细胞因子、生长因子、促血管生成物质增加，从而促进异位内膜存活、增殖并导致局部纤维增生、粘连。

6. 其他因素

内异症患者在位子宫内膜的特性如黏附性、侵袭性、刺激形成血管的能力均强于非内异症患者的在位子宫内膜，环境因素也与内异症之间存在潜在联系。血管生成因素也可能参与内异症的发生，患者腹腔液中血管内皮生长因子（VEGF）等血管生长因子增多，使盆腔微血管生长增加，导致异位内膜易于种植生长。异位内膜除自分泌雌激素外，还可削弱对局部雌激素的灭活作用促进自身增殖。

二、临床表现

1. 相关症状

（1）下腹痛和痛经：疼痛是内异症的主要症状，典型症状为继发性痛经、进行性加重。疼痛多位于下腹、腰骶及盆腔中部，有时可放射至会阴部、肛门及大腿，常于月经来潮时出现，并持续至整个经期。疼痛严重程度与病灶大小不一定成正比，粘连严重的卵巢异位囊肿患者可能并无疼痛，而盆腔内小的散在病灶却可引起难以忍受的疼痛。少数患者可表现为持续性下腹痛，经期加剧，但有27%~40%的患者无痛经，因此痛经不是内异症诊断的必需症状。

（2）不孕：内异症患者不孕率高达40%，引起不孕的原因复杂，如盆腔微环境改变影响精卵结合及运送、免疫功能异常导致抗子宫内膜抗体增加而破坏子宫内膜正常代谢及生理功能、卵巢功能异常导致排卵障碍和黄体形成不良等。中、重度患者可因卵巢、输卵管周围粘连而影响受精卵运输。

（3）性交不适：多见于直肠子宫陷凹有异位病灶或因局部粘连使子宫后倾固定者。性交时碰撞或子宫收缩上提而引起疼痛，一般表现为深部性交痛，月经来潮前性交痛最明显。

（4）月经异常：15%~30%患者有经量增多、经期延长或月经淋漓不尽或经前期点滴出血。可能与卵巢实质病变、无排卵、黄体功能不足或合并有子宫腺肌病和子宫肌瘤有关。

（5）其他特殊症状：盆腔外任何部位有异位内膜种植生长时，均可在局部出现周期性疼痛、出血和肿块，并出现相应症状。肠道内异症可出现腹痛、腹泻、便秘或周期性少量便血，严重者可因肿块压迫肠腔而出现肠梗阻症状；膀胱内异症常在经期出现尿痛和尿频，但多被痛经症状掩盖而被忽视；异位病灶侵犯和（或）压迫输尿管时，引起输尿管狭窄、阻塞，出现腰痛和血尿，甚至形成肾盂积水和继发性肾萎缩；手术瘢痕异位症患者常在剖宫产或会阴侧切术后数月至数年出现周期性瘢痕处疼痛，在瘢痕深部扪及剧痛包块，随着时间延长，包块逐渐增大，疼痛加剧。

除上述症状外，卵巢子宫内膜异位囊肿破裂时，囊内容物流入盆腹腔引起突发性剧烈腹痛，伴恶心、呕吐和肛门坠胀。疼痛多发生于经期前后、性交后或其他腹压增加的情况，症状类似输卵管妊娠破裂，但无腹腔内出血。

2. 体征

卵巢异位囊肿较大时，妇科检查可扪及与子宫粘连的肿块，囊肿破裂时腹膜刺激征阳性。典型盆腔内异症双合诊检查时，可发现子宫后倾固定，直肠子宫陷凹、宫骶韧带或子宫后壁下方可扪及触痛性结节，一侧或双侧附件处触及囊实性包块，活动度差。病变累及直肠阴道间隙时，可在阴道后穹窿触及、触痛明显，或直接看到局部隆起的小结节或紫蓝色斑点。

三、实验室及其他检查

1. 妇科检查

子宫多后倾固定，宫颈后上方、子宫后壁、子宫骶韧带或直肠子宫陷凹处可扪及硬性、触痛性结节，一侧或双侧附件可触及囊实性肿块，活动度差，有轻压痛。较大的卵巢内膜异位囊肿可扪及与子宫粘连的肿块，囊肿破裂时出现腹膜刺激征。若病变位于宫颈，可见宫颈表面有稍突出的紫蓝色小点或出血点，质硬光滑、有触痛。若病变累及直肠阴道隔，可在阴道后穹隆扪及隆起的小结节或包块。若病变累及腹壁切口、脐部等，在相应部位可触及结节性肿块。

2. 辅助检查

（1）血液检查：血清 CA125、CA199、抗子宫内膜抗体（EMAb）测定可提高内异症的诊断率，并可作为药物疗效评价的参考指标。

（2）影像学检查：B 超检查有助于发现盆腔或其他病变累及部位的包块，了解病灶位置、大小和形状，对诊断卵巢内膜异位囊肿有重要意义。钡剂灌肠有助于发现直肠子宫陷凹及直肠阴道隔内异症病灶，必要时行盆腔 CT 及 MRI 检查。

（3）腹腔镜检查：是目前内异症诊断的金标准，腹腔镜检查的最佳时间是月经干净后立即进行，可直接了解病灶范围和程度。

（4）目前内异症的临床分期采用美国生育医学协会（ARSM）1997 年第三次修订的 rAFS 分期标准，即经腹腔镜检查或剖腹探查确诊，对病灶的部位、数目、大小、深浅、粘连的范围和程度等进行评分。未行探查的临床分期可根据 1990 年中国中西医结合学会妇产科专业委员会第三届学术会议制定的盆腔内异症临床分期标准分期。

轻度：

① 散在的病灶种植，卵巢触痛，正常大或略大，但无明显的内膜囊肿形成。

② 粘连轻微或不明显，子宫、卵巢均活动。

中度：

① 卵巢单侧或双侧有多个病灶，卵巢增大，或有小的内膜囊肿形成，但囊肿直径不超过 3cm。

② 输卵管、卵巢有粘连。

③ 有明显的散在病灶硬结，可触及触痛结节。

重度：

① 卵巢子宫内膜囊肿大于 3cm（单侧或双侧）。

② 盆腔粘连明显。

③ 直肠子宫陷凹封闭，片状增厚，伴触痛结节。

④ 病变累及直肠、膀胱，伴子宫固定不动（重度广泛性）。

四、诊断与鉴别诊断

（一）中医诊断与鉴别诊断

1. 病史

有进行性加剧的痛经病史，或有不孕史，或有剖宫产、人工流产术等手术史。

2. 症状

（1）疼痛：继发性、进行性加剧的痛经，疼痛部位固定不移，多位于下腹深部和腰骶部，可放射至会阴、肛门或大腿内侧。常于经前 1~2 天开始，经期第一天最剧，之后逐渐减轻。若直肠子宫陷凹及子宫骶韧带有病灶时可伴有性交痛、肛门坠胀感，经期加剧。疼痛程度与病灶大小不一定成正比，粘连严重的卵巢子宫内膜异位囊肿患者可能并无疼痛，盆腔内小的散在病灶可导致剧烈疼痛。若卵巢子宫内膜异位囊肿破裂时，可引起突发性剧烈腹痛，伴恶心、呕吐和肛门坠胀。

（2）月经异常：经量增多、经期延长或月经淋沥不净。

（3）不孕或流产：约 50% 的患者伴有原发性或继发性不孕，约有 40% 发生自然流产。

（4）腰骶部有酸痛感，日常有腹痛，伴直肠刺激症状，经期低热，不孕。

（5）常感形寒肢冷，大便无形。

（6）舌质偏紫、舌体瘀斑明显，苔白，脉沉而涩。

（7）其他：肠道内异症可见腹痛、腹泻或便秘，甚至周期性少量便血；膀胱内异症可在经期出现尿痛、尿频和血尿；呼吸道内异症可见经期咯血及气胸；瘢痕内异症可见瘢痕处结节于经期增大，疼痛加重。

（二）西医诊断与鉴别诊断

1. 卵巢恶性肿瘤

早期无症状，有症状时多呈持续性腹痛、腹胀，病情发展快，一般情况差。B型超声图像显示包块为混合性或实性，血清CA125值多显著升高，多大于100IU/ml。腹腔镜检查或剖腹探查可鉴别。

2. 盆腔炎性包块

多有急性或反复发作的盆腔感染史，疼痛无周期性，平时亦有下腹部隐痛，可伴发热和白细胞增高等，抗生素治疗有效。

3. 子宫腺肌病

痛经症状与内异症相似，但多位于下腹正中且更剧烈，子宫多呈均匀性增大，质硬。经期检查时，子宫触痛明显，此病常与内异症并存。

4. 其他

妇女育龄期存在进行性加剧性痛经或有不孕史，经妇科检查盆腔内可触及固定性包块或存在痛性结节。

5. 实验室检查

测定卵巢癌相关抗原［糖类抗原（CA125）］或测定血清抗子宫内膜抗体（EMAb）水平含量高于正常值；经腹腔镜、B超、子宫输卵管碘油造影、磁共振成像证实存在异位病灶。

五、治疗

（一）中医治疗

1. 活血化瘀

肥儿丸、活血通经散、鳖甲丸等，暖宫散寒多取附子、肉桂、吴茱萸、干姜等；活血化瘀取三棱、莪术、桃仁、红花、血竭等；理气取木香、槟榔、延胡索等；导下则多配以大黄等。

2. 软坚消瘤

大剂量活血化瘀之品恐引起阴道出血过多而加重贫血之流弊，故采用软坚消癥，活血化瘀，调和气血，寓补于消，消于补之上的方法更合适。携积之中，尝兼引气消痰、消瘀之药为是。

3. 顾护胃气

此病日久难免损伤脾胃之气，顾护是关键。如脾胃气伤，必致气血生化无源，脾胃虚弱，运化无力，统血失司，加剧气血瘀滞，瘀聚胞宫，癥积日大，使临床诸症加重，崩漏、带下不止。

4. 温阳散寒

潘澄濂引述《调经论》言："血气者，喜温而恶寒，寒则泣不能流，温则消而去之。"与寒气客于子门，而使恶血当泻不泻的经闭，对寒凝瘀滞，用活血化瘀药，配伍桂枝（或肉桂）、干姜、吴茱萸等辛温药，用以温经化瘀。

5. 清热燥湿

治宜清热燥湿，养血调冲任的法则，方选芩连四物汤。

6. 月经周期疗法

（1）经前期（经前15天）：补阳方合活血化瘀方，药方包括淫羊藿10g，炒当归10g，炒白术10g，鬼箭羽10g，巴戟天10g，鹿角片10g，仙茅10g，枸杞子10g，山茱萸10g。

（2）经期：活血化瘀方，药方包括赤芍10g，益母草15g，炒当归10g，川牛膝10g，生山楂10g，延胡索10g，制香附10g。

（3）经后期（月经干净后至经前15天）：滋阴方合活血化瘀方，药方包括炒当归10g，生地黄15g，赤芍10g，白芍10g，黄精10g，菟丝子10g，山药10g，鬼箭羽10g，枸杞子10g。

（4）温肾暖宫汤：当归15g，鹿角霜10g，淫羊藿10g，麸炒白术15g，白芍15g，麸炒山药10g，炙黄芪10g，茯苓10g，干姜10g，熟地黄15g，羌活10g，酒茱萸10g，三棱、土鳖虫各5g，甘草6g。

以上均用清水煎服，每天1剂，分早晚2次服用，共持续服用3个月。

温肾暖宫方中的鹿角霜具有补肾助阳、活血散瘀的功效，其可温肾阳，阳气生发导致瘀血自消；当归能养血活血，白芍可养阴止痛，这两药共奏活血止痛之功效。淫羊藿可以补肾壮阳，祛寒湿。方中麸炒白术、麸炒山药、炙黄芪、茯苓能益脾肾。羌活、干姜能温阳散寒，有助于行血脉。熟地黄、酒茱萸可滋阴养血，配伍三棱、土鳖虫，破血逐瘀较强，有助于活血祛瘀生新。全方能补益脾肾、温经散寒、活血止痛。

7. 艾灸

取三阴交、血海、关元、神阙、子宫、地机等诸穴针刺，得气后留针，将艾条置于针柄处，并点燃，以患者无感灼痛感为宜，每天 1 次，连续治疗 3 个月。艾灸有直接热疗作用，能使局部组织血管扩张，加速血流。

8. 耳穴贴压

取皮质下、艇中、交感、内分泌、内生殖器等穴，于经前 5 天开始治疗，间隔 1 天治疗 1 次，共持续治疗 4 次。

9. 直肠用药

灌肠法常用，药物包括丹参 15g，当归 15g，延胡索 15g，牡丹皮 15g，皂角刺 15g，赤芍 15g，肉桂 10g，莪术 10g，木香 10g，全蝎 3g，清水浓煎至 150ml，药汁放凉至 37～38℃，用医用一次性导尿管插入肛门 15～18cm，并在 20min 内灌注完毕，患者卧床 30min，每天 1 次，经期经量较多者则酌情使用。

10. 按摩

采用腰腹部按摩方式缓解疼痛；按压三阴交、合谷、地机、血海、足三里等穴位，连续 21 天。按摩可以激发神经体液调节，促进交感神经兴奋，从而可以调整脏器血管流速与血容量。

（二）西医治疗

1. 期待治疗

仅适用于轻度内异症患者，采用定期随访，并对症处理病变引起的轻微经期腹痛，可给予前列腺素合成酶抑制剂（吲哚美辛、萘普生、布洛芬）等；希望生育者一般不用期待治疗，应尽早促使其妊娠，一旦妊娠，异位内膜病灶坏死萎缩，分娩后症状缓解并有望治愈。

2. 药物治疗

包括抑制疼痛的对症治疗、抑制雌激素合成使异位内膜萎缩、阻断下丘脑 - 垂体 - 卵巢轴的刺激和出血周期为目的的性激素治疗，适用于有慢性盆腔痛、经期痛经症状明显、有生育要求及无卵巢囊肿形成患者。采用使患者假孕或假绝经性激素疗法，已成为临床治疗内异症的常用方法。但对较大的卵巢内膜异位囊肿，特别是卵巢包块性质未明者，宜采用手术治疗。

（1）口服避孕药：是最早用于治疗内异症的激素类药物，其目的是降低垂体促性腺激素水平，并直接作用于子宫内膜和异位内膜，导致内膜萎缩和经量减少。长期连续服用避孕药造成类似妊娠的人工闭经，称假孕疗法。目前临床上常用低剂量高效孕激素和炔雌醇复合制剂，用法为每日 1 片，连续用 6～9 个月，此法适用于轻度内异症患者。副作用主要有恶心、呕吐，并警惕血栓形成风险。

（2）孕激素：单用人工合成高效孕激素，通过抑制垂体促性腺激素分泌，造成无周期性的低雌激素状态，并与内源性雌激素共同作用，造成高孕激素性闭经和内膜蜕膜化，形成假孕。各种制剂疗效相近，且费用较低。所用剂量为避孕剂量的 3～4 倍，连续应用 6 个月，如甲羟孕酮 30mg/d，副作用有恶心、轻度抑郁、水钠潴留、体重增加及阴道不规则点滴出血等。患者在停药数月后痛经缓解，月经恢复。

（3）孕激素拮抗剂：米非司酮与子宫孕酮受体的亲和力是孕酮的 5 倍，具有强抗孕激素作用，每日口服 25～100mg，造成闭经，使病灶萎缩。副作用轻，无雌激素样影响，亦无骨质丢失危险，长期疗效有待证实。

（4）孕三烯酮：为 19-去甲睾酮甾体类药物，有抗孕激素、中度抗雌激素和抗性腺效应，能增加游离睾酮含量，减少性激素结合球蛋白水平，抑制促卵泡激素（FSH）、黄体生成素（LH）峰值并减少 LH 均值，使体内雌激素水平下降，异位内膜萎缩、吸收，也是一种假绝经疗法。该药在血浆中半衰期长达 28h，每周仅需用药两次，每次 2.5mg，于月经第 1 日开始服药，6 个月为一个疗程。治疗后 50%～100% 的患者发生闭经，症状缓解率达 95% 以上。孕三烯酮与达那唑相比，疗效相近，但副作用较少，对肝功能影响较小且可逆，很少因转氨酶过高而中途停药，且用药量少、方便。

（5）达那唑：为合成的 17α-乙炔睾酮衍生物，抑制 FSH、LH 峰；抑制卵巢的甾体激素的生成，并增加雌、孕激素的代谢；直接与子宫内膜雌、孕激素受体结合抑制内膜细胞增生，最终导致子宫内膜萎缩，出现闭经，因 FSH、LH 呈低水平，又称假绝经疗法，适用于轻度及中度内异症痛经明显的患者。用法：月经第 1 日开始口服，200mg/次，每日 2～3 次，持续用药 6 个月。若痛经不缓解或未闭经，可加至每日4次。疗程结束后约90%症状消失，停药后4~6周恢复月经及排卵。副作用有恶心、头痛、潮热、乳房缩小、体重增加、性欲减退、多毛、痤疮、皮脂增加、肌痛性痉挛等，一般能耐受。药物主要在肝脏代谢，已有肝功能损害不宜使用，也不适用于高血压、心力衰竭、肾功能不全者。

（6）促性腺激素释放激素激动剂（GnRH-a）：为人工合成的十肽类化合物，其作用与体内GnRH相同，促进垂体LH和FSH释放，但其对GnRH受体的亲和力较天然GnRH高百倍，且半衰期长、稳定性好，抑制垂体分泌促性腺激素，导致卵巢激素水平明显下降，出现暂时性闭经，此疗法又称药物性卵巢切除。目前常用的GnRH-a类药物有：亮丙瑞林3.75mg，月经第1日皮下注射后，每隔28日注射1次，共3~6次；戈舍瑞林3.6mg，用法同前。用药后一般第2个月开始闭经，可使痛经缓解，停药后在短期内排卵可恢复。副作用主要有潮热、阴道干燥、性欲减退和骨质丢失等绝经症状，停药后多可消失。但骨质丢失需时1年才能逐渐恢复正常。因此在应用GnRH-a 3~6个月时可以酌情给予反向添加治疗提高雌激素水平，预防低雌激素状态相关的血管症状和骨质丢失的发生，可增加患者的顺应性，如妊马雌酮0.625mg加甲羟孕酮2mg每日1次或替勃龙1.25mg/d。

3. 手术治疗

适用于药物治疗后症状不缓解、局部病变加剧或生育功能未恢复者，较大的卵巢内膜异位囊肿者。腹腔镜手术是首选的手术方法，目前认为腹腔镜确诊、手术+药物为内异症的金标准治疗。

（1）保留生育功能手术：切净或破坏所有可见的异位内膜病灶、分离粘连、恢复正常的解剖结构，但保留子宫、一侧或双侧卵巢，至少保留部分卵巢组织。适用于药物治疗无效、年轻和有生育要求的患者。术后复发率约40%，因此术后尽早妊娠或使用药物以减少复发。

（2）保留卵巢功能手术：切除盆腔内病灶及子宫，保留至少一侧或部分卵巢。适用于症状明显且无生育要求的45岁以下患者，术后复发率约5%。

（3）根治性手术：将子宫、双附件及盆腔内所有异位内膜病灶予以切除和清除，适用于45岁以上重症患者。术后不用雌激素补充治疗者，几乎不复发。双侧卵巢切除后，即使盆腔内残留部分异位内膜病灶，也能逐渐自行萎缩退化直至消失。

4. 手术与药物联合治疗

手术治疗前给予3~6个月的药物治疗，使异位病灶缩小、软化，有利于缩小手术范围和手术操作。对保守性手术、手术不彻底或术后疼痛不缓解者，术后给予6个月的药物治疗，推迟复发。

六、护理

（1）注重保持良好的情绪和乐观的心态，同时强化肢体语言的应用，从紧张自卑的状态中解脱出来，轻松愉快的治疗。

（2）摄入足够的营养，注意纠正不良的饮食习惯，必要时与营养师联系，以多样化食谱满足患者需要，维持体重，不继续下降。

（3）经前期及经期忌食酸、冷、辣等刺激性食物；保持会阴部清洁，每天用温开水清洗会阴1~2次；使用放松术如听音乐、看书、参加文娱活动，转移、分散注意力。腰腹部酸痛严重时，可进行腰腹部按摩，增加舒适感；月经来潮前，行热水坐浴，或热敷下腹部，可减轻疼痛；疼痛严重时，及时进行耳穴按压，必要时遵医嘱给予镇静止痛药。

第二节 ⋙ 子宫腺肌病

子宫腺肌病是妇科临床上较为常见的一种子宫肌层生长性疾病，该病多发于30岁以上的女性，这与女性的生活习惯、遗传因素等有关，患者在病发后会伴有出血、疼痛、白带异常、月经不调等多种临床症状，且随着疾病的不断发展，还会出现不孕、流产等严重病症，对患者的身心健康和家庭造成沉重的负担。

一、病因病机

（一）中医病因病机

将其病因概括为内因和外因两方面，经产不慎、情志不调、饮食劳倦为内因，六淫侵袭为外因。妇人经期经血排泄不畅或产后恶露不尽，余血不净，瘀血留滞胞宫，积久成癥；或经期产后血室开放，胞脉空虚，体质虚弱，若不注意调养，风寒等外邪易趁虚而入，寒湿凝结，冲任二脉受阻，积聚于胞宫而成癥。

情志不调可伤及肝、脾、心三脏。肝主疏泄与藏血，肝损伤则气滞血瘀；脾主湿，脾气不运则湿从内生；肝脾不和可导致气机升降失常，气郁血滞湿阻，经脉不通，久而成癥。饮食不规律，恣食肥甘厚味及生冷之物，会造成脾胃失调，影响其运化功能，日久易生痰、瘀，聚于胞宫而成瘤。明张景岳《景岳全书·妇人规》中强调，积劳积弱会导致妇人脏腑不得荣养，影响气血运行，瘀血阻滞壅塞，日积而渐以成癥。《灵枢·百病始生》《病源》均认为寒邪是导致发病的主要原因，妇女经期或产后外感风寒，内伤生冷，寒凝血瘀，或因风寒入里化热，与浊气、痰湿等相结合，留滞胞宫，运行受阻、血行不畅，久而渐生病根。

中医学认为此病的病机主要为肾虚阴阳失调、痰瘀互结、瘀血阻滞。瘀血阻滞，多由于外邪入侵、情志内伤、房劳、饮食不节或手术损伤等原因，导致机体脏腑功能失调，气血失和，致部分经血不循常道而逆行，以致"离经"之血瘀积，留结于下腹，阻滞冲任、胞宫、胞脉、胞络而发病。

（二）西医病因病机

部分患者子宫肌层中的内膜病灶与宫腔内膜直接相连，故认为内异症由基底层子宫内膜侵入肌层生长所致，多次妊娠及分娩、人工流产、慢性子宫内膜炎等造成子宫内膜基底层损伤，与腺肌病发病密切相关。由于内膜基底层缺乏黏膜下层，内膜直接与肌层接触，缺乏了黏膜下层的保护作用，使得在解剖结构上子宫内膜易于侵入肌层。腺肌病常合并有子宫肌瘤和子宫内膜增生，提示高水平雌孕激素刺激，也可能是促进内膜向肌层生长的原因之一。

1. 大体病理

（1）卵巢：最易被异位内膜侵犯，约80%病变累及一侧，累及双侧的占50%，异位病灶分为微小病灶型和典型病灶型两种。微小病灶型属早期，位于卵巢浅表皮层的红色、紫蓝色或褐色斑点或数毫米大的小囊，随病变发展，异位内膜侵犯卵巢皮质并在其内生长、反复周期性出血，形成单个或多个囊肿型的典型病变，称卵巢子宫内膜异位囊肿。囊肿大小不一，直径多在5cm左右，大至10~20cm，内含暗褐色、似巧克力样糊状陈旧血性液体，故又称卵巢巧克力囊肿。囊肿增大时表面呈灰蓝色，在月经期内出血增多，腔内压力大，特别是近卵巢表面的囊壁易反复破裂，破裂后囊内容物刺激局部腹膜发生局部炎症反应和组织纤维化，导致卵巢与邻近的子宫、阔韧带、盆侧壁或乙状结肠等紧密粘连，致使卵巢固定在盆腔内，活动度差。手术时若强行剥离，粘连局部囊壁极易破裂，流出黏稠暗褐色陈旧血液。这种粘连是卵巢子宫内膜异位囊肿的临床特征之一，可借此与其他出血性卵巢囊肿相鉴别。

（2）宫骶韧带、直肠子宫陷凹和子宫后壁下段：这些部位处于盆腔后部较低处，与经血中的内膜碎屑接触最多，故为内异症的好发部位。病变早期、轻者局部有散在紫褐色出血点或颗粒状结节，宫骶韧带增粗或有结节样改变。随着病变发展，子宫后壁与直肠前壁纤维粘连可导致直肠子宫陷凹闭塞。重者病灶进一步侵犯阴道直肠隔，形成肿块，并向阴道后穹隆或直肠腔凸出，但穿破阴道或直肠黏膜罕见。

（3）盆腔腹膜：分为色素沉着型和无色素沉着型两种，腹腔镜下前者呈紫蓝色或黑色结节，为典型病灶，含有内膜腺体和间质细胞、纤维素、血管成分，并有出血；后者为无色素的早期病灶，但较前者更具活性，呈红色火焰样或息肉样、白色透明变、卵巢周围粘连、黄棕色腹膜斑等。无色素异位病变发展成典型病灶需6~24个月，腹腔镜检查可以发现许多微小的腹膜内异症病灶。

（4）输卵管及宫颈：异位内膜累及输卵管和宫颈少见，偶在输卵管浆膜层可见紫蓝色斑点或结节，管腔多通畅。宫颈异位病灶多系内膜直接种植，呈暗红色或紫蓝色颗粒于宫颈表面，经期略增大，易被误诊为宫颈腺囊肿。深部病灶宫颈剖面呈紫蓝色小点或含陈旧血液的小囊腔，多系直肠子宫陷凹病灶蔓延而来。

（5）其他部位：阑尾、膀胱、直肠异位病灶呈紫蓝色或红棕色点、片状病损，很少穿透脏器黏膜层。会阴及腹壁瘢痕处异位病灶因反复出血致局部纤维增生而形成圆形结节，病程长者结节可大至数厘米，偶见典型的紫蓝色或陈旧出血灶。

2. 镜下检查

典型的异位内膜组织在镜下可见子宫内膜上皮、腺体、内膜间质、纤维素及出血等成分。无色素型早期异位病灶一般可见到典型的内膜组织，但异位内膜反复出血后，这些组织结构可被破坏而难以发现，出现临床表现极典型而组织学特征极少的不一致现象，约占24%。出血来自间质内血管，镜下找到少量内膜间质细胞即可确诊。临床表现和术中所见很典型，少数镜下仅能在卵巢囊壁中发现红细胞或含铁血黄素细胞等出血证据。

异位内膜组织可随卵巢周期变化而有增生和分泌改变，但其改变与在位子宫内膜并不一定同步，多表现为增生期改变。异位内膜极少发生恶变，发生率低于1%，恶变机制并不明确，内异症恶变的细胞类型为透明细胞癌和子宫内膜样癌。

二、临床表现

主要症状是经量过多、经期延长和逐渐加重的进行性痛经，疼痛位于下腹正中，常于经前一周开始，直至月经结束。有35%患者无典型症状，子宫腺肌病患者中月经过多发生率为40%～50%，表现为连续数个月经周期中月经期出血量多，一般大于80ml，并影响女性身体、心理、社会和经济等方面的生活质量。月经过多主要与子宫内膜面积增加、子宫肌层纤维增生使子宫肌层收缩不良、子宫内膜增生因素有关，子宫腺肌病痛经的发生率为15%～30%。妇科检查子宫呈均匀增大或有局限性结节隆起，质硬且有压痛，经期压痛更甚，无症状者有时与子宫肌瘤不易鉴别。

三、实验室及其他检查

1. 妇科检查

可见子宫呈均匀性增大或有局限性结节隆起、质硬、有压痛，经期子宫增大，压痛明显，月经后可缩小。合并内异症时子宫活动度较差；合并子宫肌瘤时，则依肌瘤的大小、数目、部位而异，双附件无明显异常。

2. 辅助检查

（1）血液检查：血清CA125、CA199、抗子宫内膜抗体（EMAb）测定，可协助诊断子宫腺肌病。

（2）影像学检查：盆腔B超和MRI检查有助于子宫腺肌病的诊断及鉴别诊断。

四、诊断与鉴别诊断

可依据典型的进行性痛经和月经过多史、妇科检查子宫均匀增大或局限性隆起、质硬且有压痛而作出初步临床诊断。影像学检查有一定帮助，可酌情选择，确诊取决于术后的病理学检查。

（一）中医诊断与鉴别诊断

1. 气滞血瘀证

主要证候：经前或经期小腹胀痛或刺痛，拒按，甚或前后阴坠胀欲便，经行量或多或少，或行经时间延长，色暗有血块，块下而痛稍减，盆腔有包块或结节；经前心烦易怒，胸胁、乳房胀痛，口干便结；舌紫暗或有瘀斑、瘀点，苔薄白，脉弦涩。

证候分析：素性抑郁，肝失条达，气血瘀滞，冲任二脉不利，导致经血不畅。所谓"不通则痛"，故经前或经期小腹胀痛或刺痛；肝郁气滞，入络不畅，故胸胁、乳房胀痛。舌紫暗或有瘀斑、瘀点，苔薄白，脉弦涩，均为血瘀之象。

治法：理气活血，化瘀止痛。

方药：膈下逐瘀汤。

若疼痛剧烈，加乳香、没药、三棱、莪术活血止痛；痛甚伴有恶心呕吐者，加半夏、白芍柔肝和胃止痛；月经量多夹块者，去桃仁、红花加生蒲黄、三七、益母草化瘀止血；肛门坠胀、便结者，加制大黄化瘀通腑；前阴坠胀者，加柴胡、川楝子理气行滞。

2. 寒凝血瘀证

主要证候：经前或经期小腹冷痛或绞痛，拒按，得热痛减，经行量少，色紫暗有块，或经血淋沥不净，或见月经延后，盆腔有包块或结节；形寒肢冷，或大便不实；舌淡胖而紫暗，有瘀斑、瘀点，苔白，脉沉迟而涩。

证候分析：寒邪凝滞于胞宫、冲任，导致气血运行受阻，故经前或经期小腹冷痛或绞痛，且拒按；寒得热则化，血行渐畅，故得热痛减；寒凝血瘀，冲任不调，则月经延后，经色紫暗有块；寒邪盛于内，阳气被遏，则形寒肢冷。舌淡胖而紫暗，有瘀斑、瘀点，苔白，脉沉迟而涩，均为寒凝血瘀之象。

治法：温经散寒，化瘀止痛。

方药：少腹逐瘀汤。

若恶心呕吐者，加吴茱萸、半夏、生姜温胃止呕；腹泻者，加肉豆蔻、藿香、白术健脾止泻；腹痛甚，肢冷出汗者，加川椒、制川乌温中止痛；阳虚内寒者，加人参、附子、淫羊藿温补脾肾。

3. 湿热瘀阻证

主要证候：经前或经期小腹灼热疼痛，拒按，得热痛增，月经量多，色红质稠，有血块或经血淋沥不净，盆腔有包块或结节，带下量多，色黄质黏，味臭；身热口渴，头身肢体沉重刺痛，或伴腰部胀痛，小便不利，便溏不爽；舌质紫红，苔黄而腻，脉滑数或涩。

证候分析：湿热之邪，盘踞冲任、胞宫，气血失畅，湿热与血热胶结，故小腹灼热疼痛；湿热扰血，故血稠有块；湿热壅遏下焦，稽留难去，则带下量多色黄，便溏不爽。舌质紫红，苔黄而腻，脉滑数或涩，均为湿热瘀阻之象。

治法：清热除湿，化瘀止痛。

方药：清热调血汤。

若经行质稠，量多夹块者，加贯众、生蒲黄清热化瘀止血；下腹疼痛，有灼热感，带下黄稠者，加黄柏、土茯苓清热除湿。

4. 气虚血瘀证

主要证候：经期腹痛，肛门坠胀不适，经量或多或少，或经期延长，色暗淡，质稀或夹血块，盆腔有结节或包块；面色淡而晦暗，神疲乏力，少气懒言，纳差便溏；舌淡胖，边尖有瘀斑，苔薄白，脉沉涩。

证候分析：素体虚弱或久病伤正气，正气不足则无力推动血行，渐成瘀血内阻。所谓"不通则痛"，故经期腹痛，肛门坠胀不适；经色暗淡，质稀或夹血块，乃气虚血瘀之象；气虚则见面色淡而晦暗，神疲乏力，少气懒言；脾气亏虚则纳差便溏。舌淡胖，边尖有瘀斑，苔薄白，脉沉涩，均为气虚血瘀之象。

治法：益气活血，化瘀止痛。

方药：血府逐瘀汤（《医林改错》），加党参、黄芪。

血府逐瘀汤：桃仁、红花、当归、生地黄、川芎、赤芍、柴胡、枳壳、甘草、桔梗、川牛膝。

血府逐瘀汤主治胸中血府血瘀所致之证。方中桃红四物汤活血化瘀养血；

四逆散行气和血疏肝；桔梗开肺气，合枳壳则升降上焦之气，桔梗、枳壳一上一下，通畅气机；川牛膝通利血脉，引血下行；加党参、黄芪补中益气。

若腹冷痛甚者，加艾叶、小茴香、吴茱萸、附片、干姜以温经止痛；腰腿酸软者，加续断、桑寄生补肝肾，强筋骨。

5.肾虚血瘀证

主要证候：经前或经期腹痛，月经先后无定期，经量或多或少，色暗有块，盆腔有结节或包块；腰膝酸软，腰脊刺痛，神疲肢倦，头晕耳鸣，面色晦暗，性欲减退，夜尿频；舌质暗淡，苔白，脉沉细涩。

证候分析：肾气亏损，无力推动血行，则血行迟滞，故经前或经期腹痛；腰为肾之外府，肾气虚故见腰膝酸软，气虚血瘀内阻见腰脊刺痛；肾开窍于耳，肾气虚则头晕耳鸣，面色晦暗。舌质暗淡，苔白，脉沉细涩，均为肾虚血瘀之象。

治法：补肾益气，活血化瘀。

方药：归肾丸。

若经行淋沥不净，加茜草、海螵蛸（乌贼骨）化瘀止血；小腹冷痛喜温，畏寒肢冷者，加补骨脂、肉桂、艾叶温肾助阳；若颧红唇赤，手足心热者，加地骨皮、鳖甲养阴清热。

6.痰瘀互结证

主要证候：经前或经期小腹痛，拒按，盆腔有包块或结节，月经量多，有血块，带下量多，色白质稠；形体肥胖，头晕，肢体沉重，胸闷纳呆，呕恶痰多；舌紫暗，或边尖有瘀斑，苔腻，脉弦滑或涩。

证候分析：痰瘀结于下腹，气血运行不畅，则腹痛拒按，经行有血块；痰湿下注，故带下量多，质稠；气机不利，故胸闷纳呆。舌紫暗，或边尖有瘀斑，苔腻，脉弦滑或涩，均为痰瘀互结之象。

治法：化痰散结，活血化瘀。

方药：苍附导痰丸。

若脾胃虚弱，正气不足者，加党参、黄芪、白术健脾益气；胸脘痞闷食少者，加山楂、神曲、鸡内金消积导滞；腰痛者，加续断、桑寄生补肾强腰。

（二）西医诊断与鉴别诊断

主要与子宫内膜异位症、原发性痛经、盆腔炎性包块、卵巢恶性肿瘤和子宫肌瘤相鉴别。

1. 子宫内膜异位症

继发性、进行性加剧的痛经史，放射至阴道、会阴、肛门或大腿内侧，可伴性交痛、肛门坠胀感。

2. 子宫腺肌病

可合并内异症，痛经症状与内异症相似，但多位于小腹正中且更剧烈。

3. 原发性痛经

经行小腹疼痛，呈阵发性、痉挛性或胀痛下坠感，常1~2天内消失。

4. 盆腔炎性包块

多有盆腔炎性疾病反复发作史，疼痛无周期性，平时亦有下腹部隐痛，可伴有发热和白细胞增高，抗感染治疗有效。

5. 卵巢恶性肿瘤

早期无症状，但病情发展迅速，腹痛、腹胀为持续性，与月经周期无关，患者一般情况差。

6. 子宫肌瘤

月经量多，一般无明显痛经及进行性加剧的腹痛，可有压迫症状。

五、治疗

应视患者症状、年龄和生育要求而定。目前无根治性的有效药物，对于症状较轻、有生育要求及围绝经期患者可试用达那唑、孕三烯酮或 GnRH-a 治疗，均可缓解症状。但需要注意药物的副作用，并且停药后症状可复现，在 GnRH-a 治疗时应注意患者骨丢失的风险，可以给予反添加治疗和钙剂补充。年轻或希望生育的子宫腺肌瘤患者，可试行病灶挖除术，但术后有复发风险；对症状严重、无生育要求或药物治疗无效者，应行子宫全切术。是否保留卵巢，取决于卵巢有无病变和患者年龄。

（一）中医治疗

1. 中药内服

在中医理论支持下对子宫内膜异位症的治疗是以活血化瘀为根本，补肾活血为辅的中医周期性治疗。给予患者香附、乌药、当归、蒲黄等多种具有活血化瘀作用的药材进行治疗。在患者经期过后给予一定的药物进行辅助，到下次经期为一个周期，根据患者的情况进行用药时间的干预，常用的中药药物有鹿角片、菟丝子、肉桂、川芎以及当归等具有温补作用的药材。对处在排卵期的患者给予当归、川芎、赤芍、炒杜仲、枸杞子以及水蛭等药材干预。中医认为此病的发生是经期、房事或产后不注意，或者长期处于心情低落等致病因素下导致患者的脉络、冲任受到损伤，从而引起经血停留在患者的体内未完全排出而引起病患的发生。所以临床中的治疗方法是使用活血化瘀的药物进行治疗，应用各种中药材熬制的汤药对此病进行治疗，将牡丹皮、香附、女贞子、三棱、赤芍、川芎、红藤、白花蛇舌草、当归以及桃仁等具有活血理气功效的药材进行配比、熬制，连续服用一个月后会达到活血化瘀、养血益气的功效。临床中除了中药熬制的汤药以外，还将中药药材进行研制处理成为中药颗粒、胶囊、丸剂、膏方等。

2. 中医外治

（1）中药外敷：可将艾叶、当归、没药、丹参、水蛭等药材研制成粉末，然后在粉末中加入少量的白酒，搅拌均匀后用药袋装好，放入锅蒸 15min 后停止，然后取出晾凉到温度在 40℃ 左右，将药袋热敷在腹部及腰部大约半个小时，通过该种方法能够很好地缓解疾病。但是要注意的是，该种方法需要在月经来的前一周就开始。临床中有研究将千年健、羌活、独活、五加皮、防风、血竭、红花、艾叶各 20g；当归、乳香、没药、赤芍、白芷各 15g；追地风、透骨草各 30g；研制成粉末，用纱布进行包裹后，将药包蒸热后外敷于患者的腹部，每天热敷 30min，坚持一个月后患者的痛经得到了有效治疗。通过该种局部热熨的方法能够将药材的药性透过皮毛，通过循环作用传至病变部位，达到疏经通络、消肿止痛的作用。

（2）肠内用药：该种治疗方法见效较快，治疗原理是活血化瘀、消肿止痛。对子宫内膜异位症的治疗予以三棱、丹参、桃仁等中药组成的药物，此方法对疾病起到很好的治疗作用。通过该种方式能够降低药物对胃肠的刺激，副作用较小，但是患者可能会出现耐药性等不良现象。临床常见肠内用药法为保留灌肠、直肠滴注、栓剂塞治疗，通过黏膜迅速吸收进入大循环，发挥药物治疗全身或局部疾病的作用。

（3）针灸治疗：经前一周开始针灸（列缺、公孙、三阴交）同时配合关元温和灸，1次/天，经期第1天时加配点刺放血（次髎、十七椎），隔日进行1次。该方法不仅能有效镇痛，改善患者的痛经症状及中医证候，而且疗效稳定，镇痛作用较为持续。耳穴与脏腑经络的关系密切，临床可通过针刺耳廓穴位起到调节脏腑、经络的作用，从而达到治疗疾病的目的。

3.中医辅助治疗

（1）耳穴埋籽

选穴：选耳穴神门、内分泌、脾、胃，暴露耳廓，用探棒轻巧、缓慢、用力均匀地按压，寻找耳穴压痛点，压痛最明显处即为治疗点。核对穴位，常规消毒后，多取菜籽、磁珠等物，附在耳穴部位，以小方块形胶布固定。

（2）中药保留灌肠：血瘀是本病的病理实质，治疗主要针对其少腹瘀结、正气不足之候，予以扶正祛邪、补气化瘀散结。红藤合剂主要成分为当归9g、赤芍12g、生山楂9g、三棱9g、莪术9g、丹参12g、土鳖虫9g、千年健12g、透骨草24g、红藤18g、败酱草18g、延胡索（元胡）9g，具有清热利湿、理气活血止痛功效。

中药保留灌肠方法：患者排空二便，用红藤合剂灌肠，每晚1次，每次125ml。红藤合剂方中的当归清热理气活血，延胡索（元胡）疏肝理气止痛，三棱、莪术、生山楂、丹参、土鳖虫、赤芍活血化瘀，红藤、败酱草清热解毒、化瘀通络，千年健、透骨草祛风湿；全方有清热利湿、理气活血止痛之效。

（二）西医治疗

1.保守治疗

随访观察，症状不明显或已近绝经期的妇女，可每3~6个月随访一次，若出现症状可考虑进一步治疗。

2.药物治疗

适用于症状不明显或较轻者，尤其围绝经期或全身情况不能手术者，在排除子宫内膜癌的情况下，可采用药物对症治疗。常用雄激素如丙酸睾酮注射液用以对抗雌激素，促使子宫内膜萎缩；直接作用于平滑肌，使其收缩而减少出血。还可选用促性腺激素释放激素类似物，通过抑制FSH和LH的分泌作用，降低体内雌激素水平以缓解症状。米非司酮可作为术前用药或提前绝经使用，但不宜长期使用，因其拮抗孕激素后，子宫内膜长期受雌激素刺激，增加子宫内膜增生的风险。此外，某些中药制剂也可用于药物治疗，如桂枝茯苓胶囊、宫瘤消胶囊等。

3. 新兴技术

随着医学科学的发展，目前出现了许多新的微创治疗手段，例如：冷冻疗法、射频消融技术、高强度聚焦超声、子宫动脉栓塞术等，各有优缺点。

（1）预防经血逆流：妇女经期需注意休息，避免吃生冷食物，及时治疗容易引起经血逆流的疾病，如先天性生殖道畸形、闭锁、狭窄和继发性宫颈粘连、阴道狭窄等。

（2）妊娠和药物避孕：口服避孕药可抑制排卵，促进子宫内膜萎缩。因此对于需要避孕的子宫腺肌病患者，可推荐使用药物避孕，避免使用宫内节育器。鼓励已属婚龄或婚后痛经的妇女及时婚育，提倡母乳喂养。

（3）防止医源性异位内膜种植：尽量避免多次宫腔手术操作，进入宫腔内的经腹手术，手术护士均应用纱布垫保护好子宫切口周围手术野，以防宫腔内容物进入腹腔或种植腹壁切口。缝合子宫壁时应避免缝线穿过子宫内膜层，经宫颈及阴道手术均不宜在月经前进行。

4. 药物治疗

孕激素的副作用相对较轻，易耐受，常见的有乳房胀痛、水钠潴留、食欲增加和体重增加等。睾酮类衍生物（达那唑）一般需连续使用六个月，副作用较明显，但一般可耐受，主要为男性化表现，如毛发增多、皮肤痤疮等，偶有肝功能损害，所以要定期监测肝功能。已有肝功能损伤者不宜使用，停药4~6周后可恢复月经和排卵，副作用大部分可随之消失。促性腺激素释放激素激动剂的副作用主要是雌激素水平低下造成的类似围绝经期综合征表现，如潮热、阴道干燥、骨质疏松等。停药后大部分症状可缓解或消失，但骨质疏松恢复较慢，需向患者强调并防止意外骨折的发生。

六、护理

1. 加强保健

注意会阴部清洁卫生，经期禁止性生活。足够的休息和睡眠、充分的营养摄入、规律而适度的锻炼、戒烟等均对缓解疼痛有一定的帮助。

2. 药物治疗

（1）口服避孕药：可通过抑制排卵，抑制子宫内膜生长，降低前列腺素和加压素水平，缓解疼痛。

（2）前列腺素合成酶抑制剂：该类药物通过抑制前列腺素合成酶的活性，减少前列腺素产生，防止过强子宫收缩和痉挛，从而减轻或消除疼痛。常用药物有布洛芬、酮洛芬、甲氯芬那酸、双氯芬酸、甲芬那酸、萘普生等。

3. 加强营养

进食适宜高蛋白、高热量、高维生素、富含矿物质的食品，如蛋、瘦肉、动物肝、乳制品、木耳及新鲜蔬菜等。手术患者肠蠕动恢复后，先进食清淡易消化流质食品，再逐渐过渡为半流质食品，如蛋羹、藕粉、蜂蜜、莲子粥、鸡汤面条等，适当吃些新鲜蔬菜、水果，逐渐增加牛奶、蛋肉类等，也可选一些益气补血类食物，如花生、胡萝卜、阿胶、红枣、黄芪等，忌肥甘厚腻生冷之品；月经过多者，宜进食含铁及蛋白质多的食物，如动物肝脏、动物血、蛋黄、瘦肉、大豆、胡萝卜、葡萄干等，尽量做到荤素搭配，色、香、味兼顾，以增加食欲，从而增强体质。

第七章
带下病与女性生殖系统炎症

第一节 ◇◇◇ 外阴炎与前庭大腺炎

一、病因病机

（一）中医病因病机

本病主要发病机制分虚、实两类。因肝肾阴虚、精血亏损、外阴失养而致阴痒者，属虚证；因肝经湿热下注，带下浸渍阴部，或湿热生虫，虫蚀阴中以致阴痒者，为实证。中医学以其独特的理论体系，对此有着深刻的阐述和独到的治疗方法。

1. 外感六淫

《黄帝内经》中提到，外界自然气候的反常，即"六淫"（风、寒、暑、湿、燥、火），是导致疾病发生的外在因素。其中，湿邪和热邪特别容易导致阴痒，因为湿邪具有重浊黏滞的特性，容易侵袭人体下部，而热邪则易引起炎症和瘙痒。

2. 内伤七情

《疡医大全》："妇人阴户作痒，乃肝脾风湿流注，亦有肝火郁结而成。"薛己总结妇人阴痒属肝经所化，有肝脾郁怒、肝脾气虚、湿热下注等证候。

3. 脏腑功能失调

隋·巢元方在《诸病源候论·妇人杂病诸候》曰："妇人阴痒，是虫蚀所为。三虫九虫，在肠胃之间，因脏虚虫动作，食于阴，其虫作势，微则痒，重者乃痛。"

4. 个人卫生习惯

不良的个人卫生习惯可能导致外阴部位失去正常的滋养和保护，从而容易发生炎症和瘙痒。

（二）西医病因病机

外阴炎的常见病因包括如阴道分泌物刺激（包括阴道分泌物增多流至外阴刺激、月经或月经垫内裤等的刺激）；其他刺激因素（① 糖尿病患者的尿液；② 尿瘘患者长期受尿液的浸渍；③ 肠癌患者有时受粪便的刺激；④ 肠道蛲虫）；混合感染（常见病原菌为葡萄球菌、链球菌和大肠杆菌）等。

二、临床表现

（1）外阴瘙痒：患者前阴部瘙痒时作，甚则难以忍受，坐卧不宁，亦可波及肛门周围或大腿内侧。

（2）外阴皮肤改变：妇科检查时，外阴部皮肤可能表现为粗糙、有抓痕、色素蜕变，甚至皲裂、破溃、黄水淋漓。

（3）带下异常：可伴有带下量多、色黄、质黏腻、气味异常等症状，这些症状反映了湿热或阴虚的内在病机。

（4）全身症状：根据中医辨证，可伴有心烦易怒、胸胁满痛、口苦口腻、食欲不振、小便黄赤等肝经湿热的症状；或眩晕耳鸣、五心烦热、烘热汗出、腰酸腿软、口干不欲饮等肝肾阴虚的症状。

（5）舌脉变化：舌质表现为胖大、色红，苔黄腻，脉弦滑，这些是湿热的典型表现；或舌红苔少，脉细数无力，反映了肝肾阴虚的病机。

（6）情绪变化：情绪波动，如焦虑、抑郁等，也可与阴痒的发生有关，特别是在长期患病或症状反复发作的情况下。

（7）其他症状：在某些情况下，阴痒与外阴炎、阴道炎、性传播疾病等其他妇科疾病相关，需要通过详细的妇科检查和实验室检查来排除或确诊。

三、实验室及其他检查

（1）妇科检查：医生对患者的外阴进行观察，判断是否有红肿、抓痕、糜烂、苔藓样改变、湿疹样改变，以及是否有压痛等情况。

（2）病原学检查：通过显微镜检查白带样本，寻找霉菌、滴虫等病原体。

（3）阴道分泌物培养：对分泌物进行培养，以鉴定特定的细菌，如葡萄球菌、链球菌和大肠杆菌等。

（4）血沉检查：血沉检查主要用于判断是否存在急性感染，但在外阴炎的诊断中也有参考价值。

（5）影像学检查：B超不能直接检查出妇科炎症，但对于有明显输卵管或卵巢脓肿的患者，B超可以显示盆腔积液，提供辅助诊断信息。

（6）其他检查：通过阴道镜观察阴道和宫颈的情况，有助于发现炎症、溃疡或其他异常。

（7）宫颈TCT检查：宫颈细胞学检查有助于排除宫颈病变，与外阴炎进行鉴别诊断。

（8）脉象与舌质：通过观察患者的脉象与舌质，结合症状如外阴瘙痒、红肿、疼痛等进行辨证。例如，患者表现为外阴瘙痒、灼热感，舌质红，苔黄腻，脉滑数，则辨证为"湿热下注"。

四、诊断与鉴别诊断

（一）中医诊断与鉴别诊断

阴痒病因较复杂，接触性、过敏性、化学制品的刺激及全身慢性疾病等都可引发本病。中医认为，肝肾阴虚、湿热下注和湿虫滋生是引发本病的常见原因。对于接触性、过敏性引发的阴痒，去除诱因是关键；而全身慢性疾病导致的阴痒，则以治疗原发病为主。中医治疗以止痒为主，实者宜清热利湿、杀虫止痒，虚者宜滋阴养血止痒；除内服药物外，辨证选用或结合阴道分泌物检查，配合相应的外治法，可提高临床疗效。

1. 辨病要点

根据阴部瘙痒的情况，带下的量、色、质、气味及全身症状进行辨证。

（1）瘙痒程度：了解瘙痒的轻重、持续时间、是阵发性还是持续性，以及是否伴有其他症状如疼痛、灼热感等。

（2）带下情况：观察带下的量、颜色、质地和气味，如黄绿色泡沫状、豆渣样等，这些特点有助于判断病因。

（3）外阴局部情况：检查外阴是否有红肿、湿疹、溃疡等表现。

2. 辨证要点

（1）肝肾阴虚：素体肝肾不足；或年老体衰，精血亏损；或久病不愈，阴血不足，以致肝肾阴虚。肝脉过阴器，肾司二阴，肝肾阴虚，精血亏少，阴部肌肤失养，阴虚生风化燥，风动则痒。

（2）湿热下注：郁怒伤肝，肝郁化热，木旺侮土，脾虚湿盛，以致湿热互结，流注下焦，浸淫阴部。

（3）湿虫滋生：外阴不洁，或久居阴湿之地，湿虫滋生，虫蚀阴中。

3. 舌象辨证

（1）舌质：观察舌质颜色，如红、淡、瘀点等，以判断气血和阴阳的盛衰。

（2）舌苔：检查舌苔的颜色（白、黄、腻等）和厚薄，以了解体内湿热、寒湿等情况。

4. 脉象辨证

（1）脉象特点：如脉弦数可能提示肝经湿热，脉细数可能提示肝肾阴虚，脉滑数可能提示湿热内蕴。

（2）左右手脉象：中医还会通过比较左右手的脉象，来判断病变所在的脏腑。

5. 病因辨证

（1）情志因素：询问患者是否有情绪波动、压力、抑郁等情志因素，这些可能导致肝气郁结，进而影响阴部健康。

（2）生活习惯：了解患者的生活习惯，如个人卫生、饮食习惯等，不良习惯可能导致湿热或寒湿内生。

（二）西医诊断与鉴别诊断

（1）与阴道炎鉴别：外阴炎主要表现为外阴部的红肿、瘙痒、疼痛等症状，而阴道炎则主要涉及阴道黏膜的炎症，症状可能更为内在，如阴道排液异常、性交痛等。

（2）与宫颈炎鉴别：宫颈炎的症状可能包括宫颈充血、分泌物增多等，而外阴炎则是主要局限于外阴部的炎症反应，症状和体征有所不同。

（3）与前庭大腺炎鉴别：前庭大腺炎通常表现为外阴肿胀、疼痛，特别是触痛明显，可能伴有发热等症状，而外阴炎的炎症通常不涉及前庭大腺。

（4）与股癣鉴别：股癣为发生于股内侧及会阴部皮肤真菌感染所致的体癣，病灶呈堤状，清晰可见，表面有鳞屑，有明显的炎症改变，阴痒则无明显的堤状皮损。

（5）与湿疹鉴别：本病皮肤病变分布呈对称性，易复发，水洗或食鱼腥虾蟹，往往使病情加重，且可以发生在全身任何部位。阴痒无以上特点。

（6）与性传播疾病鉴别：性传播疾病如尖锐湿疣、生殖器疱疹等，除了外阴炎症表现外，还可能有特异性的皮损或溃疡，需要通过实验室检查进行确诊。

（7）在进行鉴别诊断时，医生会根据患者的具体症状、体征、病史以及实验室检查结果进行综合分析，以确定阴痒的确切原因，并制定相应的治疗方案。患者应及时就医，并遵循医嘱进行治疗。同时，对于有特定风险因素的患者，如孕妇、糖尿病患者等，应给予特别的关注和管理。

五、治疗

（一）中医治疗

本病中医治疗以止痒为主，实者宜清热利湿、杀虫止痒，虚者宜滋阴养血止痒；要着重调理肝、肾、脾的功能，遵循"治外必本诸内"的原则，将内服与外治、整体与局部相结合进行施治。除内服药物外，辨证选用或结合阴道分泌物检查，配合相应的外治法，可提高临床疗效。根据不同的辨证类型采用个性化的治疗方案。

1. 药物治疗

（1）肝肾阴虚证方药：知柏地黄丸加减。常用中药：知母、黄柏、牡丹皮、熟地黄、山茱萸、怀山药、泽泻、茯苓、何首乌、白鲜皮。

（2）湿热下注证方药：龙胆泻肝汤加减。常用中药：龙胆、黄芩、柴胡、栀子、车前子、木通、泽泻、生地黄、当归、甘草、虎杖、苦参。

（3）湿虫滋生证方药：萆薢渗湿汤加减。常用中药：萆薢、薏苡仁、黄柏、赤茯苓、牡丹皮、泽泻、通草、滑石、白头翁、苦参、防风。

2. 针灸治疗

（1）肝肾阴虚：治疗原则是滋补肝肾，滋阴降火。常用的穴位包括肝俞、肾俞、蠡沟、三阴交、太溪等，通过毫针刺激，采用补法进行操作。

（2）湿热下注：治疗原则是清热利湿，疏肝解郁。常用的穴位包括中极、关元、三阴交、阴陵泉、太冲、少府、蠡沟等，操作方法包括提插捻转强刺激，产生酸麻感，留针30min，10min行针一次。

（3）皮肤针：取局部阿是穴、夹脊穴及足太阳经背部第1侧线，轻叩以皮肤出红晕为度。

（4）火针：取局部阿是穴，选用细火针局部点刺。

3. 自血疗法

穴位注射治疗：取曲池、足三里、血海、大椎等穴位，抽取静脉血2ml进行穴位常规注射。

4. 火龙罐治疗

（1）下腹部：火龙罐施罐于下腹部，特别是与生殖系统相关的穴位，如中极、关元等，这些穴位的刺激有助于调理气血，温经驱寒，缓解阴痒症状。

（2）腰骶部：腰骶部是肾经和膀胱经的循行区域，通过火龙罐的温热刺激，可以温补肾阳，增强肾脏功能，对阴痒有辅助治疗作用。

（3）大腿内侧：大腿内侧有肝经和脾经的循行，火龙罐的施罐可以帮助调理肝脾，促进气血运行，改善阴痒症状。

（4）特定穴位：三阴交穴是脾经、肝经、肾经的交会穴，对于调节女性生殖系统功能有很好的效果。

5. 温通刮痧治疗

（1）下腹部：这是与生殖系统直接相关的区域，刮痧可以帮助促进局部血液循环，缓解炎症。可以沿着任脉（从中脘穴到曲骨穴）进行刮拭。

（2）腰骶部：腰骶部是肾经和膀胱经的循行区域，与生殖健康密切相关。刮痧这一区域有助于温补肾阳，增强肾脏功能，对阴痒有辅助治疗作用。

6. 耳穴压豆

（1）子宫穴位于耳轮缘内侧中点，与妇科疾病相关，可用于治疗外阴炎。

（2）内分泌穴可调节内分泌系统，有助于调整与外阴炎相关的激素水平。

（3）神门穴具有宁心安神的作用，有助于缓解因外阴炎引起的不适和焦虑。

（4）交感穴与自主神经系统相关，有助于缓解炎症和瘙痒。

7. 中药熏洗外阴部

以清热利湿，可以改善局部环境，杀虫止痒，缓解阴道瘙痒等症状；顽固性或反复发作者或外阴瘙痒明显者，可加用外阴微波，1次/日。

8. 中成药

（1）知柏地黄丸。口服。适用于肝肾阴虚证。

（2）四妙丸、龙胆泻肝丸、经带宁胶囊。口服。适用于湿热下注证。

（二）西医治疗

1. 抗真菌治疗

对于由真菌（如念珠菌）引起的外阴痒，常用的治疗药物包括克霉唑、咪康唑等阴道栓剂或口服抗真菌药物如氟康唑。

2. 抗滴虫治疗

滴虫性阴道炎引起的外阴痒，通常使用甲硝唑或替硝唑进行治疗，可以口服或通过阴道给药。

3. 抗生素治疗

细菌性阴道病可能需要使用甲硝唑或克林霉素阴道栓剂。

4. 局部治疗

对于外阴皮肤破损或炎症，可以局部使用抗生素软膏或抗真菌药膏，以减轻症状。

患者应遵循医嘱，完成整个疗程，即使症状提前消失也不应自行停药。对于反复发作的外阴痒，需要寻找并治疗潜在的原因，如糖尿病等。

六、护理

1. 饮食调护

（1）湿热下注证宜食黄柏、苦参、苍术、金银花等具有清热燥湿、抑菌杀虫、消肿止痒功效的药膳。如土茯苓绿豆老鸭汤：土茯苓可解毒除湿，绿豆清热解毒，老鸭清热毒、利小便，三者合用，对阴痒患者有较好的疗效。黄花菜马齿苋汤：黄花菜清热解毒，苍术燥湿止痒，马齿苋清热解毒利湿。

（2）肝肾阴虚证宜食枸杞子、山药、黑芝麻、核桃仁、黑豆、黑枣、荔枝、菟丝子、桑葚等具有养肝、滋阴、补虚、益精、益肾、健脾功效的药膳。如黄芪当归炖鸡汤：黄芪和当归配伍，能够补血活血，增强身体的抵抗力和免疫力。双耳汤：黑木耳和银耳炖汤，具有滋阴润肺的功效，同时也能够补肝肾。冬虫夏草鸭汤：冬虫夏草与鸭肉搭配，具有滋阴补肾的功效。

（3）饮食禁忌：忌食辛辣刺激性的食物，如葱、姜、蒜、辣椒、胡椒、花椒等。忌食海腥发物，如鱼、虾、羊肉、狗肉、酒等食物。忌食煎炸食品，如油条、炸鸡、炸薯片等以防寒邪侵袭，影响气血运行。

2. 起居有常

慎起居，避风寒，生活规律，保证充足的睡眠，保持心情舒畅，避免使用电子设备影响睡眠质量，睡前避免剧烈运动和过度刺激的活动，如看恐怖电影、参与激烈讨论等。

3. 外用治疗护理

正确使用中药熏洗外阴或贴敷疗法，观察皮肤反应，防止过敏等不良反应。

4. 避免刺激

建议患者避免使用可能引起刺激的卫生用品，如香皂、洗液等，以及避免穿着紧身或不透气的内衣。

5. 个人卫生

保持外阴部的清洁和干燥，定期更换内裤，避免过度清洗。

6. 性伴侣治疗

对于某些性传播感染，性伴侣也需要接受检查和治疗，以防止再次感染。

第二节 前庭大腺脓肿

一、病因病机

(一) 中医病因病机

妇人阴户生疮，结块红肿、热痛，或化脓腐烂，黄水淋漓，甚则溃疡如虫蚀，或者肿块位于阴道边侧，如有蚕茧，称为"阴疮""阴蚀""阴茧"。《神农本草经》多次述及"阴蚀"。《金匮要略·妇人杂病脉证并治》论述了妇人"少阴脉滑而数者，阴中即生疮。阴中蚀疮烂者，狼牙汤洗之。"

1. 情志内伤

中医经典《黄帝内经》中指出，过度的情绪波动，如怒、忧、思等，会导致气机紊乱，进而影响脏腑功能，产生疾病。《素问·举痛论》中提到："怒则气上，喜则气缓，悲则气消，恐则气下……惊则气乱……思则气结。"

2. 饮食不节

《黄帝内经》中提到，脾胃是后天之本，是气血生化之源。饮食不节首先影响脾胃，脾主运化水湿，胃为水谷之海。如果饮食不节，如过食肥甘厚味，可能导致脾胃积热，湿热内生，湿热下注到下焦，可能引发阴疮。

3. 劳逸失宜

《黄帝内经·素问·上古天真论》中提到："志闲而少欲，心安而不惧，形劳而不倦，气从以顺，各从其欲，皆得所愿。"过度劳累能导致身体抵抗力下降，使得病邪容易侵袭；而过度安逸则可能导致气血运行不畅，影响阴道的血液循环和免疫功能，从而诱发阴疮。

4. 外感六淫

《黄帝内经》中提到，六淫中的风、寒、暑、湿、燥、火六种气候变化，当其太过或不及时，会影响到人体的调节适应功能，成为致病的邪气。对于阴疮而言，外感六淫可能导致局部气血运行不畅，抵抗力下降，从而容易受到病邪的侵袭，引发或加重阴疮。

5. 生活不规律

《黄帝内经》强调了生活规律对于维持身体健康的重要性。书中提到："逆夏气则太阳不长，心气内洞。"意味着逆反自然规律，特别是逆反四时之气，会导致身体脏腑功能失调，容易引发阴疮。

6. 体质因素

《黄帝内经》中指出："阴阳者，天地之道也，万物之纲纪，变化之父母，生杀之本始，神明之府也。"这意味着阴阳平衡是维持健康的关键，而体质的阴阳偏颇可能导致疾病的发生。

其主要病机为热毒炽盛，或寒湿凝滞，侵蚀外阴部肌肤所致。

（二）西医病因病机

前庭大腺位于阴道口两侧，开口在阴道前庭，在性交、分娩或其他情况污染外阴部时，病原体易于侵入而引起炎症。病原体多为葡萄球菌、大肠杆菌、链球菌及肠球菌等，常为混合感染，多发生在生育期。

二、临床表现

急性前庭大腺炎首先侵犯腺管，呈急性化脓性炎症变化，局部有红、肿、热、痛。有时有坠胀及大小便困难的感觉及体温升高、白细胞增高等全身症状。腺管口往往因肿胀或渗出物凝集发生阻塞，脓液不能外流形成脓肿，称前庭大腺脓肿。局部可有波动感，腹股沟淋巴结肿大，脓腔内压增大时，可自行破溃，如破口大，引流通畅，炎症可较快消退痊愈；如破口小，引流不畅通，可反复发作，常使患者行走坐卧不安。当急性炎症消失后，腺管口阻塞，腺内分泌液不能排出或脓液逐渐转为黏液而形成囊肿，称前庭大腺囊肿。根据病史、自觉症状及阴道口前庭大腺部位有红、肿、压痛的肿块，或有波动感者，可明确诊断。

三、实验室及其他检查

1. 分泌物涂片检查

通过取前庭大腺开口处的分泌物进行涂片检查，可以观察到病原体的形态，如革兰染色后的细菌形态。这种方法可以帮助识别感染的具体病原体，如革兰阴性双球菌（淋球菌）。

2. 细菌培养

对分泌物进行细菌培养，可以鉴定出具体的细菌种类，并进行药敏试验，以确定最有效的抗生素。

3. 血常规检查

血常规检查可以显示白细胞计数的变化，有助于诊断前庭大腺炎的感染情况。通常在感染期间，白细胞总数会升高。

4. 核酸检测

对于性传播疾病病原体，如淋病奈瑟球菌和沙眼衣原体，可以通过核酸检测（如 PCR）来确诊。

5. 妇科检查

妇科检查可以观察到外阴部的红肿、硬块、压痛等炎症表现，有助于诊断前庭大腺炎。

6. 超声检查

在某些情况下，可能需要进行盆腔超声检查，以评估炎症的范围和是否有脓肿形成。

7. MRI 或 CT 扫描

对于复杂的病例，如疑似有脓肿或囊肿形成的前庭大腺炎，可能需要进行 MRI 或 CT 扫描来更准确地评估病变情况。

8. 脉象与舌质

通过观察患者的脉象与舌质，如舌红苔黄、弦脉，表明体内有热邪；舌淡苔白、细数脉，则表明体内气血不足或寒湿内蕴，舌暗或有瘀点、滑脉，表明血液循环不畅，湿热内蕴或痰瘀互结。

四、诊断与鉴别诊断

（一）中医诊断与鉴别诊断

1. 辨病要点

本病见阴户一侧或两侧有肿块，坚硬、红肿热痛或溃破后或兼有黄水淋漓的结块，质软。当脓肿形成时，可触及波动感，并伴有发热等全身症状。当脓肿内压力增大时脓肿可自行破溃等证候，即可诊断为本病。

2. 辨证要点

首先辨别阴阳、寒热。初期为阳证，日久属阴证。一般而言，红肿热痛，发病急骤，脓稠臭秽，或伴全身发热者，为实为热；肿块坚硬，皮色不变，日久不消，形体虚羸者，多属虚寒证。其次要辨善恶，若疮疡溃腐，久不收敛，脓水淋沥，恶臭难闻，多属热毒蕴结，为气血衰败之恶候。

3. 辨证分型

（1）热毒：阴户一侧或双侧红肿疼痛，如蚕茧状。不易消退，行动艰难，坐卧不安。数天后，便可成脓溃破，脓多秽臭而稠。一周左右可收口。常有反复流脓而形成窦道。伴恶寒发热，口干纳少，小便涩痛，心烦寐差，舌红，苔黄腻，脉弦数。

（2）寒凝：外阴一侧或两侧肿胀如蚕茧状，皮色不变，坠胀不适，大者可致行走不便，常于经前、经期增大，经后恢复至原状，伴面色少华，纳少便溏，神疲体倦。舌淡苔薄，脉细弱。

4. 鉴别诊断

（1）梅毒：因梅毒引起的外阴溃烂，其初疮是典型的硬下疳，患者有性生活不洁或感染史。梅毒血清试验阳性，活组织检查可查到梅毒螺旋体。

（2）生殖器疱疹：生殖器及肛周皮肤散在或簇集小水疱，破溃后形成糜烂或溃疡，自觉疼痛，病毒抗原检测、病毒培养检测到单纯疱疹病毒呈阳性。

（3）本病急性发作期须与外阴湿疹、急性外阴炎鉴别。

（4）本病慢性期前庭大腺囊肿时，须与脂肪瘤、外阴皮脂腺囊肿作鉴别。

（二）西医诊断与鉴别诊断

1. 西医诊断

阴疮在西医中通常指前庭大腺炎，是指前庭大腺因病原体侵入所引发的炎症，临床表现为大阴唇下 1/3 处有红肿硬块、疼痛，可能由多种原因引起，如感染（包括细菌、真菌、病毒等）、皮肤病变、激素变化、免疫系统异常等。

（1）症状观察：注意患者外阴部位的红肿、疼痛、瘙痒、溃疡、分泌物等表现，以及是否有发热、腹痛等全身症状。

（2）病史询问：详细了解患者的起病时间、病程变化、既往病史、个人卫生习惯、性生活情况等，以判断可能的病因。

（3）舌象分析：观察舌质颜色（如红、淡、瘀点等），舌苔的颜色（如白、黄、腻等）和厚薄，以了解体内湿热、寒湿或气血状况。

（4）脉象诊断：通过脉象的特点（如弦、滑、细、数等），判断患者的气血、阴阳、寒热状态。

（5）辨证施治：根据上述信息，结合中医理论，确定阴疮的证型，如湿热下注、肝经湿热、瘀血阻络等，并制定相应的治疗方案。

（6）局部检查：对外阴部位进行仔细检查，观察有无红肿、溃疡、疱疹等局部病变，以及有无异常分泌物。

（7）实验室检查：白细胞总数可升高，病灶处分泌物可查到病原菌。必要时进行阴道分泌物的显微镜检查、细菌培养、真菌检查等，以确定病原体类型。

2.鉴别诊断

主要与前庭大腺囊肿相鉴别：其共同特点是，均可见前庭大腺处生有肿块。但前庭大腺炎表现有发热，检查可见肿块皮色发红、肿痛明显、有波动感，经加压时于腺体开口处可见有脓液溢出，而前庭大腺囊肿皮色不变、肿块囊性、无压痛、加压时无脓液溢出，且无发热等全身症状。排除其他可能导致类似症状的疾病，如外阴炎、阴道炎、性传播疾病等。

五、治疗

(一) 中医治疗

1.药物治疗

（1）热毒证主要证候：阴部生疮，灼热结块，甚则溃烂流脓，黏稠臭秽；恶寒发热，头晕目眩，口苦咽干，心烦不宁，便秘尿黄；舌红，苔黄，脉滑数。

证候分析：热毒侵入，凝滞气血，以致阴户突然肿胀、疼痛；热毒蕴结，腐肉成脓，故阴部生疮，溃腐流脓，黏稠臭秽；邪正相争，故恶寒发热；热毒熏蒸，故头晕目眩；伤津，则口苦咽干，便秘；热扰心神，则心烦不宁。舌红，苔黄，脉滑数，为湿热邪毒炽盛之征。

治法：清热利湿，解毒消疮。

方药：① 龙胆泻肝汤（方见阴挺）加土茯苓、蒲公英。② 五味消毒饮加味：蒲公英15g，金银花9g，野菊花6g，紫花地丁15g，天葵子9g，乳香6g，牡丹皮12g，赤芍12g，皂角刺12g。加减：伴发热畏寒者，加荆芥9g、防风9g、薄荷（后下）6g；小便淋痛者，加萹蓄10g、萆薢10g。成脓者，加薏苡仁15g；热毒甚者，加黄连6g、黄芩10g、黄柏10g。

若热毒壅盛者，症见发热不退，渴喜冷饮，溃脓臭秽。治宜清热解毒，化瘀除湿。方用仙方活命饮（《校注妇人良方》，金银花、防风、白芷、当归、陈皮、赤芍、天花粉、贝母、乳香、没药、皂角刺、甘草）。

（2）寒湿证主要证候：阴疮坚硬，皮色不变，日久不愈，脓水淋沥；神疲倦怠，食少纳呆；舌淡，苔白腻，脉细弱。

证候分析：寒湿相结，痰瘀交阻，肌肤失养，故阴疮坚硬，皮色不变，或有疼痛，溃后脓水淋沥；寒湿凝滞，脾阳不振，故神疲倦怠，食少纳呆。舌淡，苔白腻，脉细弱，为寒湿凝滞之征。

治法：散寒除湿，活血散结。

方药：阳和汤（《外科全生集》）。阳和汤：熟地黄、鹿角胶、炮姜、肉桂、麻黄、芥子、生甘草。阳和汤主治阴疽、乳岩、结核等阴凝证。方中重用熟地黄、鹿角胶滋阴补阳为君；辅以肉桂、炮姜、麻黄、芥子温通血脉，助阳活血为臣；生甘草解毒、调和诸药而为使。全方共奏温经通络，祛寒除湿，解毒消肿之功。

若正虚邪盛者，症见疮久不敛，心悸气短。治宜托里消毒。方用托里消毒散（《外科正宗》，人参、川芎、白芍、黄芪、当归、白术、茯苓、金银花、白芷、甘草、皂角刺、桔梗）。

2. 中医外治法

（1）艾灸治疗：艾灸是通过燃烧艾绒产生的温热刺激来作用于穴位，对于阴疮有促进伤口愈合、缩短疗程的作用。常用的艾灸穴位包括阳陵泉、太冲、足三里、三阴交等。

（2）针灸治疗：针灸取太冲穴，肝经的原穴，可以疏肝解郁，清泻肝火；取阳陵泉穴，胆经的合穴，有清热利湿的作用；取肝俞穴，肝经的背俞穴，可以疏肝理气，缓解肝气郁结引起的症状；取肾俞穴，肾经的背俞穴，有益肾滋阴的作用。

（3）温通刮痧治疗：通过温热刺激使患者放松，同时促进局部血液循环和新陈代谢，有助于缓解阴疮症状。

（4）耳穴压豆：通过取肺、脾、肝、大肠、内分泌、皮质醇、交感、神门等穴对炎症起到缓解作用。

（5）放血疗法：取曲池穴可用于清热解毒，三阴交穴可用于调节妇科相关疾病，足三里穴可增强免疫力。

（6）按摩治疗：通过按摩促进局部血液循环，缓解不适症状。

3. 其他疗法

（1）初肿期：如金黄散用香油调敷，可清热除湿，散瘀解毒，止痛消肿。

（2）脓成期若不能自溃者，宜切开引流排脓，溃后用生肌散撒敷疮面，可去腐生肌。

4. 中成药

（1）湿热虫蚀型阴疮

中成药：龙胆泻肝丸、五苓散。

配证依据：湿热虫蚀型阴疮通常表现为外阴瘙痒、红肿、疼痛，伴有口苦咽干、小便黄赤等症状。龙胆泻肝丸具有清热疏肝、泻火解毒的功效，适用于肝经湿热所致的阴疮；五苓散则有利水渗湿的作用，适用于湿热内蕴的证型。

（2）热毒型阴疮

中成药：金银花颗粒、连翘败毒丸。

配证依据：热毒型阴疮表现为外阴部皮肤局限性焮红肿痛，破溃糜烂，脓液稠黏，伴有发热、口干、便秘等症状。金银花颗粒和连翘败毒丸都具有清热解毒作用，适用于热毒壅盛的阴疮。

（3）寒湿型阴疮

推荐中成药：艾附暖宫丸、理中丸。

配证依据：寒湿型阴疮的症状包括阴部肌肤肿溃，触之坚硬，色晦暗不泽，脓水淋漓，伴有畏寒肢冷、食少纳呆等。艾附暖宫丸和理中丸均有温经散寒、健脾利湿的作用，适用于寒湿凝滞的阴疮。

（4）气虚下陷型阴疮

推荐中成药：补中益气丸、六君子丸。

配证依据：气虚下陷型阴疮表现为外阴溃烂，瘙痒出血，疮久不敛，伴有神疲体倦、心悸而烦等症状。补中益气丸和六君子丸能够补气健脾，适用于气虚所致的阴疮。

（5）火盛积热型阴疮

推荐中成药：三黄片、黄连上清丸。

配证依据：火盛积热型阴疮症状包括外阴部红肿热痛，脓液稠黏，伴有心烦易怒、大便干燥等。三黄片和黄连上清丸具有清热泻火、解毒消肿的作用，适用于火邪旺盛的阴疮。

（二）西医治疗

西医学中通常指的是外阴部位的溃疡或炎症，可能由多种原因引起，如感染（包括细菌、真菌、病毒等）、皮肤病变、激素变化、免疫系统异常等。

1. 药物治疗

（1）抗生素：对于细菌感染引起的阴疮，医生可能会开抗生素药物，如甲硝唑、克林霉素等。

（2）抗真菌药物：如果阴疮是由真菌感染引起的，如念珠菌，医生可能会推荐使用抗真菌药物，如氟康唑、克霉唑等。

（3）抗病毒药物：对于病毒性感染，如单纯疱疹病毒引起的阴疮，可能需要使用抗病毒药物，如阿昔洛韦。

2. 外科治疗

（1）物理治疗：对于某些难以愈合的外阴溃疡，可能需要进行物理治疗，如激光治疗等。

（2）手术切除：在药物治疗无效或阴疮反复发作的情况下，可能需要进行手术切除部分受损组织，并进行适当的修复。

3. 局部护理

保持外阴部位的清洁和干燥是治疗阴疮的重要措施，可以减少感染的风险。

4. 避免刺激

应避免使用可能引起刺激的卫生用品，如香皂、洗液等，以及避免穿着紧身或不透气的内衣。

5. 一般治疗

注意个人卫生，勤换内裤，避免长时间穿湿衣服或泳衣，减少外阴部位的摩擦和刺激。

六、护理

1. 情志护理

稳定情绪，保持良好的心态，避免过度的情绪波动，如怒、忧、思、恐等，因为这些情绪可能导致肝气郁结，影响气血运行，进而影响外阴部位的健康。

2. 饮食调理

热毒型阴疮推荐用蒲公英、薏苡仁、金银花、野菊花、马齿苋、土茯苓等煎水频服以清热解毒；湿热型阴疮推荐食用绿豆薏苡仁粥、山药扁豆冬瓜葫芦汤以清热利湿。避免进食寒凉食物，如冰激凌、生冷水果等，以防寒邪侵袭，影响气血运行。

3. 起居有常

保持规律的作息时间，避免熬夜和过度劳累，保证充足的睡眠，这有助于身体恢复和增强免疫力。正确使用卫生巾、避免使用刺激性洗液等。

4. 康复指导

通过冥想、瑜伽、深呼吸等放松训练，帮助患者放松身心，减轻压力和紧张情绪，有助于改善阴疮症状。适量的体育活动，如散步、打太极、游泳等，可以促进血液循环，缓解压力，同时增强身体素质。

5. 用药指导

遵医嘱用药，熟知中药的煎煮方法、服药时间、注意事项等，确保药物效果的最大化。严格遵循医嘱，监督患者按时按量服药，记录药物使用情况。监测中药的反应和药物副作用，必要时及时与医师沟通调整处方。对于激素类药物，不可随意更改剂量或突然停药，以免引起激素水平波动。

6. 外用治疗护理

采用外敷膏药或贴敷疗法或者联合应用抗生素，需观察皮肤反应，应注意用药效果及不良反应并保持会阴部清洁。

第三节   阴道炎

一、病因病机

（一）中医病因病机

中医认为阴道炎的发生是肝、脾、肾三脏及风、冷、湿、热之邪共同造成。中医学以其独特的理论体系，对此有着深刻的阐述和独到的治疗方法。

1. 情志内伤

《临证指南医案》中提到："女子以肝为先天"，肝气舒畅则血脉流通。这句话强调了肝气舒畅对女性健康的重要性。肝气不畅，不仅会影响情绪，还会导致血液循环不畅，进而影响阴道的生理功能和防御能力，使得阴道炎容易发生。

2. 饮食不节

饮食不节首先影响脾胃，脾主运化水湿，胃为水谷之海，脾胃功能失调则水湿内停，湿热内生，最终可能导致阴道炎等妇科疾病。

3. 劳逸失宜

《黄帝内经·素问·宣明五气》中指出："久视伤血，久卧伤气，久坐伤肉，久立伤骨，久行伤筋，是谓五劳所伤。"过度劳累可能导致身体抵抗力下降，使得病邪容易侵袭；而过度安逸则可能导致气血运行不畅，影响阴道的血液循环和免疫功能，从而诱发阴道炎。

4. 外感六淫

风为百病之长，风邪侵袭人体，可能导致气血运行不畅，进而影响阴道的生理功能，出现瘙痒、红肿等症状。寒邪为阴邪之一，其性凝滞，容易导致气血运行不畅，寒邪侵袭下焦，可能引起阴道炎症，表现为分泌物清稀、外阴冷痛等症状。暑为阳邪，其性炎热，容易导致人体腠理开泄，暑邪侵入人体，可能引起阴道分泌物增多、色黄味臭等热毒症状。湿邪为阴邪之一，其性重浊黏滞，湿邪侵袭人体，容易导致气机阻滞，湿邪下注，可能引起阴道炎，表现为白带增多、黏稠、有异味。燥邪为秋季主气，其性干涩，容易导致人体津液不足，燥邪侵袭下焦，可能引起阴道干涩、瘙痒等症状。火邪为阳邪之一，其性炎上，容易导致人体出现热症状，火邪侵袭人体，可能引起阴道炎急性发作，表现为外阴红肿热痛、分泌物黄稠等。

5. 生活不规律

《黄帝内经·素问·四气调神大论》中指出："逆夏气则太阳不长，心气内洞。"对于女性而言，生活不规律，如熬夜、作息无定时等，会导致体内的阴阳失衡，气血运行不畅，从而影响阴道的生理功能和防御能力，容易引发阴道炎。

6. 体质因素

《黄帝内经·素问·天元纪大论》中提到："夫五运阴阳者，天地之道也。"这段话说明了自然界的阴阳五行变化与人体五脏六腑的生理、病理活动密切相关。不同体质的人，由于五脏六腑的功能状态不同，对外界病邪的抵抗力和易感性也有所差异。

（二）西医病因病机

1. 感染

阴道炎通常由各种微生物感染引起，包括霉菌（如念珠菌）、细菌（如淋球菌、衣原体、支原体）、病毒（如单纯疱疹病毒）和寄生虫（如滴虫）等。

2. 激素失衡

女性激素水平的变化，如雌激素水平下降（常见于绝经后女性）或避孕药的使用，可能导致阴道黏膜的保护作用减弱，使得病原微生物易于繁殖和感染。

3. 局部刺激和过敏

使用香皂、洗液、卫生棉条、避孕套等可能导致阴道局部刺激或过敏反应，破坏阴道正常的酸碱平衡，增加感染的风险。

4. 免疫功能下降

身体免疫力下降，如 HIV 感染、长期使用免疫抑制剂等，也可能导致阴道炎的发生。

二、临床表现

1. 分泌物异常

白带的量、颜色、质地或气味有所改变。例如，细菌性阴道炎（BV）的分泌物通常呈灰白色、均质、稀薄；而滴虫性阴道炎可能产生黄绿色、泡沫状的分泌物；念珠菌性阴道炎（VVC）的分泌物则可能为白色凝乳样或豆腐渣样。

2. 外阴瘙痒

由于阴道分泌物的刺激或病原体引起的局部炎症反应。

3. 外阴和阴道刺激症状

包括外阴灼热感、刺痛、红肿等,这些症状可能由于病原体的直接侵害或分泌物的化学刺激引起。

4. 性交痛

阴道炎可能导致性交时疼痛,这通常是由于阴道黏膜的炎症和刺激引起的。

5. 尿路症状

出现尿频、尿急或尿痛等尿路刺激症状,这可能是由于感染扩散到尿道所致。

6. 阴道黏膜改变

在某些类型的阴道炎,如滴虫性阴道炎,阴道黏膜可能出现红斑、水肿、出血点或草莓样宫颈。

7. 阴道 pH 值变化

正常阴道 pH 值为 3.8~4.5,但得阴道炎时,pH 值可能会升高,尤其是在细菌性阴道炎中,pH 值通常大于 4.513。

8. 体征

体检时,医生会观察到阴道壁上的分泌物易于擦掉,阴道黏膜可能无充血、无红肿,特别是在细菌性阴道炎中,约有一半的患者无明显临床症状。因此,对于有风险因素或症状提示可能存在阴道炎的患者,建议及时就医进行专业检查和治疗。

三、实验室及其他检查

1. 体格检查

通过查看外阴、阴蒂、尿道口、阴道口,明确阴道、宫颈的情况。能观察到阴道黏膜充血、红肿,外阴红斑、黏膜上附着有白色块状物、阴道上皮皱襞消失等现象。

2. 阴道分泌物检查

对阴道分泌物进行采集,进行显微镜检查,以便于确诊。检查方法包括悬滴法、涂片法、革兰氏染色法等,用于观察是否存在病原体如毛滴虫、念珠菌、加德纳菌等。

3. 实验室培养

对阴道分泌物进行培养，以鉴定特定的病原体。例如，对于念珠菌性阴道炎，可以进行培养法诊断，并同时进行药物敏感试验。

4. pH 值测定

正常阴道 pH 值为 3.8～4.5，不同类型的阴道炎会导致 pH 值的变化。例如，细菌性阴道炎时，pH 值通常大于 4.52。

5. 胺试验

用于细菌性阴道炎的诊断，通过检测阴道分泌物中是否含有胺类物质来进行诊断。

6. 线索细胞检查

线索细胞是细菌性阴道炎的典型表现，通过观察阴道分泌物中的线索细胞可以进行诊断。

7. 核酸扩增试验（如聚合酶链反应，PCR）

对于某些病原体如阴道毛滴虫，PCR 是一种敏感和特异的诊断方法。

8. 其他检查

如排除肿瘤性病变可能的检查，以及对于特定年龄段患者（如幼女、少女）可能需要进行的异物检查、宫腔镜检查等。

9. 脉象与舌质

在中医辨证中，患者的脉象与舌质的变化与患者的体质、病情进展及病理变化密切相关。例如，脾虚湿困型的患者可能表现为舌质胖大，苔薄腻，脉象缓弱，这反映了脾胃功能不健全，湿邪内阻的情况。而肾阳失固型的患者则可能表现为舌质淡，苔白，脉象沉细，这提示肾阳不足，无法温煦身体，导致带下量多、质清稀等症状。

四、诊断与鉴别诊断

（一）中医诊断与鉴别诊断

1. 辨病要点

（1）阴痒：阴道瘙痒，可能伴有外阴红肿、灼热感等。

（2）带下异常：带下量多，颜色、质地、气味异常，如黄绿色泡沫状、豆渣样等。

2. 辨证要点

带下量、色、质、气味异常是带下病的特征，应以此特征作为辨证依据，结合全身症状、舌脉来辨清虚实寒热。一般而言，量多、色淡、质稀者为虚寒；反之量多、色黄、质稠、有秽臭者为实热。若带下量多，色淡黄或白，质稀，无气味，多为气虚；带下量多，色白，质清稀如水，多为阳虚；带下量多，色黄或赤白带下，质稠多为阴虚。带下量多，色黄或黄白，质黏腻，有臭味多为湿热；带下量多，色黄或赤白带，五色带，质稠如脓样，有臭味或腐臭难闻者多为湿毒。

（1）脾虚湿困：带下量多，色白或淡黄，质稀薄，或如涕如唾，无臭，面色㿠白或萎黄，神疲乏力，纳少，腹胀便溏，肢肿。舌质胖，苔薄腻，脉缓弱。

（2）肝肾阴虚：带下量少或多，色黄或赤白相间，质稠，有气味，阴部干燥，有灼热感，或阴部瘙痒，头晕目眩，心烦易怒，口干内热，耳鸣心悸，或面部烘热，失眠腰酸。舌质红，苔少，脉细数或弦数。由于肝肾阴虚，导致阴道部位经络丛集，宗筋聚集，冲任和足三阴经都会经过此处，阴虚火旺，伤阴灼络而致阴道炎。

（3）肝经郁热：足厥阴肝经绕阴器，若内伤七情，肝郁气滞，郁久化热，热灼经络，导致阴部出现带下和阴痛症状。脾虚湿困带下量多，色白或淡黄，质稀薄，或如涕如唾，无臭，面色㿠白或萎黄，神疲乏力，纳少，腹胀便溏，肢肿。舌质胖，苔薄腻，脉缓弱。

（4）肾阳失固：带下量多，质清稀如水，日久不止，腰酸如折，小便清长，或夜尿增多，面色晦暗，小腹和背冷感。舌质淡，苔白，脉沉细。

（5）湿热下注：带下量多、色黄或呈脓性、质黏稠、臭秽，或带下色白，呈豆渣样，外阴瘙痒，小便黄短，口苦口腻，胸闷纳呆，小腹作痛。舌苔黄腻，脉滑数。湿热为病，有内生和外感之分。内生者多与脾虚肝郁或恣食膏粱厚味有关。外感者，常因经行产后胞室空虚，湿热之邪趁虚而入，直犯阴器胞宫而成带下、阴痛等阴道炎病症。

3. 舌脉辨证

（1）舌质：舌质红，苔黄腻或薄腻，根据不同病因，舌质和舌苔的表现也会有所不同。

（2）脉象：脉滑数、弦细或沉细，脉象的变化反映了病情的虚实、寒热等特点。

4. 鉴别诊断

（1）与外阴炎鉴别：主要表现为外阴部的红肿、瘙痒、疼痛等症状，而阴道炎则主要涉及阴道黏膜的炎症，症状可能更为内在，如阴道排液异常、性交痛等。

（2）与宫颈炎鉴别：宫颈炎的症状可能包括宫颈充血、分泌物增多等，而阴道炎则主要表现为阴道黏膜的炎症反应，两者虽然症状有交叉，但通过妇科检查可以明确区分。

（3）与盆腔炎鉴别：盆腔炎通常涉及盆腔内的多个器官，如子宫、输卵管等，症状可能包括下腹痛、发热等，而阴道炎则主要局限于阴道黏膜的炎症，症状和体征有所不同。

（二）西医诊断与鉴别诊断

1. 病史采集

通过妇科检查，观察阴道黏膜的状况，如充血、出血点、草莓状外观、白色膜状物等，有助于诊断不同类型的阴道炎。

2. 实验室检查

阴道分泌物的显微镜检查，如悬滴法、涂片法，可以观察到特定的病原体，如滴虫、念珠菌等。

（三）鉴别诊断

1. 滴虫性阴道炎

由阴道毛滴虫引起，分泌物呈稀薄泡沫状，阴道黏膜充血和水肿，显微镜下可见活动的滴虫。

2. 念珠菌性阴道炎

现称外阴阴道假丝酵母菌病（VVC），多见于年轻女性、孕妇等，分泌物呈白色凝乳状，阴道黏膜高度充血和水肿，显微镜下可见革兰氏阳性芽生孢子及假菌丝。

3. 细菌性阴道病

多发生于育龄妇女，分泌物呈灰白色、稀薄、均质状，有鱼腥臭味，显微镜下可见大量线索细胞。

4. 混合性阴道炎

由两种或两种以上的致病微生物导致，症状不典型，病程较长，易复发，诊断时多采用阴道微生态检测方法。

5. 其他阴道炎症

如需氧菌性阴道炎，以及其他性传播疾病引起的阴道炎症，也需要通过实验室检查进行鉴别。

五、治疗

（一）中医治疗

1. 药物治疗

（1）内服中药

湿浊下注型：予健脾益气、升阳除湿的方剂，如党参、苍术、白术、茯苓、山药、生薏苡仁各15g，陈皮、芡实各10g。中成药：白带丸。

肾阳失固型：予温肾固任、收涩止带的方剂，如内补丸。

阴虚夹湿型：予滋阴益肾、清热除湿的方剂，如知柏地黄丸加芡实、金樱子等。

湿热下注型：予清热利湿止带的方剂，如止带方：茯苓、猪苓、赤芍、牡丹皮各15g，泽泻、黄柏、栀子、白果、车前子各10g，生甘草6g。中成药：龙胆泻肝丸。

（2）外用中药：中药熏洗或坐浴及阴道灌洗是常用的治疗阴道炎的方法，可以达到止痒、杀菌的效果。例如，使用苦参、黄柏、威灵仙等药物煎水坐浴。

（3）中成药：乌鸡白凤丸、愈带丸、白带丸和知柏地黄丸。

2. 中医外治法

（1）虎符铜砭刮痧可以帮助人体调动气血运行，引邪出表。常用经穴：背部膀胱经——双侧脾俞，次髎至下髎，白环俞。腹部：任脉——气海至关元；胆经——双侧带脉。

（2）温通刮痧是借助灸火的热力和艾的药理作用，通过五行能量杯，运用艾灸、按摩手法等刺激人体经络腧穴，达到温经通络、祛湿散寒、行气止痛等作用。常用经络：带脉、足厥阴肝经、足太阴脾经、足少阴肾经等对阴道炎的治疗有辅助作用。

（3）火龙罐施罐疗法是一种集推拿、艾灸、刮痧、点穴、熨烫、按摩等多种中医特色治疗手段，通过温通经络、调和气血、扶正祛邪等作用机制实现治疗效果的综合疗法。常用腧穴：关元、中极、三阴交、曲骨等穴。

（4）针灸可以调节机体气血平衡，改善局部血液循环，起到疏肝解郁、清热利湿的作用，促进炎症吸收。常用的穴位有关元、气海、归来、太冲、章门等穴。配穴：肝郁配肝俞、血海；肾虚配肾俞、命门；脾虚配脾俞。方法：快速进针，用补法，得气之后不留针，每日1次，10次为一个疗程。

（5）按摩疗法：通过按摩可以促进局部血液循环，缓解症状。按摩的部位通常包括下腹部和腰骶部。

（6）耳穴压豆

① 取子宫穴（位于耳轮缘内侧中点），与妇科疾病相关，可用于治疗阴道炎。

② 取内分泌穴，调节内分泌系统，有助于调整与阴道炎相关的激素水平。

③ 取神门穴，神门穴具有宁心安神的作用，可能有助于缓解因阴道炎引起的不适和焦虑。

④ 取交感穴，与自主神经系统相关，有助于缓解炎症和瘙痒。

（7）中药阴道熏洗：清热利湿，可以改善局部环境，杀虫止痒，缓解阴道瘙痒等症状；顽固性或反复发作者或外阴瘙痒明显者，可加用外阴微波，1次/日。

（8）穴位按摩

① 主穴蠡沟穴，位于小腿内侧，当足内踝尖上5寸。功效：疏肝理气，调经止带，清热利湿。主要治疗月经不调、子宫内膜炎、阴部瘙痒、带下、子宫脱垂、功能性子宫出血等疾病。

② 配穴曲泉穴，位于屈膝内侧横纹端，当股骨内侧髁的后缘，半腱肌、半膜肌止端前缘凹陷处。功效：调经止带，清利湿热，通调下焦。能够辅助治疗阴痛、阴痒、女子疝瘕等妇科疾病。

③ 配穴阴廉穴，位于人体的大腿内侧，当气冲穴直下2寸，大腿根部，耻骨结节的下方，长收肌的外缘。能够调节月经不调、赤白带下、少腹疼痛、

股内侧痛、下肢挛急等病症。

④ 配穴曲骨穴，仰卧时于腹部中线，耻骨联合上缘的中点处取穴。具有温补肾阳、调经止带等功效。主治月经不调、带下等病症。

（二）西医治疗

1. 滴虫性阴道炎

（1）治疗药物：通常使用甲硝唑或替硝唑。

（2）给药方式：甲硝唑可以单次口服 2g，或者分次口服，每日两次，7 天为一个疗程。服药后偶见胃肠道反应及头痛、皮疹、白细胞减少时，应停药。

（3）顽固病例的治疗：单次口服甲硝唑 2g 治疗失败后，重复应用甲硝唑 400mg/次，每日 2 次，7 天为一个疗程。治疗仍失败者，给予口服甲硝唑 2g/次，每日 1 次，连服 5 天或者替硝唑 2g，每日 1 次，连服 5 天。

（4）局部治疗：为增强阴道防御能力，可用 0.5%～1% 乳酸或醋酸冲洗阴道，每日一次，7 天为 1 个疗程。或用甲硝唑泡腾片 200mg/次，阴道冲洗后或每晚睡前塞阴道 1 次，7 天为一个疗程。

（5）注意事项：治疗期间应避免饮酒，性伴侣也需要接受治疗以防止再次感染。

2. 外阴阴道假丝酵母菌病

（1）治疗药物：常用抗真菌药物，如① 咪康唑栓剂，每晚 1 粒（200mg），连用 7 天，或每晚 400mg，连用 3 天，或每晚 1200mg，单次用药。② 克霉唑栓剂，每晚 1 粒（150mg），连用 7 天，或早晚各 1 粒（150mg），连用 3 天，或每晚 500mg，单次用药。③ 制霉菌素栓剂，每晚 1 粒（100000U），放入阴道深部，连用 10～14 天。或丁康唑或口服氟康唑等药物。

（2）复杂性 VVC：对于复杂性 VVC，可能需要延长治疗周期，口服氟康唑 150mg/次，第 1 天和第 4 天各一次，并可能需要阴道用药。

3. 细菌性阴道病（BV）

（1）治疗药物：首选甲硝唑 400mg/次，口服，每日两次，共 7 天；或甲硝唑阴道片（栓）200mg/次，每日 1 次，共 5～7 天。

（2）替换方案：克林霉素（氯洁霉素）300mg/次，口服，每日两次，共 7 天。

4. 老年性阴道炎

（1）治疗药物：局部或全身使用雌激素治疗，如欧维婷或倍美力软膏。

（2）给药方式：局部用药可每日 0.5～1g，阴道内使用，一般 36h 内开始作用，2 周内使阴道黏膜恢复正常。

5. 婴幼儿阴道炎

治疗：采取保持泌尿生殖系统清洁干燥，去除异物等对症处理，并遵医嘱使用相应的抗感染药膏。

六、护理

1. 饮食调护

（1）根据体质和辨证类型，制订个性化的饮食计划。例如，湿热者可推荐食用薏米粥、绿豆汤、山药、核桃仁、黑木耳、扁豆、莲子、芡实等健脾祛湿的食物。

（2）避免寒凉食物，如冰激凌、蛋糕、生冷水果等，以防寒邪侵袭，影响气血运行。

2. 生活作息

（1）早睡早起，避免熬夜，确保充足的睡眠时间。

（2）进行适量的体育锻炼，如散步、慢跑、瑜伽、太极、八段锦等，以促进气血运行，调节脏腑功能。

（3）正确使用卫生巾、避免使用刺激性洗液等。

3. 用药指导

严格遵循医嘱，监督按时按量服药，记录药物使用情况，观察药物效果和副作用。对于激素类药物，不可随意更改剂量或突然停药，以免引起激素水平波动。

4. 中医外治施护

正确运用中药熏洗或贴敷疗法，观察皮肤反应，防止过敏等不良反应，如出现过敏反应等不适，应即刻暂停该项治疗，及时告知调整。

第四节 子宫颈炎

一、病因病机

西医妇科疾病如阴道炎、宫颈炎、盆腔炎性疾病等引起的阴道分泌物异常与带下过多临床表现类似者,皆属传统医学中带下过多之症,本病始见于《素问·骨空论》:"任脉为病……女子带下瘕聚。"《诸病源候论》明确提出了"带下病"之名,并分"带五色俱下候"。《傅青主女科》认为"带下俱是湿证",并以五色带下论述其病机及治法。带下量过多,色、质、气味异常,或伴全身、局部症状者,称为"带下过多",又称"下白物""流秽物"等。

(一) 中医病因病机

带下过多系湿邪为患,而脾肾功能失常是发生的内在条件,感受湿热、湿毒之邪是重要的外在病因。任脉不固,带脉失约是带下过多的核心病机。带下过多是妇科临床常见病、多发病,是多种疾病的共同症状。其病因复杂,但总以湿邪为患;临证时首先应明确引起带下过多的原因,对于赤带、赤白带、五色杂下,气味秽臭者,需先排除恶性病变,若为生殖道肿瘤引起的当以手术治疗为主。带下过多的辨证主要是依据带下的量、色、质、气味特点,结合局部及全身症状、舌脉象等,同时注意辨证与辨病相结合。

1. 脾虚

饮食不节,劳倦过度,或忧思气结,损伤脾气,脾阳不振,运化失职,湿浊停聚,流注下焦,伤及任带,任脉不固,带脉失约,而致带下过多。

2. 肾阳虚

素禀肾虚,或房劳多产,或年老体虚,久病伤肾,肾阳虚损,气化失常,水湿下注,任带失约;或肾气不固,封藏失职,阴液滑脱,而致带下过多。

3. 阴虚夹湿热

素禀阴虚,或年老久病,真阴渐亏,或房事不节,阴虚失守,下焦复感湿热之邪,伤及任带而致带下过多。

4. 湿热下注

素体脾虚,湿浊内生,郁久化热;或情志不畅,肝气犯脾,脾虚湿盛,湿郁化热，或感受湿热之邪，以致湿热流注或侵及下焦，损及任带，而致带下过多。

5. 湿毒蕴结

经期产后，胞脉空虚，或摄生不慎，或房事不禁，或手术损伤，感染湿毒之邪，湿毒蕴结，损伤任带，而致带下过多。

（二）西医病因病理

1. 急性子宫颈炎

习称急性宫颈炎，指子宫颈发生急性炎症，包括局部充血、水肿，上皮变性、坏死，黏膜、黏膜下组织、腺体周围见大量中性粒细胞浸润，腺腔中可有脓性分泌物。急性子宫颈炎可由多种病原体引起，也可由物理因素、化学因素刺激或机械性子宫颈损伤、子宫颈异物伴发感染所致。急性子宫颈炎的病原体：

（1）**性传播疾病病原体**：淋病奈瑟球菌及沙眼衣原体，主要见于性传播疾病的高危人群。

（2）**内源性病原体**：部分子宫颈炎的病原体与细菌性阴道病病原体、生殖支原体感染有关。但也有部分患者的病原体不清楚。沙眼衣原体及淋病奈瑟球菌均感染子宫颈管柱状上皮，沿黏膜面扩散引起浅层感染，病变以子宫颈管明显。除子宫颈管柱状上皮外，淋病奈瑟球菌还常侵袭尿道移行上皮、尿道旁腺及前庭大腺。

2. 慢性子宫颈炎

习称慢性宫颈炎，指子宫颈间质内有大量淋巴细胞、浆细胞等慢性炎细胞浸润，可伴有子宫颈腺上皮及间质的增生和鳞状上皮化生。慢性子宫颈炎症可由急性子宫颈炎症迁延而来，也可为病原体持续感染所致，病原体与急性子宫颈炎相似。

（1）**慢性子宫颈管黏膜炎**：由于子宫颈管黏膜皱襞较多，感染后容易形成持续性子宫颈管黏膜炎，表现为子宫颈管黏液及脓性分泌物，反复发作。

（2）**子宫颈息肉**：是子宫颈管腺体和间质的局限性增生，并向子宫颈外口突出形成息肉。检查见子宫颈息肉通常为单个，也可为多个，红色，质软而脆，呈舌形，可有蒂，蒂宽窄不一，根部可附在子宫颈外口，也可在子宫颈管内。光镜下见息肉表面被覆高柱状上皮，间质水肿、血管丰富以及慢性炎症细胞浸润。子宫颈息肉极少恶变，但应与子宫的恶性肿瘤鉴别。

（3）子宫颈肥大：慢性炎症的长期刺激导致腺体及间质增生。此外，子宫颈深部的腺囊肿均可使子宫颈呈不同程度肥大，硬度增加。

二、临床表现

急性子宫颈炎部分患者宫颈外口处的宫颈阴道部外观呈细颗粒状的红色区，称为宫颈糜烂样改变。以往的教科书称为"宫颈糜烂"，并认为是慢性宫颈炎的最常见病理改变。随着阴道镜的发展以及对宫颈病理生理认识的提高，"宫颈糜烂"这一术语在西方国家的妇产科教材中已被废弃，而改称宫颈柱状上皮异位（columnar ectopy），并认为"宫颈糜烂"并不是上皮脱落、溃疡的真性糜烂；也不等同于病理学上的慢性宫颈炎的诊断标准。宫颈糜烂样改变有可能是宫颈原始鳞柱交接部的外移；也可能是病理性的，如炎症时的宫颈柱状上皮充血、水肿；或宫颈上皮内瘤变以及宫颈癌的早期表现。

慢性子宫颈炎大部分患者无症状，有症状者主要表现为阴道分泌物增多。分泌物的性状依据病原体的种类、炎症的程度而不同，可呈乳白色黏液状，或呈淡黄色脓性，或血性白带。阴道分泌物刺激可引起外阴瘙痒及灼热感，有时也可出现经间期出血、性交后出血等症状。若合并尿路感染，可出现尿急、尿频、尿痛等症状。

妇科检查时可见宫颈充血、水肿、黏膜外翻，有黏液脓性分泌物附着甚至从宫颈管流出，宫颈管黏膜质脆，容易诱发出血。若为淋病奈瑟球菌感染，因尿道旁腺、前庭大腺受累，可见尿道口、阴道口黏膜充血、水肿以及多量脓性分泌物。

三、实验室及其他检查

1. 实验室检查

阴道炎患者阴道分泌物检查清洁度Ⅲ度或以上，或可查到滴虫、假丝酵母菌及其他病原体。急性或亚急性盆腔炎，血常规检查白细胞计数增高。必要时可行宫颈分泌物病原体培养、病变局部组织活检等。

2. B超检查

对盆腔炎性疾病及盆腔肿瘤有意义。

四、诊断与鉴别诊断

(一) 中医诊断与鉴别诊断

1. 诊断要点

（1）病史：妇产科术后感染史，盆腔炎性疾病史，急、慢性宫颈炎病史，各类阴道炎病史，房事不节（洁）史。

（2）症状：带下量多，色白或黄，或赤白相间，或黄绿如脓，或混浊如米泔；质或清稀如水，或稠黏如脓，或如豆渣凝乳，或如泡沫状；气味无臭，或有臭气，或臭秽难闻；可伴有外阴、阴道灼热瘙痒，坠胀或疼痛，或伴尿频、尿痛等症状；舌脉辨其寒热、虚实。临证时尚需结合全身症状及病史等进行全面综合分析，方能做出正确的诊断。同时需进行必要的妇科检查及防癌排查，以免贻误病情。

2. 鉴别诊断

（1）带下色赤时应与经间期出血、漏下相鉴别。经间期出血是指月经周期正常，在两次月经周期中间出现的周期性出血，一般持续3~5天，能自行停止。漏下是指经血非时而下，淋沥不尽，无正常月经周期。

（2）生殖道瘘积和癌病：带下量多是一种症状，以妇科生殖系统炎症最为常见，生殖道瘘积及癌病亦可出现。若生殖道瘘积突入阴道时，可见带下量多，赤白或色黄淋漓，或伴臭味，通过妇科检查可鉴别；若见大量浆液性或脓性或脓血性恶臭白带时，要警惕输卵管癌、子宫颈癌、子宫内膜癌等生殖道癌病的发生，可通过妇科检查、B超检查、诊断性刮宫、阴道镜、宫腔镜和腹腔镜检查等进行鉴别。

（3）白浊：带下色白量多时需与白浊鉴别。白浊是泌尿生殖系统的化脓性感染，临床特征为尿窍流出混浊如脓之物，多随小便流出，可伴有小便淋漓涩痛。尿道口分泌物做淋球菌培养呈阳性，可资鉴别。

(二) 西医诊断与鉴别诊断

1. 子宫颈柱状上皮异位和子宫颈上皮内瘤变

除慢性子宫颈炎外，子宫颈的生理性柱状上皮异位、子宫颈上皮内瘤变，甚至早期子宫颈癌也可呈现子宫颈糜烂样改变。生理性柱状上皮异位即子宫颈外口处的子宫颈阴道部外观呈细颗粒状的红色区，阴道镜下表现为宽大的转化区，肉眼所见的红色区为柱状上皮覆盖，由于柱状上皮菲薄，其下间质透出而成红色。曾将此种情况称为"宫颈糜烂"，并认为是慢性子宫颈炎最常见的病理类型之一。但目前已明确"宫颈糜烂"并不是病理学上的上皮溃疡、缺失所致的真性糜烂，也与慢性子宫颈炎症的定义即间质中出现慢性炎细胞浸润并不一致。因此，"宫颈糜烂"作为慢性子宫颈炎症的诊断术语已不再恰当。子宫颈糜烂样改变只是一个临床征象，可为生理性改变，也可为病理性改变。生理性宫颈柱状上皮异位多见于青春期、生育年龄妇女雌激素分泌旺盛者、口服避孕药或妊娠期，由于雌激素的作用，宫颈管柱状上皮外翻至阴道部，形成红色颗粒样外观。此外，子宫颈上皮内瘤变及早期子宫颈癌也可使子宫颈呈糜烂样改变，因此对于子宫颈糜烂样改变者需进行子宫颈细胞学检查和（或）HPV检测，必要时行阴道镜及活组织检查以除外子宫颈上皮内瘤变或子宫颈癌。

2. 子宫颈腺囊肿

子宫颈腺囊肿绝大多数情况下是子宫颈的生理性变化。子宫颈转化区内鳞状上皮取代柱状上皮过程中，新生的鳞状上皮覆盖子宫颈腺管口或伸入腺管，将腺管口阻塞，导致腺体分泌物引流受阻，潴留形成囊肿。子宫颈局部损伤或子宫颈慢性炎症使腺管口狭窄，也可导致子宫颈腺囊肿形成。镜下见囊壁被覆单层扁平、立方或柱状上皮。浅部的子宫颈腺囊肿检查见子宫颈表面突出单个或多个青白色小囊泡，容易诊断。子宫颈腺囊肿通常不需处理，但深部的子宫颈腺囊肿，子宫颈表面无异常，表现为子宫颈肥大，应与子宫颈腺癌鉴别。

3. 子宫恶性肿瘤

子宫颈息肉应与子宫颈的恶性肿瘤以及子宫体的恶性肿瘤相鉴别，因后两者也可呈息肉状，从子宫颈口突出，鉴别方法行子宫颈息肉切除，病理组织学检查确诊。除慢性炎症外，内生型子宫颈癌尤其腺癌也可引起子宫颈肥大，因此对子宫颈肥大者，需行子宫颈细胞学检查，必要时行子宫颈管搔刮术进行鉴别。

五、治疗

（一）中医治疗

带下俱是湿证，故治疗以祛湿止带为基本原则。急性期临证治法有清热解毒或清热利湿止带；健脾除湿止带；温肾固涩止带；滋肾益阴，除湿止带。因此，必须在辨证论治的基础上灵活应用。另外，还需配合中成药口服、中药制剂外洗、栓剂阴道纳药、中医特色疗法等，同时还可选用食疗进行预防调护，以增强疗效，预防复发。

1. 脾虚证

主要证候：带下量多，色白，质地稀薄，如涕如唾，无臭味；伴面色萎黄，神疲乏力，少气懒言，倦怠嗜睡，纳少便溏；舌体胖质淡，边有齿痕，苔薄白或白腻，脉细缓。

证候分析：脾气虚弱，运化失司，湿邪下注，损伤任带，使任脉不固，带脉失约，而为带下量多；脾虚中阳不振，则面色萎黄，神疲乏力，少气懒言，倦怠嗜睡；脾虚失运，则纳少便溏。舌淡胖，苔薄白或白腻，脉细缓，均为脾虚湿阻之征。

治法：健脾益气，升阳除湿。

方药：完带汤（《傅青主女科》）。

完带汤：人参、白术、白芍、山药、苍术、陈皮、柴胡、荆芥穗、车前子、甘草。

完带汤主治终年累月下流白物，如涕如唾，不能禁止，甚则臭秽者，所谓白带也。方中人参、白术、山药、甘草益气健脾；苍术、陈皮燥湿健脾，行气和胃；白芍柔肝，柴胡、荆芥穗疏肝解郁，祛风胜湿；车前子利水渗湿。全方脾胃肝经同治，共奏健脾益气，升阳除湿止带之效。

若脾虚及肾，兼腰痛者，酌加续断、杜仲、菟丝子温补肾阳，固任止带；若寒湿凝滞腹痛者，酌加香附、艾叶温经理气止痛；若带下日久，滑脱不止者，酌加芡实、龙骨、牡蛎、海螵蛸（乌贼骨）、金樱子等固涩止带；若脾虚湿蕴化热，带下色黄黏稠，有臭味者，宜健脾除湿，清热止带，方选易黄汤（《傅青主女科》）。

主要证候：带下量多，色淡，质清稀如水，绵绵不断；面色晦暗，畏寒肢冷，腰背冷痛，小腹冷感，夜尿频，小便清长，大便溏薄；舌质淡，苔白润，脉沉迟。

证候分析：肾阳不足，命门火衰，封藏失职，阴液滑脱而下，故带下量多，色淡质清，绵绵不断；阳气不能外达，故畏寒肢冷；肾阳虚外府失荣，故腰背冷痛；肾阳虚胞宫失于温煦，故小腹冷感；肾阳虚上不温脾阳，下不暖膀胱，故大便溏薄，小便清长。舌质淡，苔白润，脉沉迟，为肾阳虚之征。

治法：温肾助阳，涩精止带。

方药：内补丸（《女科切要》）。

内补丸：鹿茸、肉苁蓉、菟丝子、沙苑子（潼蒺藜）、肉桂、制附子、黄芪、桑螵蛸、白蒺藜、紫菀茸。

原方主治命门火衰，肾气虚弱，失于温煦，不能封藏，任带失调，精液滑脱之重证。方中鹿茸、肉苁蓉补肾阳，益精血；菟丝子补肝肾，固冲任；沙苑子（潼蒺藜）温肾止腰痛；肉桂、制附子补火助阳，温养命门；黄芪补气助阳；桑螵蛸收涩固精；白蒺藜祛风胜湿；紫菀茸温肺益肾。全方共奏温肾培元，固涩止带之功。

若腹泻便溏者，去肉苁蓉，酌加补骨脂、肉豆蔻；若精关不固，精液下滑，带下如崩，谓之"白崩"，治宜补脾肾，固奇经，佐以涩精止带之品，方选固精丸（《仁斋直指方》）。

2. 阴虚夹湿热证

主要证候：带下量较多，质稍稠，色黄或赤白相间，有臭味，阴部灼热或瘙痒；伴五心烦热，失眠多梦，咽干口燥，头晕耳鸣，腰酸腿软；舌质红，苔薄黄或黄腻，脉细数。

证候分析：肾阴不足，相火偏旺，损伤血络，复感湿热之邪，伤及任带二脉，故带下量多，质稍稠，色黄或赤白相间，有臭气，阴部灼热感；阴虚内热，热扰心神，则五心烦热，失眠多梦；腰为肾之府，肾阴虚则腰酸腿软。舌质红，苔薄黄或黄腻，脉细数，均为阴虚夹湿热之征。

治法：滋阴益肾，清热祛湿。

方药：知柏地黄丸（《医宗金鉴》）。

知柏地黄丸：知母、黄柏、牡丹皮、熟地黄、山茱萸、怀山药、泽泻、茯苓，加芡实、金樱子。

若失眠多梦明显者，加柏子仁、酸枣仁以养心安神；咽干口燥甚者，加沙参、麦冬养阴生津；五心烦热甚者，加地骨皮、银柴胡以清热除烦。

3. 湿热下注证

主要证候：带下量多，色黄或呈脓性，气味臭秽，外阴瘙痒或阴中灼热；伴全身困重乏力，胸闷纳呆，小腹作痛，口苦口腻；小便黄少，大便黏滞难解；舌质红，舌苔黄腻，脉滑数。

证候分析：湿热蕴结于下，损伤任带二脉，故带下量多，色黄或呈脓性，气味臭秽；湿热熏蒸，则胸闷，口苦口腻；湿热内阻中焦，脾失运化，清阳不升，则纳呆，身体困重乏力；湿热蕴结，瘀阻胞脉，则小腹作痛；湿热下注膀胱，可见小便黄少；湿邪黏滞，阻滞肠腑，可见大便黏滞难解。舌红，苔黄腻，脉滑数，为湿热之征。

治法：清热利湿止带。

方药：止带方（《世补斋医书》）。

止带方：猪苓、茯苓、车前子、泽泻、茵陈、赤芍、牡丹皮、黄柏、栀子、川牛膝。

止带方专用于止带。方中猪苓、茯苓、车前子、泽泻利水渗湿止带；赤芍、牡丹皮清热，凉血活血；黄柏、栀子、茵陈泻火解毒，燥湿止带；川牛膝利水通淋，引诸药下行，使热清湿除带自止。若湿浊偏甚者，症见带下量多，色白，如豆渣状或凝乳状，阴部瘙痒，脘闷纳差，舌红，苔黄腻，脉滑数。治宜清热利湿，化浊止带。方用萆薢渗湿汤（《疡科心得集》）酌加苍术、藿香。

4. 湿毒蕴结证

主要证候：带下量多，色黄绿如脓，或五色杂下，质黏稠，臭秽难闻；伴小腹或腰骶胀痛，烦热头昏，口苦咽干，小便短赤或色黄，大便干结；舌质红，苔黄腻，脉滑数。

证候分析：湿毒内侵，损伤任带二脉，故带下量多，色黄绿如脓，甚或五色杂下，秽臭难闻；湿毒蕴结，瘀阻胞脉，故小腹或腰骶胀痛；湿浊热毒上蒸，故口苦咽干；湿热伤津，则小便短赤，大便干结。舌红，苔黄腻，脉滑数，为湿毒蕴结之征。

治法：清热解毒，利湿止带。

方药：五味消毒饮（《医宗金鉴》）加土茯苓、薏苡仁、黄柏、茵陈。

五味消毒饮：蒲公英、金银花、野菊花、紫花地丁、天葵子。

五味消毒饮主治诸疗。方中蒲公英、金银花、野菊花、紫花地丁、天葵子清热解毒；加土茯苓、薏苡仁、黄柏、茵陈清热利湿止带。全方合用，共奏清热解毒，除湿止带之功。

若腰骶酸痛，带下臭秽难闻者，酌加贯众、马齿苋、鱼腥草等清热解毒除秽；若小便淋痛，兼有白浊者，酌加萆薢、萹蓄、虎杖、甘草梢以清热解毒，除湿通淋。

（二）西医治疗

急性子宫颈炎主要用抗生素治疗。可根据不同情况采用经验性抗生素治疗及针对病原体的抗生素治疗。

1. 经验性抗生素治疗

对有以下性传播疾病高危因素的患者（如年龄小于25岁，多性伴或新性伴，并且为无保护性性交），在未获得病原体检测结果前，采用针对衣原体的经验性抗生素治疗，方案为阿奇霉素1g单次顿服；或多西环素100mg/次，每日2次，连服7日。

2. 针对病原体的抗生素治疗

对于获得病原体者，选择针对病原体的抗生素。

（1）单纯急性淋病奈瑟球菌性子宫颈炎：主张大剂量、单次给药，常用药物有头孢菌素，如头孢曲松钠250mg，单次肌内注射；或头孢克肟400mg，单次口服；也可选择头孢唑肟500mg，肌内注射；头孢西丁2g，肌内注射，加用丙磺舒1g，口服；头孢噻肟钠500mg，肌内注射；另可选择氨基糖苷类抗生素中的大观霉素4g，单次肌内注射。

（2）沙眼衣原体感染所致子宫颈炎

① 四环素类：如多西环素100mg/次，每日2次，连服7日。

② 红霉素类：主要有阿奇霉素1g，单次顿服，或红霉素500mg/次，每日4次，连服7日。

③ 喹诺酮类：主要有氧氟沙星300mg/次，每日2次，连服7日；左氧氟沙星500mg/次，每日1次，连服7日；莫西沙星400mg/次，每日1次，连服7日。

由于淋病奈瑟球菌感染常伴有衣原体感染，因此，若为淋菌性子宫颈炎，治疗时除选用抗淋病奈瑟球菌药物外，同时应用抗衣原体感染药物。

（3）合并细菌性阴道病：同时治疗细菌性阴道病，否则将导致子宫颈炎持续存在。

3. 性伴侣的处理

若子宫颈炎患者的病原体为沙眼衣原体及淋病奈瑟球菌，应对其性伴侣进行相应的检查及治疗。

目前，对于宫颈柱状上皮异位（宫颈糜烂）的治疗，国内外学者存在观念的差异。国外学者认为，无临床症状者，不需任何治疗，仅需要做细胞学筛查，若细胞学异常，则根据细胞学结果进行相应处理。国内部分学者认为，宫颈管的柱状上皮抵抗力低，病原体易侵入、发生炎症，主张采取各种治疗方法破坏柱状上皮和化生上皮，使宫颈阴道部全部为新生的鳞状上皮覆盖，以减少异常化生及感染的机会。目前，物理治疗是临床最常用的有效治疗方法。

不同病变采用不同的治疗方法，对表现为糜烂样改变者，若为无症状的生理性柱状上皮异位无需处理。对糜烂样改变伴有分泌物增多、乳头状增生或接触性出血，可给予局部物理治疗包括激光、冷冻、微波等方法，也可给予中药保妇康栓治疗或其作为物理治疗前后的辅助治疗。但治疗前必须经筛查除外子宫颈上皮内瘤变和子宫颈癌。

六、护理

1. 一般护理

加强会阴部护理，保持外阴清洁、干燥，减少局部摩擦。针对病原体选择有效抗生素，按医嘱及时、足量、规范应用。

2. 物理治疗

临床常用的物理治疗方法有激光治疗、冷冻治疗、红外线凝结疗法及微波疗法等。其原理都是将宫颈糜烂面的单层柱状上皮破坏，结痂脱落后新的鳞状上皮覆盖创面，为期3~4周，病变较深者，需6~8周，宫颈恢复光滑外观。接受物理治疗的患者应注意：

（1）治疗前应常规做宫颈刮片行细胞学检查；
（2）有急性生殖器炎症者列为禁忌；
（3）治疗时间选择在月经干净后3~7天内进行；
（4）术后应每日清洗外阴2次，保持外阴清洁，在创面尚未愈合期间（4~8周）禁盆浴、性交和阴道冲洗；

（5）患者术后均有阴道分泌物增多，在宫颈创面皮脱落前，阴道有大量黄水流出，在术后1～2周脱痂时可有少量血水或少许流血，如出血量多者需急诊处理，局部用止血粉或压迫止血，必要时加用抗生素；

（6）一般于两次月经干净后3～7天复查，了解创面愈合情况，同时注意观察有无宫颈管狭窄。未痊愈者可择期再做第二次治疗。

3. 指导妇科体检

指导妇女定期接受妇科检查，及时发现有症状的宫颈炎患者，并予以积极治疗。治疗前常规行宫颈刮片细胞学检查，以除外癌变可能。

4. 采取预防措施

积极治疗急性宫颈炎，定期做妇科检查，发现急性宫颈炎症者及时治疗并力争痊愈。提高助产技术，避免分娩时或器械损伤宫颈，产后发现宫颈裂伤应及时正确缝合。

第五节 ≪≫ 盆腔炎性疾病

盆腔炎性疾病（pelvic inflammatory disease，PID）指女性上生殖道及其周围组织的一组感染性疾病，主要包括子宫内膜炎、输卵管炎、输卵管卵巢脓肿、盆腔腹膜炎。炎症可局限于一个部位，也可同时累及几个部位，以输卵管炎、输卵管卵巢炎最常见。PID大多发生在育龄期妇女，初潮前、绝经后或未婚者很少发病，若发生也往往是邻近器官炎症的扩散。严重的PID可引起弥漫性腹膜炎、败血症、感染性休克，甚至危及生命。中医古籍无此病名记载，根据其症状特点，归属于"热入血室""带下病""妇人腹痛""癥瘕""产后发热"等范畴。

一、急性盆腔炎

（一）病因病机

1. 中医病因病机

急性盆腔炎是常见的女性上生殖道感染性疾病，若未及时处理或处理不彻底，将严重影响妇女的生殖健康。中医学以其独特的理论体系，对此有着深刻的阐述和独到的治疗方法。本病主要机制为湿、热、毒交结，邪正相争于胞宫、胞脉，或在胞中结块，蕴积成脓。

（1）热毒炽盛　经期、产后、流产后或手术后血室正开，若摄生不慎，或房事不禁，邪毒内侵，直中胞宫，客于冲任、胞宫、胞脉，化热酿毒或蕴积成脓而发病。

（2）湿毒壅盛　经行产后，血室正开，若摄生不慎，或房事不禁，湿热毒邪入侵，客于冲任、胞宫、胞脉，或留滞于少腹，与气血搏结，邪正交争而发病。

2. 西医病因病机

（1）急性子宫内膜炎及子宫肌炎　子宫内膜充血、水肿，有炎性渗出物，严重者内膜坏死、脱落形成溃疡。镜下见大量白细胞浸润，炎症向深部侵入形成子宫肌瘤。

（2）急性输卵管炎、输卵管积脓、输卵管卵巢脓肿　急性输卵管炎因病原体传播途径不同而有不同的病变特点。

①炎症经子宫内膜向上蔓延：首先引起输卵管黏膜炎，输卵管黏膜肿胀、间质水肿及充血、大量中性粒细胞浸润，严重者输卵管上皮发生退行性变或成片脱落，引起输卵管黏膜粘连导致输卵管管腔及伞端闭锁，若有脓液积聚于管腔内则形成输卵管积脓。淋病奈瑟球菌及大肠埃希菌、类杆菌以及普雷沃菌，除直接引起输卵管上皮损伤外，其细胞壁脂多糖等内毒素引起输卵管纤毛大量脱落，导致输卵管运输功能减退、丧失。因衣原体的热休克蛋白与输卵管热休克蛋白有相似性，感染后引起的交叉免疫反应可损伤输卵管，导致严重输卵管黏膜结构及功能破坏并引起盆腔广泛粘连。

②病原菌通过宫颈的淋巴播散：通过宫旁结缔组织，首先侵及浆膜层，发生输卵管周围炎，然后累及肌层，而输卵管黏膜层可不受累或受累极轻。病变以输卵管间质炎为主，其管腔常可因肌壁增厚受压变窄，但仍能保持通畅。轻者输卵管仅有轻度充血、肿胀、略增粗；严重者输卵管明显增粗、弯曲，纤维素性脓性渗出物增多，造成与周围组织粘连。卵巢很少单独发炎，白膜是良好的防御屏障，卵巢常与发炎的输卵管伞端粘连而发生卵巢周围炎，称为输卵管卵巢炎，习称附件炎。炎症可通过卵巢排卵的破孔侵入卵巢实质形成卵巢脓肿，脓肿壁与输卵管积脓粘连并穿通，形成输卵管卵巢脓肿。输卵管卵巢脓肿

可为一侧或两侧，约半数是在可识别的急性盆腔炎性疾病初次发病后形成，另一部分是屡次急性发作或重复感染而形成。输卵管卵巢脓肿多位于子宫后方、阔韧带后叶及肠管间粘连处，可破入直肠或阴道，若破入腹腔则引起弥漫性腹膜炎。

（3）急性盆腔腹膜炎　盆腔内器官发生严重感染时，往往蔓延到盆腔腹膜，发炎的腹膜充血水肿，并有少量含纤维素的渗出液，形成盆腔脏器粘连。当有大量脓性渗出液积聚于粘连的间隙内，可形成散在小脓肿；积聚于直肠子宫陷凹处形成盆腔脓肿，较多见。脓肿前面为子宫，后方为直肠，顶部为粘连的肠管及大网膜，脓肿可破入直肠而使症状突然减轻，也可破入腹腔引起弥漫性腹膜炎。

（4）急性盆腔结缔组织炎　病原体经淋巴管进入盆腔结缔组织而引起结缔组织充血、水肿及中性粒细胞浸润。以宫旁结缔组织炎最常见，开始局部增厚，质地较软，边界不清，以后向两侧盆壁呈扇形浸润，若组织化脓形成盆腔腹膜外脓肿，可自发破入直肠或阴道。

（二）临床表现

患者体征差异较大，轻者无明显异常发现，或妇科检查仅发现宫颈举痛或宫体压痛或附件区压痛。严重病例呈急性病容，体温升高，心率加快，下腹部有压痛、反跳痛及肌紧张，甚至出现腹胀，肠鸣音减弱或消失。盆腔检查：阴道可见脓性、臭味分泌物；宫颈充血、水肿，将宫颈表面分泌物拭净，若见脓性分泌物从宫颈口流出，说明宫颈管黏膜或宫腔有急性炎症。穹隆触痛明显，须注意是否饱满；宫颈举痛；宫体稍大，有压痛，活动受限；子宫两侧压痛明显，若为单纯输卵管炎，可触及增粗的输卵管，压痛明显。若为输卵管积脓或输卵管卵巢脓肿，可触及包块且压痛明显，不活动；宫旁结缔组织炎时，可扪及宫旁一侧或两侧片状增厚，或两侧宫骶韧带高度水肿、增生，压痛明显；若有盆腔脓肿形成且位置较低时，可扪及后穹隆或侧穹隆有肿块且有波动感，三合诊常能协助进一步了解盆腔情况。

（三）实验室及其他检查

（1）妇科检查　阴道可见脓臭分泌物；宫颈举痛或充血，或见脓性分泌物从宫颈口流出；子宫体可增大，压痛明显，附件区压痛明显，甚至触及包块；

伴腹膜炎时，下腹部有压痛、反跳痛及腹肌紧张；盆腔脓肿形成位置较低者则后穹隆饱满，有波动感。

（2）辅助检查　① 血常规检查：白细胞总数及中性粒细胞数增高。② 血沉＞20mm/h。③ 宫颈管分泌物检查：可做病原体检测、培养及药敏试验。④ B超检查：可见盆腔积液或包块。⑤ 后穹隆穿刺：若B超检查显示直肠子宫陷凹积液，穿刺抽出脓液即可确诊，穿刺物涂片检查或细菌培养可明确病原体。⑥ 腹腔镜检查：输卵管表面明显充血，输卵管管壁水肿，输卵管伞端或浆膜面有脓性渗出物。

（四）诊断与鉴别诊断

1. 辨病要点

（1）异位妊娠　异位妊娠临床表现为腹痛、阴道流血，甚至晕厥，与急性盆腔炎相似。但急性盆腔炎患者有发热，白细胞明显升高。异位妊娠者尿HCG（＋），血β-HCG定量低于正常妊娠者，阴道后穹隆穿刺或可抽出暗红色不凝固的积血。

（2）肠痈　肠痈与急性盆腔炎都有身热、腹痛、白细胞升高表现。盆腔炎痛在下腹部正中或两侧，病位较低，可伴有月经异常；肠痈多有转移性右下腹痛，有麦氏点压痛、反跳痛。

（3）卵巢囊肿蒂扭转　常有突然腹痛，渐加重，甚至伴有恶心呕吐，一般体温不甚高，既往有卵巢囊肿病史，结合B超检查或妇科检查可行鉴别。

2. 辨证要点

根据发热特点、下腹疼痛、带下异常等情况结合全身症状、舌脉综合分析。辨证以热毒、湿毒、湿热证为主。

3. 鉴别诊断

盆腔炎性疾病应与急性阑尾炎、输卵管妊娠流产或破裂、卵巢肿蒂扭转或破裂等急症相鉴别。

（1）急性阑尾炎　两者均有身热、腹痛、血白细胞升高。PID痛在下腹部，病位较低，常伴月经异常、带下增多；急性阑尾炎痛多局限于右下腹，有麦氏点压痛、反跳痛，可做腰大肌和闭孔内肌试验以资鉴别。

（2）异位妊娠　异位妊娠者多有停经、下腹疼痛、阴道不规则流血，血、尿HCG阳性，阴道后穹隆穿刺可吸出不凝血。PID下腹痛常伴发热，血中白细胞明显升高，阴道后穹隆穿刺可抽出脓液或淡黄色积液，可资鉴别。

（3）卵巢囊肿蒂扭转　常突发下腹痛，逐渐加重，与体位改变有关，可伴有恶心呕吐。多有附件包块病史，B超、妇科检查可资鉴别。

（4）子宫内膜异位囊肿破裂　常突发剧烈腹痛，与性生活等腹压增加有关，伴恶心呕吐和肛门坠胀。多有子宫内膜异位囊肿病史，妇科检查、B超、经阴道后穹隆穿刺可资鉴别。

（五）治疗

1. 西医治疗

主要为抗生素药物治疗，必要时手术治疗。抗生素治疗可清除病原体，改善症状及体征，减少后遗症。经恰当的抗生素积极治疗，绝大多数盆腔炎性疾病能彻底治愈。抗生素的治疗原则：经验性、广谱、及时及个体化。根据药敏试验选用抗生素较合理，但通常需在获得实验室结果前即给予抗生素治疗，因此，初始治疗往往根据经验选择抗生素。由于盆腔炎性疾病的病原体多为淋病奈瑟球菌、衣原体以及需菌、厌菌的混合感染，需氧菌及厌氧菌又有革兰氏阴性及革兰氏阳性之分，故抗生素的选择应涵盖以上病原体，选择广谱抗生素以及联合用药。在盆腔炎性疾病诊断48h内及时用药将明显降低后遗症的发生。具体选用的方案根据医院的条件、患者的接受程度，药物有效性及性价比等综合考虑。

（1）门诊治疗若患者一般状况好，症状轻，能耐受口服抗生素，并有随访条件，可在门诊给予口服或肌内注射抗生素治疗。常用方案：① 头孢曲松钠250mg，单次肌内注射，或头孢西丁钠2g，单次肌内注射，同时口服丙磺舒1g，然后改为多西环素100mg/次，每日2次，连用14日，可同时口服甲硝唑400mg/次，每日2次，连用14日；或选用其他第三代头孢菌素与多西环素、甲硝唑合用；② 氧氟沙星400mg/次口服，每日2次，或左氧氟沙星500mg/次口服，每日1次，同时加服甲硝唑400mg/次，每日2~3次，连用14日；或莫西沙星400mg/次，每日1次，连用14日。

（2）住院治疗　若患者一般情况差，病情严重，伴有发热、恶心、呕吐；或有盆腔腹膜炎；或输卵管卵巢脓肿；或门诊治疗无效；或不能耐受口服抗生素；或诊断不清，均应住院给予抗生素药物治疗为主的综合治疗。

① 支持疗法：卧床休息，半卧位有利于脓液积聚于直肠子宫陷凹而使炎症局限。给予高热量、高蛋白、高维生素流食或半流食，补充液体，注意纠正电解质紊乱及酸碱失衡。高热时采用物理降温。尽量避免不必要的妇科检查以免引起炎症扩散，有腹胀应行胃肠减压。

② 抗生素治疗：给药途径以静脉滴注收效快，常用的配伍方案如下。

a. 头霉素类或头孢菌素类药物：头霉素类，如头孢西丁钠 2g/ 次，静脉滴注，每 6h 1 次；或头孢替坦钠 2g/ 次，静脉滴注，每 12h 一次。加多西环素 100mg/ 次，每 12h 1 次，静脉或口服。头孢菌素类，如头孢呋辛钠、头孢噻肟钠、头孢曲松钠也可选用。临床症状改善至少 24h 后转为口服药物治疗，多西环素 100mg/ 次，每 12h 1 次，连用 14 日。对不能耐受多西环素者，可用阿奇霉素替代，每次 500mg，每日 1 次，连用 3 日。对输卵管卵巢脓肿的患者，可加用克林霉素或甲硝唑，从而更有效地对抗厌氧菌。

b. 克林霉素与氨基糖苷类药物联合方案：克林霉素 900mg/ 次，每 8h 1 次，静脉滴注；庆大霉素先给予负荷量（2mg/kg），然后给予维持量（1.5mg/kg），每 8h 1 次，静脉滴注。临床症状、体征改善后继续静脉应用 24～48h，克林霉素改为口服，每次 450mg，每日 4 次，连用 14 日；或多西环素 100mg/ 次，口服，每 12h 1 次，连服 14 日。

c. 青霉素类与四环素类药物联合方案：氨苄西林/舒巴坦 3g/ 次，静脉滴注，每 6h 1 次，加多西环素 100mg/ 次，每日 2 次，连服 14 日。

d. 喹诺酮类药物与甲硝唑联合方案：氧氟沙星 400mg/ 次，静脉滴注，每 12h 1 次；或左氧氟沙星 500mg/ 次，静脉滴注，每日 1 次，加甲硝唑 500mg/ 次，静脉滴注，每 8h 1 次。可选方案莫西沙星 400mg/ 次，静脉滴注，每 24h 1 次。

目前由于耐喹诺酮类药物淋病奈瑟球菌株的出现，喹诺酮类药物不作为盆腔炎性疾病的首选药物。若存在以下因素：在淋病流行率低且无个人高危因素的情况下，若患者存在头孢菌素不能应用（对头孢菌素类药物过敏）等，可考虑应用喹诺酮类药物，但在开始治疗前，必须进行淋病奈瑟球菌的检测。

③ 手术治疗：主要用于治疗抗生素控制不满意的输卵管卵巢脓肿或盆腔脓肿。手术指征如下。

a. 药物治疗无效：输卵管卵巢脓肿或盆腔脓肿经药物治疗 48～72h，体温持续不降，患者中毒症状加重或包块增大者，应及时手术，以免发生脓肿破裂。

b. 脓肿持续存在：经药物治疗病情有好转，继续控制炎症数日（2～3周），包块仍未消失但已局限化，应手术切除，以免日后再次急性发作。

c. 脓肿破裂：突然腹痛加剧，寒战、高热、恶心、呕吐、腹胀，检查腹部拒按或有中毒性休克表现，应怀疑脓肿破裂。若脓肿破裂未及时诊治，死亡率高。因此，一旦怀疑脓肿破裂，需立即在抗生素治疗的同时行剖腹探查。手术可根据情况选择经腹手术或腹腔镜手术。手术范围应根据病变范围、患者年龄、一般状态等全面考虑。原则以切除病灶为主。年轻妇女应尽量保留卵巢功能，以采用保守性手术为主；年龄大，双侧附件受累或附件脓肿屡次发作者，可行全子宫及双附件切除术；对极度衰弱危重患者的手术范围须按具体情况决定。若盆腔脓肿位置低、突向阴道后穹隆时，可经阴道切开排脓，同时注入抗生素。国外近几年报道对抗生素治疗72h无效的输卵管卵巢囊肿，可在超声引导或CT下采用经皮引流技术，获得较好的治疗效果。

2. 中医治疗

（1）热毒炽盛证

主要证候：下腹胀痛或灼痛剧烈，高热或壮热不退，恶寒或寒战，带下量多，色黄或赤白杂下，味臭秽；口苦烦渴，精神不振，或月经量多或崩中下血，大便秘结，小便短赤；舌红，苔黄厚或黄燥，脉滑数或洪数。

证候分析：感染热毒，直犯冲任胞宫，与气血搏结，正邪急剧交争，营卫不和，则下腹胀痛或灼痛剧烈，高热或壮热不退，恶寒或寒战；热毒壅盛，损伤任带二脉，则带下量多，色黄或赤白杂下，味臭秽；热毒之邪迫血妄行，则月经量多或崩中下血；热毒炽盛，伤津耗液，则口苦烦渴，尿赤便结。舌红，苔黄厚或黄燥，脉滑数或洪数，均为热毒炽盛之征。

治法：清热解毒，凉血消痈。

方药：五味消毒饮合大黄牡丹汤。带下臭秽者，加椿根皮、黄柏、茵陈清热利湿止带；腹胀满者，加厚朴、枳实以理气消胀；盆腔形成脓肿者，加红藤、皂角刺、白芷消肿排脓。

（2）湿毒壅盛证

主要证候：下腹胀痛拒按，或伴腰骶部胀痛难忍，发热恶寒，或高热不退，带下量多，色黄绿如脓，味臭秽；月经量多，经期延长或淋漓不尽，口苦口腻，大便溏泄，小便短少；舌红，苔黄腻，脉滑数。

证候分析：湿毒之邪气客于冲任、胞宫，与气血相搏，则下腹胀痛拒按，或伴腰骶部胀痛难忍；邪正交争，互有进退，则发热恶寒，或高热不退；湿毒流注下焦，损伤任带二脉，则色黄绿如脓，味臭秽；湿毒扰及冲任，血海不宁，故月经量多，经期延长或淋漓不尽；湿毒内蕴，肠道传化失司，则大便溏泄，湿毒下注膀胱，则小便黄少。舌红，苔黄腻，脉滑数，均为湿毒壅盛之征。

治法：解毒利湿，活血止痛。

方药：银翘红酱解毒汤。

银翘红酱解毒汤：忍冬藤、连翘、红藤、败酱草、牡丹皮、栀子、赤芍、桃仁、薏苡仁、延胡索、乳香、没药、川楝子。银翘红酱解毒汤主治盆腔炎发热期。方以忍冬藤、连翘、红藤、败酱草、薏苡仁清热解毒利湿；牡丹皮、栀子、赤芍、桃仁清热凉血活血；延胡索、川楝子、乳香、没药行气活血止痛。全方共奏解毒利湿，活血止痛之功。如高热兼恶寒者，加大青叶、柴胡解毒退热；便溏热臭者，加秦皮、黄芩、黄连清热利湿；便秘者，加大黄泄热通腑；带多色黄夹有脓血者，加贯众、马齿苋、地榆利湿解毒止血。

（3）湿热蕴结证

主要证候：下腹胀痛，或伴腰骶部胀痛，发热，热势起伏或寒热往来，带下量多，色黄味臭；或经期延长或淋漓不止，口腻纳呆，小便黄，大便溏或燥结；舌红，苔黄厚，脉滑数。

证候分析：湿热客于冲任、胞宫，与气血相搏，则下腹部胀痛，或伴腰骶部胀痛；邪正交争，互有进退，湿遏热伏，则热势起伏或寒热往来；湿热蕴结下焦，损伤任带二脉，则带下量多，色黄味臭；湿热扰及冲任，血海不宁，则经期延长或淋漓不止；湿热内蕴，肠道传化失司，则大便溏或燥结；湿热下注膀胱，则小便黄。舌红，苔黄厚，脉滑数，均为湿热蕴结之征。

治法：清热利湿，活血止痛。

方药：仙方活命饮。去穿山甲、当归、皂角刺，加蒲公英、败酱草、薏苡仁、土茯苓。若低热起伏者，加茵陈、柴胡以除湿清热；月经量多或淋漓不止者，加马齿苋、贯众、炒地榆利湿凉血止血；形成癥瘕者，加夏枯草、三棱、莪术等消肿散结，化瘀消癥。

（4）中成药治疗

① 妇乐颗粒：每次 12g，每日 2 次，开水冲服。适用于热毒炽盛证。

② 康妇炎胶囊：每次 3 粒，每日 2 次，口服。适用于湿热蕴结证、湿毒壅盛证。

③ 金刚藤胶囊：每次 4 粒，每日 3 次，口服。适用于湿热蕴结证。

④ 康妇消炎栓：每次 1 粒，每日 1～2 次，直肠纳入。适用于湿热蕴结证、湿毒壅盛证。

（5）中药保留灌肠　辨证选用中药，浓煎后保留灌肠或直肠滴注，每日 1 次。

（6）中药外敷　可选用大黄、黄芩、黄柏、泽兰叶各 30g，黄连 15g，冰片 3g 共研细末，以开水、蜂蜜调敷下腹部，每日 1 次。

（六）护理

1. 西医护理

（1）健康教育　做好经期、妊娠期及产褥期的卫生宣教；指导性生活卫生，减少性传播疾病，经期禁止性交。对淋病奈瑟球菌及沙眼衣原体感染的高危妇女进行筛查和治疗，可减少盆腔炎性疾病的发生率。若有盆腔炎性疾病者，需及时接受正规治疗，防止发生盆腔炎性疾病后遗症。

（2）对症护理　病情严重者或经门诊治疗无效者应住院治疗，并提供相应的护理：① 卧床休息，给予半卧位，有利于脓液积聚于直肠子宫陷凹，使炎症局限；② 给予高热量、高蛋白、高维生素饮食，并遵医嘱纠正电解质紊乱和酸碱失衡；③ 高热时采用物理降温，若有腹胀，应遵医嘱行胃肠减压；④ 减少不必要的盆腔检查，避免炎症扩散。

（3）遵医嘱给药　通常根据病原体的特点及时选择高效的抗生素，诊断 48h 内及时用药将明显降低 PID 后遗症的发生。应配合医生选择给药途径。① 若患者一般状况良好，症状轻，能耐受口服抗生素，并有随访条件，可给予口服或肌内注射抗生素。常用药物有头孢曲松钠、头孢西丁钠、多西环素、氧氟沙星等。② 若患者一般状况差，病情重，不能耐受口服抗生素，或门诊治疗无效等，可给予静脉给药。常用的静脉给药方案有头霉素或头孢菌素类药物、克林霉素与氨基糖苷类联合方案；青霉素类与四环素类联合方案和氟喹诺酮类药物与甲硝唑联合方案。对于药物治疗无效、脓肿持续存在或脓肿破裂者，需要手术切除病灶，根据患者情况选择经腹手术或腹腔镜手术。

（4）心理护理　了解及时、足量抗生素治疗的重要性在于清除病原体，改善症状及体征，减少后遗症，建立信心，积极配合治疗。

（5）防治 PID 后遗症综合治疗包括：① 物理疗法，能促进盆腔局部血液循环，改善组织营养状态，提高新陈代谢，有利于炎症吸收和消退，常用的有激光、短波、超短波、微波、离子透入等；② 中药治疗，结合患者特点，通过清热利湿、活血化瘀或温经散寒、行气活血，达到治疗目的；③ 西药治疗，针对病原菌选择有效抗生素控制炎症，还可用透明质酸酶等使炎症吸收；④ 不孕妇女可选择辅助生育技术达到受孕目的。

（6）指导随访　如体温下降，腹部压痛、反跳痛减轻，宫颈举痛、子宫压痛、附件区压痛减轻。若此期间症状无改善，则需进一步检查，重新进行评估，必要时行腹腔镜或手术探查。对沙眼衣原体及淋病奈瑟球菌感染者，可在治疗后 4～6 周复查病原体。

2. 中医护理

（1）起居护理　避风寒，保持会阴部清洁。

（2）病情观察　注意观察腹痛的部位、性质、程度及伴有的全身情况，有无腹肌紧张、压痛、反跳痛等腹膜刺激症状。观察白带及月经的色、质、量、气味等。严密监测患者的生命体征、舌象、神志、尿量等内容，尤其是发热情况，预防危证，若出现高热、腹痛或面色苍白、四肢冰冷、大汗淋漓等，为阳气亡脱征象，应立即采取急救措施。

（3）饮食护理　饮食宜清淡易消化、富有营养，忌食生冷、辛辣、煎炸、油腻食品。热毒壅盛者宜食清热解毒之品，如蒲公英、薏苡仁、金银花、野菊花、马齿苋、土茯苓等煎水频服；湿热瘀阻者宜食清热利湿之品，如绿豆苡仁粥、山药扁豆冬瓜葫芦汤等。高热者，多喝水，可给予养阴生津流质。

（4）用药护理　汤药一般宜温服。若兼有外感，可武火急煎，热服，药后加盖衣被或饮热粥，以助药效。高热患者若服药后热势不退，可行物理降温。若联合应用抗生素，应注意用药效果及不良反应。

（5）适宜技术　可行中药保留灌肠、中药热敷、艾灸、拔罐等方法，减轻症状，促进康复可用双柏散或四黄散用温水及蜂蜜调成糊状，试温后轻敷于下腹部，胶布或绷带固定。注意敷药后的疗效及有无皮肤反应，如有异常应及时停止外敷并对症处理。也可用复方毛冬青灌肠液等进行保留灌肠，药液温度宜偏凉，灌肠后卧床休息，保留药液 1h 以上。湿热瘀阻可选肝俞、肾俞、血海、地机、三阴交等穴拔罐。热盛者可用耳尖放血法或针刺合谷、外关、大椎、曲池等穴。

二、慢性盆腔炎

盆腔炎性疾病后遗症是盆腔炎性疾病的遗留病变，以往称为慢性盆腔炎，多是由于盆腔炎性疾病未能得到及时正确的治疗，迁延日久而来，临床缠绵难愈，以不孕、输卵管妊娠、慢性盆腔痛、炎症反复发作为主要临床表现，严重影响妇女的生殖健康和生活质量。根据发病部位及病理不同，可分为慢性输卵管炎与输卵管积水、输卵管卵巢炎及输卵管卵巢囊肿、慢性盆腔结缔组织炎。中医古籍无此病名记载，根据其临床表现，归属于"癥瘕""妇人腹痛""带下病""月经不调""不孕症"等范畴。

（一）病因病机

1. 中医病因病机

本病病因较为复杂，但可概括为湿、热、瘀、寒、虚 5 个方面。湿热是本病主要的致病因素，瘀血阻遏为本病的根本病机。

（1）湿热瘀结　湿热内蕴，余邪未尽，正气已伤，气血阻滞，湿热与瘀血交结，阻滞冲任、胞宫、胞脉。

（2）气滞血瘀　素性抑郁，肝失条达，气机不利，气滞而血瘀，阻滞冲任、胞宫、胞脉。

（3）寒湿瘀滞　经行产后，余血未尽，冒雨涉水，感寒饮冷；或久居寒湿之地，寒湿伤及冲任、胞宫、胞脉，血为寒湿所凝，血行不畅，凝结瘀滞而发病。

（4）气虚血瘀　素体虚弱，或大病久病，正气不足，余邪留恋或复感外邪，留着于冲任、胞宫、胞脉，血行不畅，瘀血停聚而发病。

（5）肾虚血瘀　素禀肾气不足，或房劳多产，损伤肾气，冲任气血失调，血行瘀滞，或久病不愈，肾气受损，瘀血内结而发病。

2. 西医病因病机

慢性盆腔炎的西医病因主要包括以下几方面。

① 病原体感染：如细菌、病毒等。

② 急性盆腔炎未及时、充分治疗。

③ 病情迁延：炎症反复发作，导致慢性炎症。

④ 免疫因素：个体免疫功能异常。

⑤ 内分泌因素：内分泌紊乱可能影响炎症的发展。

⑥ 性生活因素：如性生活频繁、性伴侣多等。

⑦ 其他因素：宫腔操作、邻近器官炎症等。

⑧ 其病机主要是炎症引起盆腔组织破坏、粘连、增生等，导致盆腔组织结构和功能异常。

（二）临床表现

可因炎症轻重及范围大小而有不同的临床表现。轻者无症状或症状轻微。常见症状为下腹痛、阴道分泌物增多。腹痛为持续性，活动或性交后加重。若病情严重可出现发热甚至高热、寒战、头痛、食欲缺乏。月经期发病可出现经量增多、经期延长。若有腹膜炎，出现消化系统症状，如恶心、呕吐、腹胀、腹泻等。伴有尿路感染可有尿急、尿频、尿痛症状。若有脓肿形成，可有下腹部包块及局部压迫刺激症状；包块位于子宫前方可出现膀胱刺激症状，如排尿困难、尿频，若引起膀胱肌炎还可有尿痛等；包块位于子宫后方可有直肠刺激症状；若在腹膜外可致腹泻、里急后重感和排便困难。若有输卵管炎的症状及体征，并同时有右上腹疼痛者，应怀疑有肝周炎。

（三）实验室及其他检查

（1）妇科检查　子宫常后倾后屈，压痛，活动受限或粘连固定；宫体一侧或两侧附件增厚，或触及呈条索状增粗的输卵管，或触及囊性肿块，压痛；宫骶韧带增粗、变硬、触痛。

（2）辅助检查

① 实验室检查：白带常规、BV 检查、宫颈分泌物检测及血沉、血常规检查等可有异常发现。

② B 超检查：可有一侧或两侧附件有液性包块。

③ 子宫输卵管造影检查：输卵管迂曲、阻塞或通而不畅。

④ 腹腔镜检查：盆腔粘连，输卵管积水、伞端闭锁。

（四）诊断与鉴别诊断

1. 辨病要点

（1）子宫内膜异位症　子宫内膜异位症以进行性加重的痛经为特征，病程长，与慢性盆腔炎相似。后者的特点是长期慢性疼痛，可有反复急性发作，低热，经行、性交、劳累后疼痛加重。子宫内膜异位症平时不痛，或仅有轻微疼痛不适，经期则腹痛难忍，并呈进行性加重。

（2）卵巢囊肿　慢性盆腔炎形成输卵管积水，或输卵管卵巢囊肿者，需与卵巢囊肿相鉴别。前者有盆腔炎病史，肿块呈腊肠形，囊壁较薄，周围有粘连，活动受限；卵巢囊肿多为圆形或椭圆形，周围无粘连，活动自如，常无明显自觉不适，偶于妇科体检中发现。B超可资鉴别。

2. 辨证要点

盆腔炎性疾病后遗症主要是湿热毒邪残留于冲任、胞宫，与气血搏结，聚结成瘀。故以血瘀为关键，病情缠绵，证候虚实错杂。临证需结合全身症状及舌脉辨别寒热、虚实。因热者常见湿热瘀阻，每由湿热之邪内侵，阻滞气血；因寒者常见寒湿凝滞，阳不化水，生湿生痰，与胞宫内余血浊液相结合，阻滞胞宫气血；因实者可因气机不畅，气滞血瘀，阻滞冲任胞宫；因虚者可因正气不足，运血无力，瘀血停聚而致。慢性盆腔炎因病程较久，常见虚实夹杂，寒热互结，病情较为复杂，故临床上应仔细辨证。

3. 鉴别诊断

（1）子宫内膜异位症　子宫内膜异位症与盆腔炎性疾病后遗症相似，但常表现为痛经，进行性加重；盆腔炎性疾病后遗症疼痛不仅限于经期，平时亦有腹部疼痛，且可伴有发热，抗感染治疗有效。妇科检查、B超、腹腔镜检查有助于诊断。

（2）盆腔瘀血综合征　两者均可表现为长期慢性下腹疼痛、腰骶痛。但盆腔瘀血综合征妇科检查多无明显异常，有时可见宫颈紫蓝或有举痛。腹腔镜检查及盆腔静脉造影有助诊断与鉴别。

（3）卵巢肿瘤　盆腔炎性疾病后遗症相关的输卵管积水或卵巢囊肿除有

盆腔炎病史外，肿块呈腊肠形，囊壁较薄，周围有粘连。而卵巢良性肿瘤以圆形或椭圆形较多，多为囊性，表面光滑，活动；卵巢恶性肿瘤在阴道后穹隆触及盆腔内硬结节，肿块多为双侧，实性或半实性，表面凹凸不平，不活动，常伴有腹水，晚期可有恶病质征象。

（五）治疗

1. 西医治疗

主要为抗生素药物治疗，必要时手术治疗。抗生素治疗可清除病原体，改善症状及体征，减少后遗症。经恰当的抗生素积极治疗，绝大多数盆腔炎性疾病能彻底治愈。抗生素的治疗原则：经验性、广谱、及时及个体化。根据药敏试验选用抗生素较合理，但通常需在获得实验室结果前即给予抗生素治疗，因此，初始治疗往往根据经验选择抗生素。由于盆腔炎性疾病的病原体多为淋病奈瑟球菌、衣原体以及需菌、厌菌的混合感染，需氧菌及厌氧菌又有革兰氏阴性及革兰氏阳性之分，故抗生素的选择应涵盖以上病原体，选择广谱抗生素以及联合用药。在盆腔炎性疾病诊断48h内及时用药将明显降低后遗症的发生。具体选用的方案根据医院的条件、患者的接受程度，药物有效性及性价比等综合考虑。

门诊治疗若患者一般状况好，症状轻，能耐受口服抗生素，并有随访条件，可在门诊给予口服或肌内注射抗生素治疗。常用方案：① 头孢曲松钠250mg，单次肌内注射，或头孢西丁钠2g，单次肌内注射，同时口服丙磺舒1g，然后改为多西环素100mg/次，每日2次，连用14日，可同时口服甲硝唑400mg/次，每日2次，连用14日；或选用其他第三代头孢菌素与多西环素、甲硝唑合用；② 氧氟沙星400mg/次口服，每日2次，或左氧氟沙星500mg/次口服，每日1次，同时加服甲硝唑400mg/次，每日2~3次，连用14日；或莫西沙星400mg，每日1次，连用14日。

2. 中医治疗

（1）湿热瘀结证

主要证候：少腹胀痛，或痛连腰骶，经行或劳累时加重，或有下腹癥块，带下量多，色黄；脘闷纳呆，口腻不欲饮，大便溏或秘结，小便黄赤；舌暗红，苔黄腻，脉滑或弦滑。

证候分析：湿热之邪蕴结冲任、胞宫，日久致气血瘀阻，或瘀久成癥，则致下腹胀痛，或痛连腰骶，或见下腹癥块；经行、劳累耗伤气血，正气受损，则病势加重；湿热下注，则带下量多，色黄；湿热内伤，则脘闷纳呆，口腻不欲饮，大便溏或秘结，小便黄赤。舌暗红，苔黄腻，脉滑或弦滑，均为湿热瘀结之象。

治法：清热利湿，化瘀止痛。

方药：银甲丸（《王渭川妇科治疗经验》）。

银甲丸：金银花，连翘，升麻，红藤，蒲公英，生鳖甲，紫花地丁，生蒲黄，椿根皮，大青叶，茵陈，琥珀末，桔梗。银甲丸主治湿热蕴结下焦诸证。方以金银花、连翘、蒲公英、紫花地丁、红藤、大青叶、升麻等药重在清热解毒；以茵陈、椿根皮清热除湿；伍生鳖甲、生蒲黄、琥珀末活血化瘀，软坚散结；桔梗辛散行气。全方合用，共奏清热除湿，化瘀行滞之效。

若湿邪甚，腹胀痛者，加茯苓、厚朴、大腹皮行气祛湿；带下多，黄稠如脓者，加黄柏、车前子清热利湿止带；便溏者，加白术、薏苡仁健脾燥湿。

（2）气滞血瘀证

主要证候：下腹胀痛或刺痛，情志不畅则腹痛加重，经行量多有瘀块，瘀块排出则痛缓，胸胁、乳房胀痛，或伴带下量多，色黄质稠，或婚久不孕；舌紫暗或有瘀点，苔白或黄，脉弦涩。

证候分析：肝气郁结，气机不利，血行瘀阻，结于冲任、胞脉，故下腹胀痛或刺痛，经行量多有瘀块；肝失条达，肝经阻滞，故乳房胀痛；气血瘀结，带脉失约，故带下量多，色黄质稠；胞脉闭阻，不能摄精成孕，则婚久不孕。舌紫暗或有瘀点，苔白或黄，脉弦涩，均为气滞血瘀之象。

治法：疏肝行气，化瘀止痛。

方药：膈下逐瘀汤（方见闭经）。

若下腹有包块者，加三棱、莪术活血消癥；若烦躁易怒，口苦者，加栀子、夏枯草疏肝清热；带下量多，黄稠者，加黄柏、薏苡仁、土茯苓利湿止带。

（3）寒湿瘀滞证

主要证候：下腹冷痛或刺痛，腰骶冷痛，得温则减，带下量多，色白质稀；月经量少或月经错后，经色暗或夹血块，形寒肢冷，大便溏泄，或婚久不孕；舌质淡暗或有瘀点，苔白腻，脉沉迟或沉涩。

证候分析：寒湿伤及胞脉，血为寒湿所凝，冲任阻滞，血行不畅，故下腹冷痛或刺痛，腰骶冷痛；冲任阻滞，带脉失约，故带下量多；寒性凝滞，故月经量少或月经错后；寒湿伤阳，气血不畅，故形寒肢冷，大便溏泄，婚久不孕。舌质淡暗或有瘀点，苔白腻，脉沉迟或沉涩，均为寒湿瘀滞之象。

治法：祛寒除湿，化瘀止痛。

方药：少腹逐瘀汤（方见痛经）合桂枝茯苓丸（方见胎漏、胎动不安）。

若下腹冷痛较甚，加乌药、艾叶温经止痛；大便溏薄者，去当归，加炒白术、山药健脾利湿；带下量多、质稀者，加芡实、金樱子以化湿止带。

（4）气虚血瘀证

主要证候：小腹隐痛或坠痛，缠绵日久，或痛连腰骶，或有下腹癥块，带下量多，色白质稀；经期延长或量多，经血淡暗，伴精神萎靡，体倦乏力，食少纳呆；舌淡暗，或有瘀点，苔白，脉弦细或沉涩。

证候分析：正气亏虚，血行不畅，瘀血内停，或积久成癥，故小腹隐痛或坠痛，痛连腰骶，或有下腹癥块；气虚不摄，水湿下注，故带下量多；气虚冲任不固，故经期延长或量多；久病脾失健运，气血耗伤，中气不足，故精神萎靡，体倦乏力，食少纳呆。舌淡暗，或有瘀点，苔白，脉弦细或沉涩，均为气虚血瘀之象。

治法：益气健脾，化瘀止痛。

方药：理冲汤（《医学衷中参西录》）去天花粉、知母合失笑散。

理冲汤：生黄芪，党参，白术，生山药，天花粉，知母，三棱，莪术，生鸡内金。

理冲汤主治瘀血成癥瘕，气郁满闷，脾弱不能饮食等。方以生黄芪、党参、白术、生山药健脾益气；三棱、莪术破瘀散结止痛；生鸡内金健脾胃，消瘀结；失笑散中五灵脂活血止痛，而蒲黄止血化瘀，两者配伍使用，既能活血而又不至于出血过多。全方有益气健脾，化瘀止痛之功。

若下腹痛较甚，加延胡索、香附以行气止痛；湿盛者，加薏苡仁、萆薢以利湿；腹泻者，重用白术。

（5）肾虚血瘀证

主要证候：下腹绵绵作痛或刺痛，痛连腰骶，遇劳累则加重，喜温喜按，头晕耳鸣，畏寒肢冷，或伴月经后期或量少，经血暗夹块，夜尿频多，或婚久不孕；舌暗淡，苔白，脉沉涩。

证候分析：肾气不足，血行不畅，瘀血内停，故下腹绵绵作痛或刺痛，痛连腰骶；肾阳不足，不能温煦全身，故喜温喜按，头晕耳鸣，畏寒肢冷；阳虚寒凝，血行不畅，故月经后期或量少；肾气虚衰，膀胱失约，故夜尿频多；肾虚瘀血阻滞胞脉，不能摄精成孕，则婚久不孕。舌暗淡，苔白，脉沉涩，均为肾虚血瘀之象。

治法：温肾益气，化瘀止痛。

方药：温胞饮合失笑散。

若肾阳虚明显者，可选内补丸加减；腹痛较甚者，加延胡索、苏木活血化瘀止痛；夹湿者，加薏苡仁、苍术健脾燥湿。

（6）中成药治疗

① 花红胶囊每次3粒，每日3次，口服。适用于湿热瘀结证。

② 妇科千金胶囊每次2粒，每日3次，口服。适用于湿热瘀结证。

③ 坤复康胶囊每次3~4粒，每日3次，口服。适用于气滞血瘀证。

④ 桂枝茯苓胶囊每次3粒，每日3次，口服。适用于寒湿瘀滞证。

⑤ 妇宝颗粒每次10g，每日2次，开水冲服。适用于肾虚血瘀证。

⑥ 丹黄祛瘀片每次2~4片，每日2~3次，口服。适用于气虚血瘀证。

（7）艾灸治疗　取穴关元、气海、神阙、中极。每日或隔日1次。

（8）中药直肠导入　取红藤、败酱草、丹参、延胡索、三棱等随证加减。适用于各个证型者。

（9）中药外敷　① 中药药包热敷：辨证选用中药，热敷于下腹部或腰骶部。② 中药穴位敷贴：辨证选用中药，研末或制成丸剂，贴敷于三阴交、气海、神阙、关元等穴位。

（10）中药离子导入　辨证选用中药浓煎后通过中药离子光电导入仪导入，使药物通过局部皮肤直接渗透和吸收。

（11）物理治疗　选择应用盆腔炎治疗仪及微波、超声、激光治疗仪等。

（六）护理

1.西医护理

（1）一般护理　多休息，避免劳累。增加营养，进食高热量、高蛋白、高维生素饮食。

（2）心理护理　由于炎症部位处于患者的隐私处，患者往往有害羞心理，不愿及时就医，需具体介绍各种诊疗的目的、作用、方法、不良反应和注意事项，减轻患者的恐惧和焦虑，争取家人的理解和支持。

（3）健康教育

① 卫生宣教：妇女应穿棉制品内裤，以减少局部刺激。治疗期间勿去公共浴池、游泳池，浴盆、浴巾等用具应消毒，并避免性生活。注意经期、妊娠期、分娩期和产褥期的卫生。

② 普查普治：积极开展普查普治，定期进行妇科检查，及早发现异常，并积极治疗。

③ 指导用药：对需局部用药治疗者，保持会阴区清洁，明确自我用药的方法及注意事项，了解有关药物的作用、不良反应，明确不同剂型药物的用药途径，以保证疗程和疗效。

2. 中医护理

（1）起居护理　居室安静整洁，通风良好，温湿度适宜，切忌潮湿。注意休息，忌过度劳累。经期避免涉水和淋雨。注意个人卫生，保持外阴清洁，避免经期同房。

（2）病情观察　观察腹痛情况，包括腹痛部位、性质、程度、发生及持续时间，与月经有无关系，是否伴随腰酸、发热等；观察患者带下的量、色、质、味及外阴阴道情况，根据腹痛、带下及其伴随症状辨别寒热虚实以对证施护。

（3）饮食护理　饮食宜清淡、富营养、易消化。勿过食生冷，以免损伤脾胃；勿食辛辣、煎炸、油腻之品，以免蕴湿生热。湿热瘀阻者，宜食健脾利湿清热之品，如土茯苓赤小豆汤、豆芽猪骨汤、赤小豆汤、冬瓜薏苡仁猪骨汤等；气滞血瘀者，应多食疏肝理气、活血祛瘀之品如莲藕、萝卜、玫瑰花、山楂、月季花等，可选用三七煲鸡、玫瑰花粥、莲藕排骨汤等；寒湿凝滞者，可在膳食中添加高良姜、扁豆、陈皮、洋葱、砂仁、胡椒等温中祛湿之品，可选择胡椒猪肚汤、陈皮扁豆粥、生姜大枣茶等；气虚血瘀者，多摄入益气活血之品，根据体质炖服人参、山药、当归、黄芪、三七等。

（4）用药护理　虚证者汤药宜饭前空腹温服，实证者汤药宜饭后温服。理气药多芳香之品汤剂不宜久煎，具有温中性质的中药可偏热服。伴有呕吐者，可于服药前在舌面滴数滴姜汁或按压合谷、内关、足三里等穴。观察服药后的效果及有无不良反应，如出现异常，及时停药并处理。也可选用妇科千金片、妇炎康片等中成药口服治疗，或选用保妇康、康妇消炎栓等外用药治疗。

（5）适宜技术　可采用按摩、推拿、艾灸、刮痧、拔罐等方法护理。气滞血瘀者可按摩血海、三阴交、归来、中极、太冲等穴，或用耳穴埋豆法，取盆腔、腹、交感、肝等穴；寒湿凝滞者，可艾灸足三里、脾俞、胃俞、关元等穴，或用花椒、艾叶、杜仲、当归、川芎、干姜等煎水沐足；湿热瘀阻者可用刮痧法，取血海、阴陵泉、膈俞、丰隆等穴。根据不同证型选择中药保留灌肠，药液温度适宜，肛管插入要达到一定的深度，尽可能延长药液在肠道内的保留时间，灌肠后卧床休息。

第六节　生殖器结核

一、病因病机

（一）中医病因病机

女性生殖器结核属中医学中"干血痨""月经不调""闭经""带下病""崩漏""无子"等范畴。其发病是因先天禀赋不足，或劳倦过度，耗伤气血，正气不足，痨虫趁虚而入。可分为阴虚内热型、气血两亏型、气血瘀滞型、阴阳俱虚型。

（二）西医病因病机

由结核分枝杆菌引起的女性生殖器炎症，称为生殖器结核（genitaltuberculosis），又称结核性盆腔炎。多见于20～40岁妇女，也可见于绝经后的老年妇女。近年因耐多药结核、获得性免疫缺陷综合征（艾滋病）的增加以及对结核病控制的松懈，生殖器结核发病率有升高趋势。

二、临床表现

依病情轻重，病程长短各异。有的患者无任何症状，有的患者则症状较重。

1. 不孕

多数生殖器结核因不孕而就诊。在原发性不孕症患者中生殖器结核为常见原因之一。由于输卵管黏膜破坏与粘连，常使管腔阻塞；或因输卵管周围粘连，有时管腔尚保持部分通畅，但黏膜纤毛被破坏，输卵管僵硬、蠕动受限，丧失运输功能；子宫内膜结核妨碍受精卵的着床与发育，也可致不孕。

2. 月经失调

早期因子宫内膜充血及溃疡，可有经量过多；晚期因子宫内膜遭到不同程度破坏而表现为月经稀少或闭经。多数患者就诊时已为晚期。

3. 下腹坠痛

由于盆腔炎性疾病和粘连，可有不同程度的下腹坠痛，经期加重。

4. 全身症状

若为活动期，可有结核病的一般症状，如发热、盗汗、乏力、食欲缺乏、体重减轻等。轻者全身症状不明显，有时仅有经期发热，但症状重者可有高热等全身症状。

5. 全身及妇科检查

由于病变程度与范围不同而有较大差异，较多患者因不孕行诊断性刮宫、子宫输卵管碘油造影及腹腔镜检查才发现患有盆腔结核，而无明显体征和其他自觉症状。严重盆腔结核常合并腹膜结核，检查腹部时有柔韧感或腹水征，形成包裹性积液时，可触及囊性肿块，边界不清，不活动，表面因有肠管粘连，叩诊空响。子宫一般发育较差，往往因周围有粘连使活动受限。若附件受累，在子宫两侧可触及条索状的输卵管或输卵管与卵巢等粘连形成的大小不等及形状不规则的肿块，质硬、表面不平，呈结节状突起，或可触及钙化结节。

三、实验室及其他检查

多数缺乏明显症状，阳性体征不多，故诊断时易被忽略。为提高确诊率，应详细询问病史，尤其当有原发性不孕症、月经稀少或闭经时；未婚女青年有低热、盗汗、盆腔炎性疾病或腹水时；既往有结核病接触史或本人曾患肺结核、胸膜炎、肠结核时，均应考虑有生殖器结核的可能。下列辅助检查方法，可协助诊断。若能找到病原学或组织学证据即可确诊。常用的辅助诊断方法如下。

1. 子宫内膜病理检查

子宫内膜病理检查是诊断子宫内膜结核最可靠的依据。由于经前子宫内膜较厚，若有结核菌，此时阳性率高，故应选择在经前 1 周或月经来潮 6h 内行刮宫术。术前 3 日及术后 4 日应每日肌内注射链霉素 0.75g 及口服异烟肼 0.3g，以预防刮宫引起的结核病灶扩散。由于子宫内膜结核多由输卵管蔓延而来，故刮宫时应注意刮取子宫角部内膜，并将刮出物送病理检查，在病理切片上找到典型结核结节，诊断即可成立，但阴性结果并不能排除结核的可能。若有条件应将部分刮出物或分泌物作结核菌培养。遇有宫腔小而坚硬，无组织物刮出，结合临床病史及症状，也应考虑为子宫内膜结核，并做进一步检查。若宫颈可疑结核，应活组织检查确诊。

2. X 线检查

（1）胸部 X 线摄片：必要时行消化道或泌尿系统 X 线检查，以便发现原发病灶。

（2）盆腔 X 线摄片：发现孤立钙化点，提示曾有盆腔淋巴结结核病灶。

（3）子宫输卵管碘油造影：可能见到下列征象。① 宫腔呈不同形态和不同程度狭窄或变形，边缘呈锯齿状。② 输卵管管腔有多个狭窄部分，呈典型串珠状或显示管腔细小而僵直。③ 在相当于盆腔淋巴结、输卵管、卵巢部位有钙化灶。④ 若碘油进入子宫一侧或两侧静脉丛，应考虑有子宫内膜结核的可能。子宫输卵管造影对生殖器结核的诊断帮助较大，但也有可能将输卵管管腔中的干酪样物质及结核菌带到腹腔，故造影前后应肌内注射链霉素及口服异烟肼等抗结核药物。

3. 腹腔镜检查

能直接观察子宫、输卵管浆膜面有无片粒结节，并可取腹腔液行结核菌培养，或在病变处做活组织检查。做此项检查时应注意避免肠道损伤。

4. 结核菌检查

取月经血或宫腔刮出物或腹腔液作结核菌检查，常用方法：① 涂片抗酸染色查找结核菌；② 结核菌培养，此法准确，但结核菌生长缓慢，通常 1~2 个月才能得到结果；③ 分子生物学方法，如 PCR 技术，方法快速、简便，但可能出现假阳性；④ 动物接种，方法复杂，需时较长，难以推广。

5. 结核菌素试验

结核菌素试验阳性说明体内曾有结核分枝杆菌感染，为强阳性说明目前仍有活动性病灶，但不能说明病灶部位，若为阴性，一般情况下表示未有过结核分枝杆菌感染。

6. 其他

白细胞计数不高，分类中淋巴细胞增多，不同于化脓性盆腔炎性疾病；活动期红细胞沉降率增快，但正常不能除外结核病变，这些化验检查均为非特异性，只能作为诊断参考。

四、诊断与鉴别诊断

（一）辨病要点

（1）月经周期、经期及经量发生严重紊乱。月经不按周期妄行，经期超过半月，甚至数月淋沥不净；亦有停经数月后突然暴下不止或断续不休。

（2）常伴有不同程度的贫血，或伴白带增多、不孕等证。

（3）多有月经不调、精神创伤、生殖器炎症和生殖器肿瘤等病史，或口服避孕药物或其他激素类药物史，或宫内置节育器及输卵管结扎术史。常由外邪、饮食、情志、劳倦等因素诱发或加重。

（二）辨证要点

1. 辨虚实寒热

崩漏应根据出血的量、色、质变化，结合全身症状、舌脉及病程，辨其虚实寒热。虚证多因脾虚或肾虚；实证多因血热或血瘀。经血非时暴下，量多势急，色淡质稀，多属虚；经血非时暴下，色鲜红或紫红，质黏稠，多属热；血色黯褐，质清稀，属虚寒；经来无期，时来时止，时闭时崩，淋沥不净，色黯有块，多属血瘀；久崩久漏多是气血虚弱或兼血瘀；出血势急多属气虚。出血期多为标证或虚实夹杂证，血止后多表现为虚证。

2. 辨病变脏腑

崩漏辨证还应参考不同的年龄阶段，辨明病变脏腑。如青春前期及青春期多属先天肾气不足，育龄期多属肝郁血热，更年期多属肝肾亏损或肾气虚弱。

（三）鉴别诊断

1. 月经先期、月经过多、经期延长

月经先期是周期缩短，月经过多是经量过多如崩，经期延长是行经时间长似漏。这种周期、经量、经期的各自改变与崩漏的周期、经量、经期的同时严重失调易混淆，但上述疾病各自有一定的周期、经期和经量可作鉴别。

2. 经间期出血

崩漏与经间期出血都是经血非时而下，但经间期出血发生在两次月经中间，颇有规律，且出血时间仅 2～3 天，不超过 7 天左右自然停止。而崩漏是周期、经期、经量的严重失调，出血不能自止。

3. 月经先后无定期

主要是周期或先或后，但多在 1～2 周波动，即提前或推后 7 天以上，15 天以下，并连续出现 3 个周期以上，经期、经量基本正常。

4. 胎产出血

崩漏应与妊娠早期的出血性疾病如胎漏、胎动不安，尤其是异位妊娠相鉴别，询问病史、做妊娠试验和 B 超检查可以明确诊断。产后病出血以恶露不绝为多见，可进一步询问病史，以明确诊断。

五、治疗

（一）西医治疗

采用抗结核药物治疗为主，休息、营养为辅的治疗原则。

1. 抗结核药物治疗

抗结核药物治疗对 90% 女性生殖器结核有效。药物治疗应遵循早期、联合、规律、适量、全程的原则。采用异烟肼、利福平、乙胺丁醇及吡嗪酰胺等抗结核药物联合治疗 6～9 个月，可取得良好疗效。推荐两阶段短疗程药物治疗方案，前 2～3 个月为强化期，后 4～6 个月为巩固期或继续期。2022 年 WHO 结核病诊疗指南指出生殖器结核的抗结核药物的选择、用法、疗程参考肺结核病。推荐诊断肺结核患者的治疗方案为包含利福平的 6 个月方案（2HRZE/4HR），其中 H 代表异烟肼，R 代表利福平，Z 代表吡嗪酰胺，E 代表乙胺丁醇。① 强化期：异烟肼、利福平、吡嗪酰胺，顿服，2 个月。② 巩固期：异烟肼、利福平，顿服，4 个月。

2. 支持疗法

急性期至少应休息 3 个月，慢性者可以从事部分工作和学习，但要注意劳逸结合，加强营养，适当参加体育锻炼，增强体质。

3. 手术治疗

出现以下情况应考虑手术治疗：① 盆腔包块经药物治疗后缩小，但不能完全消退；② 治疗无效或治疗后又反复发作者，或难以与盆腹腔恶性肿瘤鉴别者；③ 盆腔结核形成较大的包块或较大的包裹性积液者；子宫内膜结核严重，内膜破坏广泛，药物治疗无效者。为避免手术时感染扩散，提高手术后治疗效果，手术前后需应用抗结核药物治疗。手术以全子宫及双侧附件切除术为宜。对年轻妇女应尽量保留卵巢功能；对病变局限于输卵管，而又迫切希望生育者，可行双侧输卵管切除术，保留卵巢及子宫。由于生殖器结核所致的粘连常较广泛而紧密，术前应口服肠道消毒药物并作清洁灌肠，术时应注意解剖关系，避免损伤。虽然生殖器结核经药物治疗取得良好疗效，但治疗后的妊娠成功率极低，对部分希望妊娠者，可行辅助生育技术助孕。

（二）中医治疗

1. 肾虚

（1）肾阴虚

证候表现：经血非时而下，或淋沥不净，或暴下不止，血色鲜红，质稠，头晕耳鸣，腰酸膝软，手足心热，或有心烦，颧赤唇红，舌红，苔少，脉细数。

证候分析：肾水阴虚，冲任失守，故经血非时而下，或淋沥不净，或暴下不止；阴虚内热，故血色鲜红，质稠；精亏上不能养空窍，故头晕耳鸣；下不能养外府则腰膝酸软；肾水不足，虚热内生，故手足心热；水不济火，虚火扰心，故心烦；虚热上浮，故颧赤唇红；舌红，苔少，脉细数均为肾阴虚之象。

护治法则：滋肾益阴，固冲止血。

治疗代表方：左归丸合二至丸加减。

（2）肾阳虚

证候表现：经血非时而下，出血量多，淋沥不净，色淡质稀，畏寒肢冷，小便清长，夜尿多，大便溏薄，面色晦暗，目眶青黑，头晕耳鸣，腰酸膝软，舌淡，薄白，脉沉细。

证候分析：肾阳虚衰，阳不摄阴，封藏失司，冲任不固，故经血非时而下，出血量多，淋沥不净；肾阳虚，血失温煦，故色淡质稀；肾阳虚，膀胱气化失常，故小便清长，夜尿多；肾阳虚不能温化脾阳，运化失司，故大便溏薄；肾在色为黑，肾阳虚，故面色晦暗，目眶青黑；肾阳虚，不足以温养髓海、外府，故头晕耳鸣，腰酸膝软；畏寒肢冷，舌淡暗，脉沉细均为肾阳不足之征。

护治法则：温肾益气，固冲止血。

治疗代表方：右归丸加减。

2. 脾虚

证候表现：经血非时而下，或淋沥不净，或暴下不止，色淡红，质清稀，神疲体倦，小腹空坠，四肢不温，不思饮食，面浮肢肿或面色淡黄，舌淡胖，苔薄白，脉缓弱或细数无力。

证候分析：脾虚中气虚弱甚或下陷，则冲任不固，血失统摄，故经血非时而下，或淋沥不净，或暴下不止；气血不足，故经色淡红，质清稀；中气虚，则神疲体倦；脾阳不振，则四肢不温，不思饮食，面色淡黄；脾虚不运，则面浮肢肿；舌淡胖，苔薄白，脉缓弱或细数无力均为脾虚气弱之征。

护治法则：补气摄血，固冲止崩。

治疗代表方：固本止崩汤或固冲汤加减。

3. 血热

（1）虚热

证候表现：经血非时突然而下，量多势急或量少淋沥，血色鲜红而质稠，心烦，口干燥，舌红少苔，脉细数。

证候分析：阴虚内热，热扰冲任血海，故经血非时突然而下，量多势急或量少淋沥；热灼阴血，故其色鲜红而质稠；热扰心神，故心烦；舌红少苔，脉细数均为阴虚内热之征。

护治法则：滋阴清热，止血调经。

治疗代表方：两地汤合二至丸。

（2）实热

证候表现：经血非时而下，或淋沥不净，或量多如崩，血色深红，质稠，烦躁失眠，头晕面赤，小便黄赤，大便干结，舌红，苔黄，脉滑数。

证候分析：实热内蕴，损伤冲任，血海沸溢，迫血妄行，故经血非时而下，或淋沥不净，或量多如崩；血为热灼，故血色深红、质稠；热扰心神，则烦躁失眠；舌红苔黄，脉滑数均为实热内蕴之象。

护治法则：清热凉血，固冲止血。

治疗代表方：清热固经汤加减。

4. 血瘀

证候表现：经血非时而下，或淋沥不净，或暴下不止，或停经数月后突发崩中漏下，血色紫黯有块，小腹疼痛拒按，舌紫黯或有瘀点，脉细涩或弦涩。

证候分析：冲任、子宫瘀血阻滞，血不循经，故经血非时而下，或淋沥不净，或暴下不止，或停经数月后突发崩中漏下；离经之瘀时聚时散，故出血量时多时少，时出时止或崩闭交替，反复难止；血瘀故血色紫黯有块；瘀阻则气血不畅，故小腹疼痛拒按；舌紫黯或有瘀点、脉细涩或弦涩均为血瘀之征。

护治法则：活血祛瘀，固冲止血。

治疗代表方：逐瘀止血汤加减。

六、护理

（一）西医护理

1. 个人卫生

经期、妊娠期及产褥期注意个人卫生，减少性传播疾病，经期禁止性交。对淋病奈瑟球菌及沙眼衣原体感染的高危妇女进行筛查和治疗，可减少盆腔炎性疾病发生率。若有盆腔炎性疾病者，需及时接受正规治疗，防止发生盆腔炎性疾病后遗症。

2. 对症护理

病情严重者或经门诊治疗无效者应住院治疗，并提供相应的护理。① 卧床休息，给予半卧位，有利于脓液积聚于直肠子宫陷凹，使炎症局限。② 给予高热量、高蛋白、高维生素饮食，并遵医嘱纠正电解质紊乱和酸碱失衡。③ 高热时采用物理降温，若有腹胀，应遵医嘱行胃肠减压。④ 减少不必要的盆腔检查，避免炎症扩散。

3. 用药护理

通常根据病原体的特点及时选择高效的抗生素，诊断48h内及时用药将明显降低盆腔炎性疾病（PID）后遗症的发生。应配合医生选择给药途径。① 若患者一般状况良好，症状轻，能耐受口服抗生素，并有随访条件，可给予口服或肌内注射抗生素。常用药物有头孢曲松钠、头孢西丁钠、多西环素、氧氟沙星等。② 若患者一般状况差，病情重，不能耐受口服抗生素，或门诊治疗无效等，可给予静脉给药。常用的静脉给药方案有青霉素或头孢菌素类药物、克林霉素与氨基糖苷类联合方案；青霉素类与四环素类联合方案和喹诺酮类药物与甲硝唑联合方案。③ 对于药物治疗无效、肿物持续存在或脓肿破裂者，需要手术切除病灶，根据患者情况选择经腹手术或腹腔镜手术。

4. 防治 PID 后遗症

① 严格掌握手术指征，严格遵循无菌操作规程，为患者提供高质量的围手术期护理；② 及时诊断并积极正确治疗 PID；③ 注意性生活卫生，减少性传播疾病。对于被确诊为 PID 后遗症的患者，要让其了解中、西医结合的综合性治疗方案可缓解症状，以减轻患者的焦虑情绪。综合治疗包括：① 物理疗法，能促进盆腔局部血液循环，改善组织营养状态，提高新陈代谢，有利于炎症吸收和消退，常用的有激光、短波、超短波、微波、离子透入等。② 中药治疗：结合患者特点，通过清热利湿、活血化瘀或温经散寒、行气活血，达到治疗目的。③ 西药治疗：针对病原菌选择有效抗生素控制炎症，还可用透明质酸酶等使炎症吸收；④ 不孕妇女可选择辅助生育技术达到受孕目的。

（二）护理

1. 起居护理

居室宜保持安静，温湿度适宜。出血期，应卧床休息，防止因活动劳累而引起更多的出血，防止因眩晕而跌倒或昏倒，必要时可取头低足高位。肾阳虚、血虚者注意避风寒。重视经期个人卫生，尽量避免或减少宫腔手术。加强锻炼，防止复发。

2. 饮食调理

饮食宜高蛋白、易消化，忌煎炸、辛辣及具活血功效等食物。肾阳虚者宜食羊肉、韭菜等补阳之品，忌生冷食物；肾阴虚者宜食甲鱼、紫菜、黑木耳等滋阴之品，可常饮藕汁、梨汁等，忌食葱、姜、辣椒等生火刺激之品；脾虚者宜食瘦肉、薏米、山药、鸡蛋等补益脾胃之品；血崩者宜食动物肝脏、乳类、瘦肉类等含铁及钙质丰富的食物；血瘀者宜食山楂、橘皮、佛手等行气活血之品。

3. 情志护理

本病的发生与情志密切相关，应避免思虑过度、惊恐、忧郁等不良情绪。

4. 用药护理

血瘀者服活血化瘀、通利血脉之剂，宜餐前服。对需要进行性激素治疗者，不得擅自改变给药剂量、时间与方法。虚证及血瘀者，中药汤剂宜饭后温热服；血热者，宜饭后偏凉服。根据出血情况，及时调整中药汤剂，出血过多时不宜应用活血通经药。血崩者服用止血药物，大多伴有恶心呕吐，可将姜汁滴于舌面，以缓解呕吐。

5. 适宜技术

小腹冷痛者可行腹部热敷，或艾灸气海、关元、归来、三阴交等穴。止血可选用神阙、隐白穴针刺或艾灸，或耳穴贴压子宫、内分泌、皮质下等穴。出现厥脱症状时针刺水沟、合谷，艾灸百会、气海等穴，密切观察出血量和生命体征变化。

第七节 淋病

一、病因病机

（一）中医病因病机

淋病的病因为外感湿热、饮食不节、情志失调、禀赋不足或劳伤体虚四个方面。病机主要是湿热蕴结下焦，导致肾及膀胱气化不利。病位在膀胱与肾，亦与肝、脾有关。其病理因素主要为湿热之邪。

（1）外感湿热，下阴不洁，秽污之邪侵入下焦，热蕴膀胱，发而为淋。

（2）饮食不节　饮酒过度或偏食辛辣肥甘之品，脾胃运化失常，酿湿生热，下注膀胱，乃成淋证。

（3）情志失调　恼怒伤肝，肝失疏泄，气滞不宣或气郁化火，气火郁于下焦，以致膀胱气化不利，导致淋证。

（4）劳伤体虚　劳伤过度，房事不节，多产多育，年老体虚，久病缠身，或久淋不愈，耗伤正气，或妊娠、产后脾肾气虚，而致膀胱气化不利。

（二）西医病因病机

淋病（gonorhea）是由淋病奈瑟球菌（简称淋菌）引起的以泌尿生殖系统化脓性感染为主要表现的性传播疾病（STD）。淋菌为革兰氏阴性双球菌，人是其唯一天然宿主，淋菌离开人体不易生存，一般消毒剂易将其杀灭。淋菌易侵袭生殖、泌尿系统黏膜的柱状上皮和移行上皮。淋菌外膜有菌毛，黏附于宫颈管柱状上皮而被上皮细胞吞饮，传染性强。若急性淋病治疗不当，可迁延不愈或反复急性发作。成人淋病绝大多数是通过性交直接接触传染，多为男性先感染淋菌后再传播给女性，少数患者通过接触染菌衣物、毛巾、床单、浴盆等物品及消毒不彻底的检查器械等感染。新生儿多在分娩通过软产道时接触污染的。

二、临床表现

潜伏期短，通常1~10d，平均3~5d。50%~70%的患者感染淋病奈瑟球菌后无症状，易被忽视或致他人感染。感染初期病变局限于下生殖道、泌尿道，引起宫颈管黏膜炎、尿道炎、前庭大腺炎，称为女性无并发症淋病；若未经及时治疗，随病情发展，可累及上生殖道，引起子宫内膜炎、输卵管炎、输卵管积脓、盆腔腹膜炎、输卵管卵巢脓肿、盆腔脓肿等，导致淋菌性盆腔炎，称为女性有并发症淋病。按病理过程分为急性和慢性两种。

1. 急性淋病

在感染淋病后1~14天出现尿频、尿急、尿痛等急性尿道炎的症状，白带增多呈黄色、脓性，外阴部红肿、有烧灼样痛，继而出现前庭大腺炎、急性宫颈炎的表现。如病变发展至上生殖道，可发生子宫内膜炎、急性输卵管炎及积脓、输卵管卵巢囊肿、盆腔脓肿、弥漫性腹膜炎，甚至中毒性休克。患者表现为发热、寒战、恶心、呕吐、下腹两侧疼痛等。

2. 慢性淋病

急性淋病未经治疗或治疗不彻底可逐渐转为慢性淋病。主要有阴道分泌物增多，外阴或灼热，偶有下腹痛，妇科检查可见宫颈水肿、充血等宫颈炎表现，上行感染可引起输卵管炎症、子宫内膜炎、宫外孕和不孕症等。也可有尿道炎和前庭大腺炎等症状。淋菌可长期潜伏在尿道旁腺、前庭大腺或宫颈黏膜腺体深处，引起反复急性发作。

三、实验室及其他检查

可根据病史、临床表现和实验室检查做出诊断,实验室检查包括:
(1)分泌物涂片检查见中性粒细胞内有革兰氏阴性双球菌,可初步诊断;
(2)淋菌培养是诊断淋病的金标准;
(3)核酸扩增试验。

四、诊断与鉴别诊断

(一)辨病要点

1. 淋证与癃闭

二者病位均在膀胱,都有小便不利的表现。癃闭以排尿困难,小便量少,甚至点滴全无为特征,多无尿痛、尿频的表现。淋证有尿痛、尿频的表现,但每日排尿总量多为正常。

2. 血淋与尿血

两者均以小便出血,尿血红赤,或夹血块,或溺出纯血为主症。区别在于有无尿痛,《丹溪心法·淋》曰:"痛者为血淋,不痛者为尿血。"血淋以实证居多,尿血以虚证多见。

3. 膏淋与尿浊

两者均有小便混浊,白如泔浆的特点,膏淋频数涩痛有阻塞感,尿浊则尿出自如,无疼痛涩滞感。

(二)辨证要点

1. 辨六淋主症

石淋以小便排出砂石为主症,或者排尿时突然中断,尿道窘迫刺痛,或者腰腹绞痛难忍;气淋小腹胀满较明显,小便艰涩疼痛,尿后余沥不尽;血淋为小便带血,排尿时有涩滞疼痛感;膏淋见小便混浊如米泔水或者滑腻如脂膏;劳淋小便不甚赤涩,溺痛不甚,但是淋沥不已,时作时止,遇劳发作;热淋起病多急骤,小便赤热,溲时灼痛,或伴有发热,腰痛拒按。

2. 辨虚实

一般初起或急性发作期多属实证,病程较短;久病多虚,系脾肾两虚,膀胱气化无权，病程较长。但淋证每多虚实夹杂，如由实转虚的初期为实多虚少，渐为虚多实少；虚证兼感新邪，多为本虚标实证。

(三) 鉴别诊断

（1）小便频急不畅，滴漓涩痛，小腹拘急，腰部酸痛为各淋证的主症，是诊断淋证的主要依据。再根据不同的临床特征，确定淋证的证型。

（2）病久或反复发作后，常伴有低热、腰痛、小腹坠胀、疲劳等症。

（3）多见于已婚女性，每因疲劳、情志变化、感受外邪、不洁房事而诱发。

五、治疗

(一) 西医治疗

治疗以及时、足量、规范化用药为原则。由于耐青霉素菌株增多，目前首选药物以第三代头孢菌素为主。头孢曲松 125mg 单次肌内注射；或头孢克肟 400mg 单次口服；对不能耐受头孢菌素类药物者，可选用阿奇霉素 2g 单次肌内注射。合并衣原体感染的孕妇应同时使用阿奇霉素 1g 顿服或阿莫西林进行治疗。播散性淋病，头孢曲松 1g 肌内注射或静脉注射，24h 1 次，症状改善 24～48h 后改为头孢克肟 400mg/ 次口服，每日 2 次，连用 7 日。

淋菌产妇分娩的新生儿，应尽快使用 0.5% 红霉素眼膏预防淋菌性眼炎，并预防用头孢曲松 25～50mg/kg（最大剂量不超过 125mg）单次肌内注射或静脉注射。应注意新生儿播散性淋病的发生，治疗不及时可致新生儿死亡。

(二) 中医治疗

1. 热淋

证候表现：小便频急短涩，灼热刺痛，溺色黄赤，少腹拘急胀痛，或伴腰痛拒按，或恶寒发热，口苦呕恶，或有大便秘结，苔黄腻，脉滑数。

证候分析：湿热蕴结下焦，膀胱气化失司，故见小便频数，灼热刺痛，溺色黄赤；腰为肾之府，湿热伤肾故腰痛拒按；湿热内蕴，邪正交争，故有恶寒发热，口苦呕恶；热结于里则便秘；舌脉乃湿热之象。

护治法则：清热利湿通淋。

治疗代表方：八正散加减。

2. 血淋

证候表现：实证表现为小便灼热刺痛，尿色红赤，或夹血块，溲频短急，甚则尿道满急疼痛，痛引腰腹，舌尖红，苔薄黄，脉滑数。病延日久，小便热涩刺痛减轻或消失，尿色淡红或伴低热，腰酸膝软，舌红少苔，脉细数。

证候分析：湿热下注膀胱，热感伤络，迫血妄行，血随尿出则尿频急涩痛而有血；血块阻塞尿路则疼痛满急加剧；苔薄黄，脉滑数乃湿热之象；久则肾阴不足，虚火扰络，络伤血溢则见尿色淡红，涩痛不显；肾虚则腰酸膝软；舌红少苔，脉细数乃虚热之象。

护治法则：实证宜清热通淋，凉血止血；虚证宜滋阴清热，补虚止血。

治疗代表方：实证用小蓟饮子加减；虚证用知柏地黄丸加减。

3. 石淋

证候表现：尿中夹有砂石，小便艰涩，或排尿时突然中断，尿道疼痛，少腹拘急，或腰痛如绞，尿中带血，舌红，苔薄黄，脉弦或带数。

证候分析：湿热下注，煎熬尿液，结为砂石，砂石不能随尿排出，则小便艰涩，尿时疼痛；砂石大者阻于尿路，则尿时突然中断，并因阻塞不通而致疼痛难忍，痛引腰腹；损伤脉络可见尿中带血；舌红，苔薄黄，脉弦或带数乃为湿热之象。

护治法则：清热利湿，排石通淋。

治疗代表方：石韦散加减。

4. 气淋

证候表现：实证表现为小便滞涩，淋沥不畅，少腹满痛，甚则胀痛难忍，苔薄白，脉沉弦。虚证表现为少腹坠胀，尿有余沥，面色㿠白，舌质淡，脉虚细无力。

证候分析：情志郁怒，肝失条达，气机郁结，膀胱气化不利故小便滞涩，淋沥不畅，少腹满痛，脉沉弦乃肝郁之象；若病久不愈或过用苦寒疏利之品，伤及中气，气虚下陷而见少腹坠胀，尿有余沥，面色㿠白，舌质淡，脉细乃气血虚亏之象。

护治法则：实证宜利气疏导；虚证宜补中益气。

治疗代表方：实证用沉香散加减；虚证用补中益气丸加减。

5. 膏淋

证候表现：实证表现为小便混浊，乳白或如米泔水，上有浮油如脂，置之沉淀，或夹凝块，或混有血液，尿道热涩疼痛，尿时阻塞不畅，舌质红，苔黄腻，脉濡数。虚证表现为病久不已，反复发作，小便涩痛消失，淋出如脂，形体消瘦，头晕乏力，腰膝酸软，舌质淡，苔黄腻，脉细弱无力。

证候分析：湿热下注，气化不利，脂液失于约束，故见小便混浊如米泔水，尿道热涩疼痛，舌质红，苔黄腻，脉濡数等。日久反复不愈，肾虚下元不固，脂液失约则见淋出如脂，形削腰酸，头晕乏力，舌质淡，苔黄腻，脉细弱无力等虚证。

护治法则：实证宜清热利湿，分清泌浊；虚证宜补虚固涩。

治疗代表方：实证用程氏萆薢分清饮加减；虚证用膏淋汤加减。

6. 劳淋

证候表现：小便不甚赤涩，但淋沥不已，时作时止，遇劳即发，腰酸膝软，神疲乏力，舌质淡，脉细弱。

证候分析：诸淋日久，或过服寒冷，或久病体虚，或劳伤过度，伤及脾肾，湿浊留恋不去，故小便不甚赤涩，但淋沥不已，遇劳即发，腰酸膝软，神疲乏力；舌质淡，脉细弱，均为脾肾亏虚，气血不足之象。

护治法则：健脾益肾。

治疗代表方：无比山药丸加减。

六、护理

（一）西医护理

1. 急性期护理

卧床休息，做好严密的床边隔离。将接触过的生活用品进行严格的消毒灭菌，污染的手需经消毒液浸泡消毒，防止交叉感染等。

2. 用药护理

首选头孢曲松钠250mg，单次肌内注射，加阿奇霉素1g顿服。播散性淋病引起的关节炎推荐使用头孢曲松钠1g，肌内注射或静脉注射，每日1次，加阿奇霉素1g顿服，至症状改善1～2d，再根据药敏试验选择口服药物，疗程至少 7d。播散性淋病引起的心内膜炎及脑膜炎建议使用头孢曲松钠 1～2g/次，静脉注射，每 12～24h 注射 1 次，加阿奇霉素 1g 顿服，心内膜炎疗程至少 4 周，脑膜炎疗程 10～14d。

3. 孕产妇护理

可做淋病奈瑟球菌培养，以便及早确诊并得到彻底治疗。对孕产妇做好解释工作，妊娠期淋病不是剖宫产指征，减轻孕产妇及家属的焦虑。

4. 新生儿护理

所有淋病产妇娩出的新生儿，应尽快使用 0.5% 红霉素眼膏预防淋菌性眼炎，并预防使用头孢曲松钠 25～50mg/kg，总剂量不超过 125mg，单次肌内注射或静脉注射，预防新生儿淋病。

5. 健康教育

治疗期间严禁性交，因为淋病有同时感染滴虫和梅毒的可能，所以同时监测阴道滴虫、梅毒血清反应。患者的内裤、浴盆、毛巾应煮沸消毒 5～10min，患者所接触的物品及器具用 1% 苯酚溶液浸泡。

6. 指导随访

治疗结束后 2 周内，在无性接触史情况下符合下列标准为治愈：① 临床症状和体征全部消失；② 治疗结束后 4～7d 取宫颈管分泌物作涂片及细菌培养，连续 3 次均为阴性，方能确定治愈。

（二）中医护理

1. 起居护理

急性期应注意卧床休息，慢性期一般不宜从事重体力劳动和剧烈活动。石淋患者宜多运动，适当做跳跃运动，以利砂石排出。注意个人卫生，宜淋浴，避免交叉感染。保持外阴部清洁卫生，每天可用温水等清洗会阴部。便后清洗阴部及肛门，防止泌尿道逆行感染。节制房事。穿棉质内裤，不穿紧身裤。少憋尿，有尿意及时排尿，可以有效预防本病的发生。

2. 病情观察

严密观察小便的色、质、量及伴随症状。热淋者观察尿时有无灼热、刺痛、寒热起伏；血淋者观察尿色，并做好尿的次数及尿量的记录；石淋者观察排尿情况，有无血块、砂石排出，急性发作时绞痛发生的时间、部位、性质、次数等，若见患者面白汗出、呕恶、辗转呻吟，及时报告医生，做好急救准备；膏淋者观察尿色、尿量，若膏脂物阻塞尿道而排尿困难，可用腹式呼吸，慢慢增加腹内压，使膏脂物随尿排出。

3. 饮食护理

饮食宜清淡，多食水果、蔬菜，忌辛辣、油腻及刺激性食物，戒烟酒。每日饮水量保持在 2000ml 以上，以增加尿量冲洗尿路细菌和炎性物质。热淋者多饮绿茶以清热利湿，多食碱性食物，如青菜、萝卜等，使尿液碱化而减轻疼痛；血淋者宜食清淡爽口之品，忌辛辣、烟、酒动火之品；石淋者可用白茅根煎水代茶饮，限食钙磷含量高的食物，如牛奶、杨梅、红茶、巧克力、肥肉、蛋黄等；气淋者可食用佛手柑粥、橘皮滑石粥、黄芪粥、参枣米饭等以补脾益气；膏淋者以素食为佳，忌肥甘厚腻之品；劳淋者可食用枸杞酒、人参大枣粥、黑芝麻粥、芡实茯苓粥等补益之品。

4. 情志护理

正确对待疾病，积极配合治疗。排尿涩痛或绞痛者，应予安慰，消除患者的恐惧、紧张心理。气淋者应调畅情志，避免抑郁伤脾、暴怒伤肝，勿劳累。劳淋勿忧思劳倦，纵欲无度，树立信心，配合治疗及护理。

5. 用药护理

热淋者中药汤剂宜饭前分次凉服，可用车前子煎水代茶饮。石淋者中药汤剂宜饭前温服，可用金钱草煎水代茶饮，服排石汤后，应将每次尿液排在容器中，以便观察有无结石排出，并按医嘱留取标本送检。血淋者中药汤剂宜在饭后 1~2h 温服，可用白茅根煎水代茶饮。膏淋者中药汤剂宜饭后服用。劳淋者中药汤剂宜空腹服用。气淋者中药汤剂宜在饭后 1h 左右温服，以促进药物吸收，可用陈皮、砂仁煎水代茶饮。

6. 适宜技术

石淋疼痛时可用耳穴埋豆止痛，取肾、膀胱、交感等穴。亦可针灸止痛取肾俞、膀胱俞、次髎、三阴交等穴。指导石淋患者通过改变体位、叩击、运动等方法排出结石。如结石在肾盂，鼓励患者参加跳绳、跑步、登山、打球等运动。

第八章
女性生殖系统肿瘤

第一节 ⋙ 外阴肿瘤

一、病因病机

(一) 中医病因病机

妇人阴户生疮，结块红肿、热痛，或化脓腐烂，黄水淋沥，甚则溃疡如虫蚀，或者肿块位于阴道边侧，如有蚕茧，称为"阴疮""阴蚀""阴茧"。

《神农本草经》多次述及"阴蚀"。《金匮要略·妇人杂病脉证并治》论述了妇人"少阴脉滑而数者，阴中即生疮。阴中蚀疮烂者，狼牙汤洗之"。

就病因而论，总结有三：其一，起居不慎，感受外邪；其二，脏腑气血阴阳失调；其三，禀赋不足，或情志因素、心理因素、环境刺激等导致疾病的产生。由于机体的脏腑、经络、气血功能失调，各种疾病趁机而生，妨碍健康。本病主要由热毒炽盛，或寒湿凝滞，侵蚀外阴部肌肤所致。

（1）热毒：经行产后，摄生不慎，热毒侵入；或感受湿热之邪，侵蚀外阴皮肤，破溃成疮。

（2）寒湿：久居阴湿之地，或经期、产后感寒饮冷，以致寒湿凝滞，瘀血内停；或脾肾阳虚，痰浊内停，痰瘀交阻，冲任阻滞，前阴失养，日久溃腐，而成阴疮。

(二) 西医病因病理

1. 外阴良性肿瘤

外阴良性肿瘤比较少见，主要有上皮来源的外阴乳头状瘤、汗腺腺瘤及中胚叶来源的纤维瘤、平滑肌瘤等。囊性肿瘤有前庭大腺囊肿、尿道旁腺囊肿、表皮样囊肿、皮脂腺囊肿、中肾管囊肿、腹股沟管囊肿，临床均较少见，体积小，除伴发感染外，临床常无症状。实性肿瘤种类甚多，可来源于皮肤附件、结缔组织、平滑肌、血管等不同组织。

外阴乳头状瘤常见于围绝经期和绝经后妇女，是以上皮增生为主的病变。主诉多为发现外阴肿物和瘙痒，检查可见阴唇肿物，见多个乳头状突起并覆有油脂性物质，表面常因反复摩擦可破溃、出血、感染。诊断借助于活组织病理检查明确性质。镜下可见复层鳞状上皮，上皮的钉脚变粗并向真皮纤维结缔组织内伸展。应注意与疣状乳头状瘤、外阴湿疣、软纤维瘤及外阴癌鉴别。因2%～3%有恶变倾向，应手术切除。术时作冰冻切片，若有恶变应及时扩大手术范围。

汗腺瘤常见于青春期后，比较少见。来源于顶浆分泌性汗腺，由汗腺上皮增生而成，多位于大阴唇上部，边界清楚，隆起于皮肤表面，生长缓慢，直径常在1～2cm。肿瘤包膜完整，与表皮不粘连。镜下见高柱状或立方形的腺上皮交织形成绒毛状突起。病理特征为分泌型柱状细胞下衬有一层肌上皮细胞。一般为良性，极少恶变。患者多无症状，有时由于囊内的乳头状生长可溃破于壁外，可有少量出血，伴感染时有瘙痒、疼痛。治疗为先行活组织检查，确诊后行病变局部切除。

纤维瘤是最常见的外阴良性肿瘤。来源于外阴结缔组织，由成纤维细胞增生而成。大多发生于大阴唇，其他部位较少，常为单发，生长缓慢。一般无症状，偶尔因摩擦表面可有溃疡，可出现下坠及疼痛症状。检查可见大阴唇有绿豆到樱桃大小、光滑质硬、带蒂的赘生物。肿瘤切面为致密、灰白色纤维结构。镜下见平行的纤维索呈波浪状或互相盘绕，由成熟的成纤维细胞和胶原纤维组成。包膜为纤维结缔组织。肿瘤恶变少见。治疗原则为沿肿瘤根部切除。

平滑肌瘤来源于外阴平滑肌、毛囊立毛肌或血管平滑肌。多见于生育年龄妇女，常位于大阴唇、阴蒂及小阴唇。质硬，表面光滑，突出于皮肤表面。镜下见平滑肌细胞排列成束状，与胶原纤维束纵横交错或形成漩涡状结构，常伴退行性变。治疗原则为肌瘤切除术。

2. 外阴上皮内瘤变

外阴上皮内瘤变（VIN）是一组外阴病变的病理学诊断名称，包括外阴鳞状上皮内瘤变和外阴非鳞状上皮内瘤变（佩吉特病和非浸润性黑色素瘤），多见于 45 岁左右妇女。近年 VIN 发生率有所增加。

属于外阴癌的癌前病变，包括外阴上皮不典型增生及原位癌。病因目前尚不明确，大多数与人乳头瘤病毒（HPV）16 型感染有关，也可能与外阴性传播疾病、生殖道肿瘤病变、免疫抑制以及吸烟相关。

上皮内瘤变的病理特征为上皮层内细胞分化不良、核异常及核分裂象增加。病变始于基底层，严重时向上扩展甚至占据上皮全层。过去根据 VIN 细胞分化不良、核异常、核分裂象以及在上皮层病变程度，将 VIN 分为Ⅰ～Ⅲ级，但随着对 VIN 病程认识的深入，2004 年国际外阴阴道疾病研究协会（ISSVD）对 VIN 定义分类进行了修正，认为 VIN Ⅰ主要是 HPV 感染的反应性改变，VIN 仅指高级别 VIN 病变（Ⅱ～Ⅲ）。

3. 外阴恶性肿瘤

外阴恶性肿瘤相对少见，占女性生殖道恶性肿瘤的 3%～5%，90% 为鳞状细胞癌，另外还有恶性黑色素瘤、腺癌、基底细胞癌、疣状癌、肉瘤及其他罕见的外阴恶性肿瘤。外阴肿瘤的恶性程度，以恶性黑色素瘤和肉瘤较高，腺癌和鳞癌次之，基底细胞癌恶性程度最低。

它是最常见的外阴恶性肿瘤，占外阴恶性肿瘤的 80%～90%。多发生于绝经后妇女，发病率随年龄增长而升高，近年发病率有增高趋势。病因尚不完全清楚。与以下因素有关：

（1）与 HPV 感染和吸烟有关，有 5%～10% 的外阴不典型增生者会发展成外阴癌，多发生于年轻妇女。

（2）与慢性非瘤性皮肤黏膜病变相关，如外阴鳞状上皮增生和硬化性苔藓。

（3）外阴的慢性长期刺激如外阴尖锐湿疣、外阴瘙痒、慢性前庭大腺炎、慢性溃疡等也可能发展成外阴癌。镜下见多数外阴鳞癌分化好，有角化珠和细胞间桥。前庭和阴蒂的病灶倾向于分化差或未分化，常有淋巴管和神经周围的侵犯，必要时可做电镜或免疫组化染色确定组织学来源。

二、临床表现

1. 外阴良性肿瘤

（1）肿瘤小者无症状。

（2）肿瘤较大者出现阴道下坠、性交不适或性交困难。

（3）合并感染时有阴道分泌物增多或阴道流血。

（4）妇科检查：阴道壁上见小的、大小不一、带或不带蒂、单个或多个肿瘤。

2. 外阴上皮内瘤变

（1）症状：主要为外阴瘙痒、皮肤破损、烧灼感及溃疡等。

（2）体征：病灶可发生在外阴任何部位，可见外阴丘疹，斑点，斑块或乳头状赘疣，单个或多个，融合或分散，灰白或粉红色；少数为略高出皮面的色素沉着。

（3）白带增多，偶尔性交后见血性白带或极少量阴道流血。

（4）妇科检查：阴道壁未见异常或有炎症表现。

3. 外阴恶性肿瘤

外阴癌一般发生在60岁以上的老年人，该年龄组人群常伴有高血压、冠心病、糖尿病等，应仔细评估患者各系统的健康状况。了解患者有无不明原因的外阴瘙痒史、外阴赘生物史等。

（1）症状：主要为持续久治不愈的外阴瘙痒和各种不同形态的肿物，如结节状、菜花状、溃疡状。肿物合并感染或较晚期癌可出现疼痛、渗液和出血。

（2）体征：癌灶可生长在外阴任何部位，但大多数发生于大阴唇，也可发生于小阴唇、阴蒂和会阴。

（3）妇科检查：在阴道内看到或扪及肿瘤，外生型肿瘤向阴道内生长，呈菜花状或形成溃疡，触之易出血。结节型则向内生长，阴道黏膜仍光滑，看不见赘生物，此时需应用触诊，仔细扪摸才可发现。

（4）转移途径：以局部蔓延和淋巴扩散为主，极少血行转移。

① 直接浸润：病灶逐渐增大，沿皮肤及邻近黏膜直接浸润尿道、阴道、肛门，晚期可累及膀胱、直肠等。

② 淋巴转移：外阴有丰富的淋巴管，且两侧互相交通成网，癌细胞通常沿淋巴管扩散，汇至腹股沟浅淋巴结，再至腹股沟深淋巴结，并经此进入盆腔内的髂外、闭孔和髂内淋巴结，最终转移至主动脉旁淋巴结和左锁骨下淋巴结。但外阴癌盆腔淋巴结转移并不常见，约为9%，通常发生在腹股沟淋巴结转移之后。一般肿瘤向同侧淋巴结转移，但阴蒂部癌灶向两侧转移并可绕过腹股沟浅淋巴结直接至腹股沟深淋巴结，外阴后部以及阴道下端癌可避开腹股沟

浅淋巴结而直接转移至盆腔淋巴结。另外，若癌灶累及尿道、阴道、直肠、膀胱，也可直接进入盆腔淋巴结。

③血行播散：罕见，仅发生于晚期，引起肺、骨转移多见。

三、实验室及其他检查

（1）细胞学涂片检查：在癌灶处刮取细胞做涂片，巴氏染色后检查找癌细胞。

（2）阴道镜检查：观察外阴皮肤及病灶处，有助于做定位活检。

（3）氮激光固有荧光诊断仪检查：用其检查外阴局部，病灶呈紫红色。有助于做定位活检。

（4）影像学检查：行B超或X射线计算机断层扫描（CT）或磁共振成像（MRI）等检查，以了解盆、腹腔腹膜后淋巴结、病灶与周围器官、组织的关系等，以便为制订治疗方案提供依据。

（5）外阴病灶做多点活检，活组织送病理检查，即可明确诊断。

（6）必要时做直肠镜和膀胱镜检查。

四、诊断与鉴别诊断

（一）中医诊断与鉴别诊断

1. 梅毒

因梅毒引起的外阴溃烂，其初疮是典型的硬下疳，患者有性生活不洁或感染史。梅毒血清试验阳性，活组织检查可查到梅毒螺旋体。

2. 生殖器疱疹

生殖器及肛周皮肤散在或簇集小水疱，破溃后形成糜烂或溃疡，自觉疼痛，病毒抗原检测、病毒培养检测到单纯疱疹病毒呈阳性。

3. 需辨别阴阳、寒热

初期为阳证，日久属阴证。一般而言，红肿热痛，发病急骤，脓稠臭秽，或伴发全身发热者，为实为热；肿块坚硬，皮色不变，日久不消，形体羸弱者，多属虚寒证。其次要辨善恶，若疮疡溃腐，久不收敛，脓水淋漓，恶臭难闻，多属热毒蕴结，为气血衰败之恶候。

(二) 西医诊断与鉴别诊断

1. 外阴良性肿瘤

（1）乳头状瘤：肿瘤表面为鳞状上皮，乳头向外生长，中心由结缔组织构成。

（2）纤维瘤：肿瘤切面呈白色或淡红色，主要成分为成纤维细胞和胶原纤维组织。

（3）平滑肌瘤：肿瘤为实性球形结节，表面光滑，与周围肌组织有明显界限。肌瘤由皱纹状排列的平滑肌纤维相互交叉而组成，呈漩涡状，掺有不等量纤维结缔组织。细胞大小均匀，呈卵圆形或杆状，核染色较深。

（4）神经纤维瘤：肿瘤切面呈白色，半透明，镜检主要成分为神经鞘细胞和胶原纤维。

2. 外阴上皮内瘤变

确诊依据活体组织病理检查，对任何可疑病变应作多点活检。取材时应注意深度，避免遗漏浸润癌。阴道镜检查或采用1%甲苯胺蓝或3%～5%醋酸涂抹外阴病变皮肤，有助于提高病灶活检的准确率。外阴湿疹、外阴白色病变、痣、脂溢性角化病和黑色棘皮瘤等也可引起VIN，注意与这些疾病鉴别，以及这些疾病与VIN并存的情况。

VIN在临床上无法用肉眼诊断，根据临床表现怀疑本病时，应在外阴可疑部位多点取活组织送病理检查确诊。可在甲苯胺蓝染色阳性部位取材，以提高活检阳性率。甲苯胺蓝局部染色法：外阴表面涂以1%甲苯胺蓝液，3min后用1%醋酸洗去外阴上被染的蓝色，若在外阴表面无溃疡部位仍保持蓝色，可能为角化不全或不典型增生，称为甲苯胺蓝染色阳性。

3. 外阴恶性肿瘤

（1）病史及症状结合妇科检查：早期可为外阴结节或小溃疡，晚期可累及全外阴伴溃破、出血、感染。应注意病灶大小、部位、与邻近器官关系及双侧腹股沟淋巴结有无增大。

（2）组织学检查：对一切外阴赘生物和可疑病灶，均需尽早做活体组织检查，病灶取材应有足够的深度，避免误取坏死组织。活检时，为避免取材不准而发生误诊，可用1%甲苯胺蓝涂抹外阴病变皮肤，待干后用1%醋酸液擦洗脱色，在蓝染部位做活检，或用阴道镜观察外阴皮肤定位活检，以提高活检阳性率。

（3）影像学检查：B超、CT、MRI。

（4）膀胱镜检查、直肠镜检等有助于判断是否有局部或远处转移。

五、治疗

（一）中医治疗

初起属热毒者，以清热解毒，活血化瘀，消肿止痛为主。病程日久，以扶正祛邪为主，治疗应内外兼顾，重视局部治疗。

1. 初肿期

如意金黄散用香油调敷，可清热除湿，散瘀解毒，止痛消肿。

2. 脓成期

若不能自溃者，宜切开引流排脓，溃后用生肌散撒敷疮面，可去腐生肌。

3. 热毒证

主要证候：阴部生疮，灼热结块，甚则溃烂流脓，黏稠臭秽；恶寒发热，头晕目眩，口苦咽干，心烦不宁，便秘尿黄；舌红，苔黄，脉滑数。

证候分析：热毒侵入，凝滞气血，以致阴户突然肿胀、疼痛；热毒蕴结，腐肉成脓，故阴部生疮，溃腐流脓，黏稠臭秽；邪正相争，故恶寒发热；热毒熏蒸，故头晕目眩；伤津，则口苦咽干，便秘；热扰心神，则心烦不宁。舌红，苔黄，脉滑数，为湿热邪毒之征。

治法：清热利湿，解毒消疮。

方药：龙胆泻肝汤（方见阴挺）加土茯苓、蒲公英。

若热毒壅盛者，症见发热不退，渴喜冷饮，溃脓臭秽。治宜清热解毒，化瘀除湿。方用仙方活命饮（《校注妇人良方》金银花、防风、白芷、当归、陈皮、赤芍、天花粉、贝母、乳香、没药、皂角刺、甘草）。

4. 寒湿证

主要证候：阴疮坚硬，皮色不变，日久不愈，脓水淋沥；神疲倦怠，食少纳呆；舌淡，苔白腻，脉细弱。

证候分析：寒湿相结，痰瘀交阻，肌肤失养，故阴疮坚硬，皮色不变，或有疼痛，溃后脓水淋沥；寒湿凝滞，脾阳不振，故神疲倦怠，食少纳呆。舌淡，苔白腻，脉细弱，为寒湿凝滞之征。

治法：散寒除湿，活血散结。

方药：阳和汤（《外科全生集》）。

阳和汤：熟地黄、鹿角胶、炮姜、肉桂、麻黄、芥子、生甘草。阳和汤主治阴疽、乳岩、结核等阴凝证。方中重用熟地黄、鹿角胶滋阴补阳为君；辅以肉桂、炮姜、麻黄、芥子温通血脉，助阳活血为臣；生甘草解毒调和诸药而为使。全方共奏温经通络，祛寒除湿，解毒消肿之功。

若正虚邪盛者，症见疮久不敛，心悸气短，治宜托里消毒，方用托里消毒散（《外科正宗》，人参、川芎、白芍、黄芪、当归、白术、茯苓、金银花、白芷、甘草、皂角刺、桔梗）。

（二）西医治疗

1. 外阴良性肿瘤

（1）手术治疗是外阴癌的主要治疗手段，手术的范围取决于临床分期、病变的部位、肿瘤细胞的分化程度、浸润的深度、患者的身体状况以及年龄等。手术治疗强调个体化，在不影响预后的前提下，最大限度地缩小手术范围，以保留外阴的解剖结构，提高生活质量。

（2）放射治疗：由于外阴正常组织对放射线耐受性差，放疗仅属于辅助治疗。适用于不能手术或需要缩小癌灶再手术的患者、晚期患者或术后局部残留癌灶及复发癌的患者。

（3）化学药物治疗可作为较晚期或复发癌的综合治疗手段。

2. 外阴上皮内瘤变

治疗的目的在于消除病灶，缓解症状和预防恶变。治疗应根据患者年龄、病变大小及分类，恶变风险、对外阴形态及功能影响等选择个体化方案。治疗前应做活组织检查以明确诊断和排除早期浸润癌。

（1）局部治疗：适用于病灶局限、年轻的普通型患者。

① 药物治疗：外阴病灶涂抹5%氟尿嘧啶软膏等和局部免疫反应调节剂咪喹莫特。

② 物理治疗：可用激光、冷冻、电灼以及光动力学治疗，特别是激光汽化的效果更佳。

（2）手术治疗：手术方式依据病变范围、分类和年龄来决定。

① 对局限的分化型病灶可采用外阴上皮局部表浅切除术，切除边缘超过肿物外缘 0.5～1.0cm 即可。

② 对大的病变可行表浅外阴切除术（外阴皮肤剥除）和薄层皮片植皮术。

③ 老年人和广泛性 VIN，特别是分化型患者采用单纯外阴切除，切除范围包括外阴皮肤及部分皮下组织，但不切除会阴筋膜；对佩吉特（Paget）病，由于病变多超越肉眼所见病灶边缘，且偶有浸润发生，应行较广泛局部病灶切除或单纯外阴切除；若出现浸润或合并汗腺癌时，需做广泛性外阴切除和双侧腹股沟淋巴结切除术。

3. 外阴恶性肿瘤

（1）放射治疗：腔内加体外照射，腔内照射主要针对阴道原发肿瘤区进行照射，剂量约 60Gy。体外照射主要针对阴道旁组织、盆壁及其所属淋巴区进行照射，采用四野垂直照射，组织剂量可达 40Gy。除阴道早期癌外均应配合体外照射。

（2）手术治疗

① 阴道上段早期癌行子宫根治术和阴道部分切除（阴道的切缘距癌灶边缘至少 3cm）及盆腔淋巴结清除术。

② 阴道下段早期癌行外阴阴道癌根治术及腹股沟淋巴结和盆腔淋巴结清扫术。

（3）化疗：作为综合治疗的方法之一，按肿瘤类型选择用药，一般采用顺铂、多柔比星、5-Fu 等行介入化疗。如对阴道内较大癌灶可先行介入化疗，待肿瘤缩小后再行手术配合放疗。

六、护理

1. 心理护理

了解外阴癌的手术方式、手术将重建切除的会阴等相关知识，表达自己的不适，积极配合治疗。

2. 放疗患者的皮肤护理

放射线治疗者常在照射后 8～10 日出现皮肤的反应。放疗期间及以后的一段时间内随时观察照射皮肤的颜色、结构及完整性，根据损伤的程度进行护理。轻度损伤表现为皮肤红斑，然后转化为干性脱屑，此期在保护皮肤的基础上可继续照射；中度损伤表现为水疱、溃烂和组织皮层丧失，此时应停止放疗，待其痊愈，注意保持皮肤清洁、干燥，避免感染，勿刺破水疱，可涂1%甲紫或用无菌凡士林纱布换药；重度表现为局部皮肤溃疡，应停止照射，避免局部刺激，除保持局部清洁干燥外，可用生肌散或抗生素软膏换药。

3. 随访

外阴癌的预后与癌灶的大小、部位、分期、肿瘤分化、有无淋巴结转移及治疗措施等有关。治疗后应指导患者定期随访。具体随访时间为第1年每1~2个月1次；第2年每3个月1次；第3~4年每半年1次；第5年及以后每年1次。随访内容包括放疗的效果、不良反应及有无肿瘤复发的征象等。

第二节 子宫颈肿瘤

一、病因机制

(一) 中医病因机制

中医学中，女性子宫称为胞宫，宫颈称为胞门。当受到一定因素影响导致中气亏虚、气滞血瘀时，会造成寒湿、郁热积聚，从而形成胞门积结。

1. 情志内伤

情志内伤主要指的是长久的精神刺激、情绪波动、抑郁、焦虑等消极情绪对身体产生的影响。长期情志内伤可能导致体内气机运行不畅，引发气滞、气郁等问题。长期的气滞、气郁可能逐步导致气血瘀滞，从而增加罹患子宫颈肿瘤的风险。此外，情志内伤还可能影响人体的正气，使正气亏虚，机体对外界的抵抗力减弱，也增加了患子宫颈肿瘤的可能性。

2. 饮食不节

饮食均衡是人生命活动的基本保证。若饮食不足，或偏食、厌食，气血生化之源匮乏，后天不能充养先天，肾精不足，天癸、冲任失养；若饮食过度，暴饮暴食，膏脂厚味损伤脾胃，脾失运化，中焦积滞乃生。

3. 劳逸失宜

劳逸适度有助于气血的运行，正常的休息可以舒缓疲劳，调节身体。过劳过逸，皆可致病。

4. 外感六淫

风、寒、暑、湿、燥、火是自然界的气候变化，正常情况下为"六气"。若非其时有其气，则成为致病因素，称为"六淫邪气"。

5. 生活不规律

生活失于常度，或生活环境改变，也可使脏腑、气血、冲任的功能失调而导致子宫颈肿瘤。

6. 体质因素

体质，中医称为"禀赋"。清代《通俗伤寒论》始有"体质"之词。体质禀受于父母，并受到后天环境、生活条件等因素的影响而逐渐形成。在疾病的发生、发展、转归及辨证论治过程中，体质因素均不可忽视。

（二）西医病因病理

子宫颈肿瘤的发病原因至今尚不清楚。从资料来看，早婚、早育、多产及性生活紊乱的妇女患病概率较高。高危型HPV持续感染是子宫颈癌的主要危险因素。

二、临床表现

在疾病的早期，宫颈肿瘤可能没有明显的症状，根据病情的进展，可能会出现一些常见的症状，包括：

1. 阴道流血

这是宫颈肿瘤最常见的症状，可能表现为接触性出血，如在性交后或妇科检查后出血；也可能表现为不规则的阴道流血或经期延长、经量增多；对于老年患者，可能会表现为绝经后不规则的阴道流血。

2. 阴道排液

多数患者有白色或血性或稀薄如水样的腥臭味的阴道排液。到了晚期，可能是脓性恶臭白带。

3. 疼痛

可能会出现下体疼痛。还会出现一些相应症状，如尿频、尿急、腰痛、便秘、下肢肿痛等。如果肿瘤压迫或累积输尿管，还可能引起输尿管梗阻、肾盂积水、尿毒症等严重症状。到了晚期，患者还可能出现贫血、恶病质等全身衰竭症状。

三、实验室及其他检查

1. 血液检查

宫颈肿瘤的血液检查主要包括一般项目和肿瘤标志物。一般项目主要是血常规化验，通过观察血液中白细胞、红细胞、血红蛋白、血小板等计数，判断是否存在严重贫血、感染等。肿瘤标志物方面，有几种常见的指标。

（1）鳞状细胞癌抗原（SCC）：这是一种对宫颈鳞状细胞癌具有相对特异性诊断价值的肿瘤标志物。当血清中鳞状细胞癌抗原大于 1.5ng/ml 时，可能表示存在异常情况，对宫颈鳞状细胞癌的诊断、病情判断及预后评估等都具有临床意义。

（2）癌抗原 125（CA125）：这是一种从上皮性卵巢癌组织和血清中检查出的特异性的糖蛋白，是一种常见的肿瘤标志物。癌抗原 125 的正常值低于 35kU/L。如果患者宫颈癌血液检查癌抗原 125 高于 35kU/L，则说明患者可能存在输卵管腺癌、子宫内膜癌、宫颈癌、胰腺癌等疾病。

2. 激素水平检测

宫颈肿瘤的激素水平检测主要是为了了解患者的内分泌状况。通常，激素水平检测可以包括以下几种。

（1）雌激素水平检测：过高的雌激素水平可能会增加罹患宫颈肿瘤的风险。

（2）孕激素水平检测：其水平的变化可能会影响宫颈细胞的生长和分化。

（3）促性腺激素释放激素（GnRH）检测：GnRH 是一种重要的下丘脑激素，能够刺激垂体分泌促性腺激素，从而影响卵巢和子宫的功能。检测 GnRH 水平可以帮助医生了解患者的生殖内分泌状况，从而评估宫颈肿瘤的风险。

3. 彩超检查

通过观察宫颈形态、宫颈厚度以及宫颈内部是否出现异常病变等方面来评估。

（1）宫颈形态：正常宫颈形态呈现光滑状态。如果宫颈形态出现异常，如变得不规则或存在明显的肿块，这可能是宫颈肿瘤的一个迹象。

（2）宫颈厚度：正常宫颈厚度一般在 2～3cm。如果宫颈厚度低于 2cm 或明显高于正常范围,这可能表示宫颈存在异常,需要进一步检查。

(3)宫颈内部是否出现异常病变:彩超检查会观察宫颈内部是否出现异常病变,如宫颈肌层回声不均匀、宫颈内部出现低回声结节等。这些异常可能是宫颈肿瘤的迹象。

4. 宫腔镜检查

宫腔镜检查结果会详细描述子宫内膜和宫腔内的病变情况,如肿瘤的大小、位置、形态以及与周围组织的关系等。如果检查结果显示存在子宫肿瘤,医生可能会进行进一步的病理检查,如取活检或进行子宫内膜刮宫等,以确定肿瘤的性质和类型。这些病理检查结果将提供更详细的信息,如肿瘤的良恶性、分化程度、侵犯范围等。

5. 染色体分析

主要是为了明确是否存在基因突变或染色体异常,以及排除遗传因素等。

6. 宫颈肿瘤内分泌动态测试

宫颈肿瘤的发生和发展与内分泌系统的变化密切相关。内分泌动态测试可以通过检测患者体内激素水平的变化,为宫颈肿瘤的诊断和治疗提供重要依据。

(1)激素水平检测:通过采集患者的血液样本,检测其中各种激素的水平,如雌激素、孕激素、催乳素等。这些激素在宫颈肿瘤的发生和发展中起着重要作用,其水平的变化可以反映肿瘤的生长和转移情况。

(2)激素动态监测:通过对患者体内激素水平的动态监测,观察激素在一段时间内的变化趋势。这有助于发现潜在的内分泌异常,为宫颈肿瘤的早期诊断和治疗提供依据。

(3)激素受体检测:宫颈肿瘤细胞表面通常存在特定的激素受体,通过与这些受体结合,激素可以影响肿瘤细胞的生长和分化。通过检测这些激素受体的表达情况,可以了解肿瘤细胞对激素的敏感性和耐药性,为制定个性化的治疗方案提供依据。

7. 妊娠试验

宫颈肿瘤的妊娠试验主要是通过检测孕妇的尿液或血液中的激素水平来判断是否怀孕。然而,对于患有宫颈肿瘤的孕妇来说,这个过程可能会更加复杂和具有挑战性。首先,宫颈肿瘤可能会影响妊娠试验的准确性。这是因为宫颈肿瘤本身可能会导致激素水平的变化，从而干扰妊娠试验的结果。因此，如果孕妇患有宫颈肿瘤，最好在医生的指导下进行妊娠试验，以确保结果的准确性。其次，患有宫颈肿瘤的孕妇在妊娠期间需要更加密切地监测病情。肿瘤是良性的，并且体积较小，可能不会对妊娠产生太大的影响。如果肿瘤是恶性的，或者体积较大，可能会对胎儿和母体的健康造成影响。

8. 脉象和舌质

（1）脉象：宫颈肿瘤患者的脉象可能表现为弦脉、滑脉、细脉等。弦脉表现为脉象紧张有力，如按琴弦；滑脉则表现为脉象流利，如滚珠般滑动；细脉则表现为脉象细小而微弱。这些脉象可能与宫颈肿瘤患者的气血不和、湿热蕴结、气血瘀阻等病理变化有关。

（2）舌质：宫颈肿瘤患者的舌质可能表现为红舌、紫舌、淡舌等。红舌表示舌质充血，可能与热邪内盛、阴虚火旺有关；紫舌表示舌质青紫，可能与气血瘀阻、寒凝血脉有关；淡舌表示舌质颜色较浅，可能与气血不足、阳虚有关。此外，舌面上可能出现瘀点、瘀斑等病理表现，进一步反映气血瘀阻的情况。

四、诊断与鉴别诊断

（一）中医诊断和鉴别诊断

1. 辨病要点

（1）阴道流血：这是最常见的症状，可能表现为接触性出血，如性生活后或妇科检查后出血，也可能为不规则的阴道流血或经期延长、经量增多。对于老年患者，可能会表现为绝经后不规则的阴道流血。

（2）阴道排液：多数患者会有白色或血性或稀薄如水样的阴道排液，具有腥臭味。在晚期，可能会出现脓性恶臭白带。

（3）晚期症状：随着病情的加重，可能会出现继发性症状，如尿频、尿急、腰痛、便秘、下肢肿痛等。如果癌肿压迫或累积输尿管，可能会引起输尿管梗阻、肾盂积水、尿毒症等。在晚期，还可能出现贫血、恶病质等全身衰竭症状。

2. 辨证要点

（1）肝郁气滞型：主要表现为心情忧郁，胸胁或小腹胀痛，心烦易怒，周身窜痛，口干不欲饮，白带增多，宫颈柱状上皮异位（宫颈糜烂），呈小菜花样改变。舌质正常或稍红，舌苔薄白，脉弦或涩。治疗原则为疏肝理气，解郁。

（2）湿热蕴毒型：主要症状包括白带增多，状如米泔或粉污，恶臭，小腹胀痛，尿黄便干，口苦口干，宫颈呈菜花样坏死，或者继发感染。舌质红，苔白腻或黄腻，脉滑数。治疗原则为清热解毒，活血祛瘀。

（3）肝肾阴虚型：症状有头晕耳鸣，口苦口干，腰膝酸痛，手足心热，大便秘结，小便短赤，常有阴道流血，宫颈呈菜花结节型或溃疡空洞型改变。舌质红或正常，苔薄白，脉细数等。治疗原则为滋补肝肾，佐以解毒。

3. 鉴别诊断

（1）B超检查：B超可以通过对宫颈形态学改变的检测，检测出宫颈肿瘤的大小、位置、形态。但是，B超只能检测出较大的宫颈肿瘤，作为初步的诊断依据。

（2）细胞学检查：通过将宫颈脱落细胞制作成细胞涂片，并对细胞形态进行观察，可以比较准确地测出是否患有宫颈肿瘤。

（3）诊断性刮宫：通过刮取宫颈内膜组织、宫腔内组织等，进行病理检查以协助诊断。

（4）肿瘤标志物检查：可以筛查细胞角蛋白19片段、鳞状上皮细胞癌抗原，从而判断是否有宫颈肿瘤。

（5）阴道镜与宫颈活检：可以肉眼观察宫颈是否出现赘生物或者大体组织改变。若是怀疑可能存在癌变，可以在病变部位获取组织并行病理切片行镜下组织学诊断。这一检查为癌症诊断的金标准。

（二）西医诊断与鉴别诊断

1. 西医病史采集

（1）患者基本信息：姓名、性别、年龄、职业、民族、住址等。这些信息有助于医生了解患者的社会背景和生活习惯，对疾病的诊断和治疗有一定的参考价值。

（2）主诉：常见的主诉可能包括不规则阴道出血、接触性出血、阴道分泌物增多、下腹痛等。医生需要详细询问这些症状的出现时间、频率、严重程度等信息。

（3）现病史：医生需要详细询问患者从何时开始出现症状，症状的变化情况，是否接受过治疗，治疗效果如何等信息。这些信息有助于医生了解疾病的发展过程，为诊断和治疗提供依据。

（4）既往史：询问患者是否有过宫颈炎症、宫颈柱状上皮异位等妇科疾病史，是否有过手术史，尤其是与生殖系统相关的手术史。这些信息有助于医生了解患者的疾病背景和手术情况，为诊断和治疗提供参考。

（5）家族史：需要询问患者的家族中是否有宫颈癌或其他妇科肿瘤的病史。这些信息有助于医生评估患者的遗传风险。

（6）个人史：询问患者是否有吸烟、饮酒等不良嗜好，是否有长期服用激素类药物的历史，是否有不洁性行为等。这些信息有助于医生了解患者的个人生活习惯和可能的病因。

2. 体格检查

盆腔检查是诊断宫颈肿瘤的主要步骤，医生需要仔细检查阴道、外阴、宫颈、子宫、宫旁、直肠等部位。在检查过程中，医生应注意观察是否有消瘦、贫血等全身症状。

3. 实验室检查

包括血常规、尿常规、肝肾功能等，这些检查可以帮助医生了解患者的全身状况，评估病情严重程度以及预后。

4. 辅助检查

盆腔和腹部增强CT、MRI等影像学检查对于确定病变侵犯范围，特别是发现淋巴结和宫旁浸润非常有用。此外，胸片、肝肾超声等也是必要的检查项目。对于可疑侵犯或转移的患者，可能还需要进行肾血流图、钡灌肠和上消化道造影等检查。

5. 鉴别诊断

宫颈肿瘤的西医鉴别诊断主要包括以下几个方面。

（1）子宫颈良性病变：如子宫颈息肉、子宫颈柱状上皮异位、子宫颈腺囊肿、子宫颈肥大等，这些良性病变在临床表现和影像学上与宫颈肿瘤相似，需要进行鉴别。

（2）子宫颈炎性疾病：如子宫颈急性炎症、子宫颈慢性炎症等，这些炎症性疾病可能导致子宫颈出现充血、水肿、糜烂等症状，与宫颈肿瘤的表现相似，需要进行鉴别。

（3）子宫颈结核：子宫颈结核是由结核分枝杆菌感染引起的，可能导致子宫颈出现溃疡、坏死等症状，与宫颈肿瘤的表现相似，需要进行鉴别。

（4）子宫颈肉瘤：子宫颈肉瘤是一种罕见的恶性肿瘤，其临床表现和影像学特征与宫颈肿瘤相似，需要进行鉴别。

五、治疗

（一）中医治疗

1. 药物治疗

（1）中药调理：采用具有养血、补血、活血化瘀等功效的中药，如当归、熟地黄、白芍、川芎、桃仁、红花等，以改善血虚症状，促进气血运行，抑制肿瘤生长。

（2）气滞血瘀：表现为下腹部结块，触之有形，精神抑郁，胁肋不适，面色晦暗，肌肤甲错（皮肤粗糙干燥，像干鱼鳞甲交错的样子），舌暗紫，有瘀斑，脉弦涩等，可用香棱丸等方剂加减治疗。

（3）痰湿瘀结：表现为下腹结块、胸脘痞闷、脘腹（胃脘和腹部）疼痛、舌胖大、暗紫、苔白厚腻、脉弦滑等，可用苍附导痰丸合桂枝茯苓丸等方剂加减治疗。此外，湿热瘀阻、肾虚血瘀也需要采取对症治疗。

2. 针灸治疗

针灸具有调和气血、扶正祛邪的作用。针对血虚型宫颈肿瘤患者，可以选择相应的穴位进行针灸治疗，如关元、气海、足三里等，以调整全身气血，增强机体免疫力。

3. 按摩推拿

一般中医会选择三阴交穴、关元穴、子宫穴等穴位。

（1）三阴交穴：三阴交穴位于小腿内侧，内踝尖上 3 寸，胫骨后缘处。通过针灸或按摩等方式刺激该穴位，具有健脾益肾、调理冲任、调理带脉、益肾养阴的功效，可以改善子宫颈肿瘤引起的小便不利、白带增多、腰膝酸软等症状。

（2）关元穴：关元穴是人体的一个穴位，位于腹部的中央，在脐中下三寸。具有培本固元、补益下焦等功效，可以辅助治疗子宫颈肿瘤，缓解月经不调、白带增多、腹部疼痛等症状。

（3）子宫穴：子宫穴是人体的一个穴位，位于下腹部，脐中下四寸，前正中线旁开2寸，具有调经止带、理气止痛的功效，可以用于治疗子宫颈肿瘤，缓解月经不调、白带增多、下腹部疼痛等症状。

4. 中成药

（1）内服药物：主要是使用具有抗癌作用的中药，如白花蛇舌草、丹参、桂枝、川芎等，这些药物可以在一定程度上改善宫颈肿瘤引起的不适症状，抑制肿瘤的生长和扩散。具体的药方需要根据患者的具体病情和体质来制定，需要在医生的指导下使用。

（2）外敷药物：主要是使用具有消炎、止痛、促进炎症消退的中药，如苦参、金银花、连翘等，这些药物可以通过贴敷在宫颈部位，直接作用于肿瘤组织，缓解宫颈肿瘤引起的腹痛、阴道分泌物异常等不适症状。

（3）熏洗药物：主要是使用具有清热解毒、燥湿止痒的中药，如苦参、蛇床子、明矾等，这些药物可以煎汤熏洗，改善宫颈肿瘤引起的阴道分泌物异常、外阴瘙痒等不适症状。

（4）外洗坐浴法：坐浴的药物主要包括黄柏、牛膝、薏苡仁等。

（二）西医治疗

1. 药物治疗

宫颈肿瘤西医药物治疗主要包括化疗和靶向治疗。

化疗是利用化学药物杀死肿瘤细胞、抑制肿瘤细胞的生长繁殖和促进肿瘤细胞的分化的一种治疗方式。宫颈癌常用的化疗药物包括顺铂、卡铂、紫杉醇、多西他赛等。靶向治疗则是一种新兴的治疗方式，它针对肿瘤细胞的特定靶点，利用特定的药物进行精准打击，从而杀死肿瘤细胞或抑制其生长。目前，针对宫颈癌的靶向治疗药物也在不断研发中。

2. 手术治疗

（1）宫颈锥切术：如果宫颈肿瘤的体积比较小，病情较轻，通常可以选择进行宫颈锥切术。这种手术是通过切除宫颈的部分组织来达到治疗效果。

（2）子宫切除术：当宫颈肿瘤的体积较大，病情较严重时，可能需要进行子宫切除术。这种手术会切除整个子宫，以达到治疗的目的。

（3）宫颈切除术：对于体积较大、病情较重的宫颈肿瘤，除了子宫切除术外，也可以选择进行宫颈切除术，即切除宫颈的部分组织。

（4）根治性子宫切除术：当宫颈肿瘤的病情严重，出现扩散或转移的情况，且无法进行其他手术治疗时，可能需要进行根治性子宫切除术。

六、护理

1. 情志护理

宫颈肿瘤患者往往会对疾病产生恐惧和焦虑情绪，通过解释病情、介绍治疗方法以及预后情况等方式，消除恐惧心理，树立战胜疾病的信心。

2. 饮食调理

（1）增加营养摄入：宫颈肿瘤患者应该保证充足的营养摄入，包括蛋白质、碳水化合物、脂肪、维生素和矿物质等。建议患者多食用高蛋白、高热量、高维生素的食物，如鱼、肉、蛋、奶、豆类、新鲜蔬菜和水果等。

（2）避免刺激性食物：宫颈肿瘤患者应该避免食用辛辣、油腻、刺激性强的食物，如辣椒、生姜、蒜、葱、酒等。这些食物可能会刺激肿瘤的生长和扩散，加重病情。

（3）多喝水：宫颈肿瘤患者应该多喝水，保持充足的水分摄入。多喝水有助于促进新陈代谢，减轻症状，缓解病情。

（4）适量补充微量元素：宫颈肿瘤患者可以适当补充一些微量元素，如锌、硒、铁等。这些元素有助于增强免疫力，促进身体恢复。

（5）饮食均衡：宫颈肿瘤患者应该保持饮食均衡，不要偏食或暴饮暴食。合理搭配食物，保证各种营养素的摄入，有助于身体健康。

3. 生活作息

充足的休息：保证充足且健康的睡眠，这有助于身体恢复和增强免疫力。同时，也应动静结合，即在保证休息的前提下，适量进行运动，如散步、看书、下棋、钓鱼等，这些活动有利于身心健康，并能促进血液循环，增强机体免疫力，促进病患食欲。

4. 用药护理

（1）对于需要口服中药的患者，护士应详细解释中药的煎煮方法、服药时间、注意事项等，确保药物效果的最大化。

（2）严格遵循医嘱，监督患者按时按量服药，记录药物使用情况，观察药物效果和副作用。

（3）对于灌洗、坐浴的药物，要告知剂量、方法、注意事项等。

5. 外用治疗护理

在接受外用治疗时，可能会对局部皮肤造成一定的刺激。因此，患者需要注意保持皮肤清洁干燥，避免感染。如有红肿、疼痛等不适症状，应及时告知医生。

第三节 ◇◇◇ 子宫肌瘤

一、病因病机

（一）中医病因病机

子宫肌瘤在中医中被称作"癥瘕"，子宫肌瘤的形成与脏腑不和、气机阻滞、瘀血内停、气聚为瘕、血结为癥有关，其病因病机可与气滞、血瘀、痰湿、热毒等因素有关。具体解释如下。

1. 气滞

中医认为，如果女性平时情志不遂、肝失疏泄或是气机不畅，暴怒伤肝的话，就会导致体内肝气郁滞、血行受阻、瘀滞胞宫。这种气滞的状况长时间持续，可能会引发子宫肌瘤。

2. 血瘀

血瘀也是子宫肌瘤的一个重要病因。多产、房劳等原因可能会损伤肾气，导致肾虚，进而使冲任不充，血海失司，旧血瘀滞于胞宫。这种血瘀的状况如果长时间存在，可能会引发子宫肌瘤。

3. 痰湿

长期的痰湿体质，素体脾虚饮食不节损伤了脾胃，湿浊内停、痰湿阻滞冲任胞脉，也可导致子宫肌瘤的形成。

4. 热毒

热毒积聚也可能形成子宫肌瘤。

(二) 西医病因病机

子宫肌瘤的病因和发病机制是一个复杂的过程，涉及多种因素的相互作用。

1. 激素水平失衡

子宫肌瘤是一种激素依赖性疾病，雌激素和孕激素在其发生和发展中起着关键作用。高水平的雌激素可能促进子宫肌瘤细胞的增殖，而孕激素则可能通过影响细胞周期和凋亡来调控肌瘤的生长。

2. 遗传因素

遗传因素在子宫肌瘤的发病中扮演着重要角色。一些研究发现，患有子宫肌瘤的家族中，其他成员患病的风险也会增加。这可能与特定基因的突变或遗传信息的传递有关。

3. 年龄和生育因素

子宫肌瘤通常在育龄妇女中更为常见，这可能与女性生殖系统的生理变化有关。随着年龄的增长，女性体内的激素水平会发生变化，这可能导致子宫肌瘤的发生。此外，未生育或晚育的女性患子宫肌瘤的风险也可能增加。

4. 生活方式和环境因素

现代生活方式中的一些因素，如饮食、运动、压力等，可能对子宫肌瘤的发病产生一定影响。不良的生活习惯、环境污染等因素也可能通过影响内分泌系统或细胞代谢来促进肌瘤的发生。

二、临床表现

子宫肌瘤的临床表现主要包括：

（1）气滞型：由于气血运行受阻，患者会经常感觉小腹疼痛，小腹胀满、有包块，还可出现胸闷不舒、月经不调等症状。

（2）血瘀型：患者可表现为痛经严重、月经量增多，伴有血块，还可出现肌肤少泽、口干舌燥等症状。

（3）热毒型：主要表现为小腹有包块、下腹和腰疼痛、白带量多，白带色黄或者黄绿色或伴有血性白带，且经期延长，同时伴有烦躁易怒、发热、口渴、小便黄等症状。

（4）痰湿型：患者经常伴有月经不调、胸闷等症状，且可出现阵发性腹痛，以及恶心、呕吐等症状。

此外，中医还根据患者的具体症状，将子宫肌瘤分为气滞血瘀证、阴虚火旺证和肝郁脾虚证。

（1）气滞血瘀证的患者可能会出现月经不正常（如经行血崩或漏下不止）、乳房胀痛、小腹作胀或隐痛、舌质暗红等症状。

（2）阴虚火旺证的患者可能会有月经先期、经行血崩、胸中灼热、乳头痒或刺痛、经后赤白带下等症状。

（3）肝郁脾虚证的患者可能会出现月经正常或经行后期、小腹有下坠感、大便溏薄、舌质淡白等症状。

三、实验室及其他检查

1. 血液检查

其主要检查血常规，通过观察血常规中的血红蛋白含量、红细胞计数、白细胞计数及分类等指标，可以判断是否存在感染、贫血等情况。若红细胞和血红蛋白明显减少，可能存在长期月经量增多导致的失血性贫血；白细胞升高则提示可能存在感染。

2. 尿常规检查

主要看是否存在红细胞，以排除恶性病变。

3. 肿瘤标志物检查

通过检查体内是否存在肿瘤标志物，如癌胚抗原、糖类抗原125、糖类抗原199等，如果出现升高的情况，可能存在子宫肌瘤。

4. 病理学检查

这是诊断子宫肌瘤的金标准。通过采取子宫肌瘤切除术、子宫肌瘤剔除术等方式，取得病变组织进行病理学检查，能够明确病变的性质。

5. 影像学检查

除了实验室检查，还可以通过影像学检查来判断子宫肌瘤，如B超检查、MRI检查、CT检查等。这些检查方法可以观察子宫肌瘤的大小、位置、数量以及与周围组织的关系，有助于制定合适的治疗方案。

四、诊断与鉴别诊断

(一) 中医辨证要点

(1) 气滞证:这类患者常有小腹疼痛的现象,通常感到小腹胀满,而疼痛常无定处。

(2) 血瘀证:这类患者通常会感到子宫内有坚硬的积块,无法移动,疼痛拒按,面色晦暗,皮肤缺乏水分,月经可能较多或经期不规律,口干不想喝水。

(3) 痰湿证:这类患者会感到下腹部有包块,时而作痛,按压柔软,伴有较多的白带。如果是偏寒型,白带可能是白色而黏稠,患者可能会感到寒冷,胸腹部有胀满感,并出现尿频。如果是偏热型,白带可能呈黄色,有异味,甚至可能带有脓样分泌物,伴有胸闷、烦躁、发热、口渴、尿少等症状。

(4) 湿热证:湿热证的患者白带多且黄或有臭秽味,小腹及腰骶部都会有胀痛感,尤其是经期会更明显,可致月经不调,如经期长或是经量多。这类患者治疗要清热利湿,可用大黄牡丹汤治疗。

除了上述四种类型,还有气滞血瘀证和阴虚火旺证等类型。气滞血瘀证的患者可能会有月经异常(如经行血崩或漏下不止)、乳房胀痛、小腹作胀或隐痛、舌质暗红等症状。而阴虚火旺证的患者则可能会有月经先期、经行血崩、胸中灼热、乳头痒或刺痛等症状。

(二) 西医诊断与鉴别诊断

1. 病史采集

重点关注月经情况、生育史、家族病史等,以了解是否存在与子宫肌瘤相关的风险因素。

2. 体格检查

全面的妇科检查,包括腹部触诊、宫颈检查等,以评估子宫的大小、形状和质地,以及是否有异常的肿块或压痛。

3. 实验室检查

包括但不限于血常规、尿常规、激素水平检测等,以排除其他可能的疾病。

4. 医学影像检查

常用的医学影像检查方法包括超声检查、磁共振成像（MRI）和计算机断层扫描（CT）等。这些检查方法可以清晰地显示子宫和肌瘤的形态、大小、位置以及与周围组织的关系，以提供准确的诊断依据。

5. 鉴别诊断

子宫肌瘤的鉴别诊断主要包括与其他盆腔肿物的鉴别，例如妊娠子宫、卵巢肿瘤、子宫腺肌病、子宫内膜异位症以及子宫肉瘤等。

五、治疗

（一）中医治疗

在治疗上，中医注重调理脏腑功能，调畅气机，活血化瘀，化痰散结，以桂枝茯苓丸、血府逐瘀汤等为基本方，以达到标本兼治的目的，子宫肌瘤的中医治疗主要包括中药汤剂内服、针灸和中药外敷等方法。

1. 药物治疗

① 气滞型子宫肌瘤：治疗原则是行气导滞、活血消肿。可遵医嘱使用香棱丸等药物进行治疗。

② 血瘀型子宫肌瘤：治疗原则宜以温经散寒，活血化瘀为主。可以选择桂枝茯苓丸加减，其中包括桂枝、茯苓、桃仁、牡丹皮、芍药等中药，各适量，共研为细末后炼蜜为丸，每日早晚饭前服用适量。治疗以活血化瘀，消癥散结为主。可以选择桂枝茯苓丸，同上。另外，丹参、桃仁、赤芍、橘核、山豆根、三棱、山慈菇、桂枝、香附、荔枝核等中药也可以适量使用，加水煎服，一天一剂。

③ 痰湿型子宫肌瘤：治疗原则是调理气机，化痰散结。可用方药开郁二陈汤治疗，也可选用茯苓、白术、山药、半夏、陈皮、枳实、浙贝母、昆布等草药。

④ 湿热型子宫肌瘤：以清利湿热、化瘀消癥为治疗原则。可遵医嘱使用方药大黄牡丹汤等进行治疗。

2. 针灸治疗

包括针刺、温针灸、电针、火针及耳压疗法，根据辨证选择相应的穴位，如多选用关元、足三里、三阴交、阴陵泉、中极、子宫等穴位。

3. 中药外敷

可选择关元、气海、次髎、中极、膈俞等具有活血化瘀作用的穴位，配合三棱、莪术、大黄、乳香、没药、当归等理气活血化瘀的药物进行敷贴，通过热、药双重作用，疏经通络，增加气血运行，以达到缓解症状、促进肌瘤消散的目的。

4. 药物灌肠

经直肠吸收的药物能够很快在盆腔弥散，直达病变子宫，减少了体内代谢的中间环节，最大程度保持了病灶局部药物的有效治疗浓度。可选择丹参消癥方（丹参、三棱、莪术、枳壳、半夏、当归、香附、夏枯草、黄芪）浓煎200ml，温度在38℃左右保留灌肠，月经周期第10天开始使用，14天为1疗程。

5. 阴道给药

阴道血管分布丰富，且阴道黏膜给药可避免口服给药的首过效应，从而提高药物的生物利用度，可选用妇疾康胶囊（麝香、珍珠、琥珀、冰片），每次2粒，每3天给药1次，月经高峰期停用。

（二）西医治疗

西医的治疗方式主要为药物治疗和手术治疗。

1. 药物治疗

适用于存在较大肌瘤但需保留子宫的年轻患者，或是存在严重贫血、手术禁忌证的患者。是治疗子宫肌瘤的常用手段之一。可以采用促性腺激素释放激素激动剂、孕激素拮抗剂等药物来缓解症状或抑制肿瘤生长，但并不能根治子宫肌瘤。对于月经量多而子宫在8周妊娠左右大小的患者，在排除子宫内膜癌后，也可以采用雄激素治疗的方法。

2. 手术治疗

手术治疗是治疗子宫肌瘤的主要手段之一，如果子宫肌瘤迅速增大，或者伴有严重月经过多，从而引起重度贫血等人群，可以根据肌瘤具体情况，采用子宫肌瘤剥除术或子宫切除术进行治疗。肌瘤剥除术适用于年轻的希望生育且输卵管通畅的肌瘤患者，可以保留子宫。子宫切除术则适用于肌瘤较大或月经过多，无继续生育要求的患者。

3. 期待疗法

对于肌瘤小、无症状、无并发症的患者，可以采用期待疗法，定期进行随访观察，无需特殊治疗。

六、护理

1. 情志护理

子宫肌瘤患者可能会因为病情和治疗过程而出现焦虑、恐惧、沮丧等负面情绪。因此，护理人员应关注患者的情绪变化，鼓励其表达感受，并提供情感支持。可以通过深呼吸、冥想、放松训练等方法来帮助患者缓解紧张情绪，保持平和的心态。

2. 饮食护理

避免饮用刺激性饮料：如咖啡、茶、可乐、酒等含有咖啡因或其他刺激性成分的饮料，可能会刺激子宫肌瘤，加重病情。选择健康的饮品，如鲜榨果汁、蔬菜汁等富含维生素和矿物质的饮品，有助于增强身体免疫力，促进身体健康。减少红肉和加工肉类的摄入，红肉和加工肉类中含有较高的饱和脂肪和胆固醇，这些物质可能会促进子宫肌瘤的生长，增加鱼、禽、豆腐等富含优质蛋白质的食物的摄入。

3. 生活起居

保持规律的作息，保证充足的睡眠，避免熬夜。规律的作息有助于身体的恢复和增强免疫力。尤其是性生活和月经期间，要勤换内裤，保持外阴清洁。每天晚上睡前用温水清洗外阴，以减少感染的风险。保持正确的生育观念，有研究表明，生育次数少、初次生育年龄晚的女性子宫肌瘤发病率较高。因此，鼓励适龄女性适时生育、避免过度推迟生育年龄，对于预防子宫肌瘤具有重要意义。

第四节 子宫内膜癌

中医古籍中没有对该病的记载,根据临床表现特点,将子宫内膜癌归属于"癥瘕""五色带""崩漏""脏躁"等范畴。子宫内膜癌为脾、肝、肾三脏器功能失调,肝气郁结,气滞血瘀,经络阻塞,日久积于腹中所致。

一、病因病机

(一) 中医病因病机

子宫内膜癌病机是肝、脾、肾等五脏亏损,而致冲任不固,经断复来,漏下不止。主要包括正气不足、外感湿热、情志内伤以及瘀血阻窍等方面。

(1) 正气不足可能是由于先天禀赋不足、体质虚弱、后天失养、劳欲过度、久病失调等多种因素所导致,这是子宫内膜癌发生的重要内在因素。

(2) 外感湿热之邪,内蕴于脏腑,可致气血瘀滞,日久化热,从而引发本病。

(3) 情志内伤则多因长期情绪压抑、过度思虑等导致脏腑功能失调,气机不畅,气血运行受阻,最终可能形成癌症。

(4) 瘀血阻滞经络,气血运行不畅,也是子宫内膜癌发生的重要病理机制之一。

(二) 西医病因病理

子宫内膜癌发病的病因病机较复杂,主要包括雌激素的长期刺激、遗传因素以及特定的体质因素如肥胖、多囊卵巢综合征、无排卵周期、月经先后不定期、高血压病和糖尿病。胎死腹中和不孕也是导致子宫内膜癌发生的经典危险因素。接触他莫昔芬或雌激素,会增加罹患子宫内膜癌的风险。其中,雌激素的过度刺激是主要诱因,尤其是当缺乏孕激素的拮抗作用时。此外,有家族性子宫内膜癌、乳腺癌、结肠癌史的女性,其罹患子宫内膜癌的风险可能增加。

在病理方面,子宫内膜癌主要类型为内膜样腺癌,其他还包括腺癌伴鳞状上皮分化、透明细胞癌和浆液性腺癌。根据宏观表现,子宫内膜癌可分为弥漫型和局限型。

在疾病进展过程中，子宫内膜癌主要通过直接蔓延和淋巴转移途径进行扩散。晚期患者可能出现血行转移。直接蔓延指的是癌细胞沿子宫内膜生长，并可向上侵犯输卵管，向下侵犯宫颈管和阴道。当癌细胞浸润肌层时，可穿透子宫肌层到达浆膜面，进而种植于盆腹腔腹膜和大网膜，形成广泛转移。

二、临床表现

1. 阴道流血

表现为不规则阴道流血。对于已经绝经的女性，可能会出现异常的阴道流血；对于未绝经的女性，则可能表现为月经异常，如月经量增多、经期延长或月经不规律。

2. 阴道排液

早期可为浆液性或浆液血性分泌物。晚期因肿瘤体积增大发生局部感染、坏死，可见脓性或脓血性排液，并有恶臭。

3. 疼痛

随着病情的进展，患者可能会出现下腹疼痛的症状。当肿瘤浸润到周围组织或压迫神经时，还可能引发下腹部和腰骶部的疼痛，并向下肢及足部放射。癌肿堵塞宫颈管引起宫腔积脓时，出现下腹部胀痛和痉挛性疼痛。

4. 全身症状

在疾病的晚期阶段，子宫内膜癌患者还可能表现出贫血、消瘦、发热、衰竭等恶病质症状。

5. 体征

早期患者妇科检查无明显异常。内膜癌合并较大的子宫肌瘤，或晚期发生宫腔积脓、转移到盆腹腔形成巨大包块时，可在腹部触摸到质地较硬、活动度受限的包块，有时可能伴有触痛感。

6. 淋巴结肿大

随着病情恶化，患者可能会出现淋巴结转移，表现为全身多处淋巴结肿大。虽然血行转移较为罕见，但一旦发生，可能涉及肺、肝、骨等器官，导致相应的症状，如咳嗽、胸闷、肝功能异常、病理性骨折以及全身疼痛等。

三、实验室及其他检查

1. 实验室检查

肿瘤标志物检查，如癌胚抗原（CEA）、糖类抗原 CA199 和 CA125 等，有助于鉴别良恶性病变；血常规检查，以了解是否存在贫血及其程度；肝肾功能检查等。

2. 影像学检查

通过超声检查，可以了解子宫大小、宫腔形状以及是否存在多余生物，还可以了解子宫内膜的厚度和是否有浸润。盆腔 MRI 检查则有助于了解子宫内膜以及肌层的结构。CT 检查则可以发现是否有淋巴结转移，从而了解子宫内膜癌侵犯的范围以及淋巴结区域的情况。

3. 组织病理学检查

这是诊断子宫内膜癌的金标准。通过诊断性刮宫，从宫腔和宫颈管取组织进行进一步检测，可以明确诊断子宫内膜癌。

四、诊断与鉴别诊断

（一）中医诊断与鉴别诊断

1. 辨病要点

（1）气滞血瘀、湿热内蕴、寒邪凝滞及肾精亏虚等，均为导致子宫内膜癌发生的重要病理基础。这些病理过程相互作用，共同影响胞宫的生理功能，最终导致癌变。

（2）肾虚型患者常表现为阴道出血、头晕目眩、耳鸣、心悸等症状；血瘀型则可见崩漏不止、上腹疼痛、舌质紫黯等体征；血热型患者则可能出现大出血、胸胁胀满、舌红苔薄黄等表现；气虚型则表现为崩漏淋漓、面色苍白、气短懒言等。

2. 辨证要点

（1）瘀血、痰浊等病理产物是导致子宫内膜癌形成的关键因素。这些病理产物可因气滞、湿热、寒凝、肾虚等不同的病理机制而产生。气滞型子宫内膜癌，多因情志失调或外邪侵袭导致气血运行不畅，瘀血内停；湿热型则多因长期湿热环境或饮食不节，湿热蕴结，损伤任脉与冲脉；寒凝型则因素体虚弱或房事过度，寒邪凝集，气血凝滞；而肾虚型则与先天不足、久病伤肾、房事不节等因素有关，导致肾精亏虚，进而发生子宫内膜癌。

（2）子宫内膜癌的症状因病变类型不同而有所差异。肾虚型患者主要表现为阴道出血、头晕目眩、耳鸣、心悸等症状；血瘀型患者则表现为时崩时止、淋漓不尽或突然量多，夹有瘀块，上腹疼痛拒按；血热型患者可见阴道大出血或出血淋漓不断，伴有胸胁胀满、心烦易怒等症状；气虚型患者则表现为暴崩下血或淋漓不尽、面色苍白、肢倦神疲等。

3. 鉴别诊断

（1）血热型表现为大出血或淋漓不净，胸胁胀满，心烦易怒。

（2）气虚型表现为暴崩下血或淋漓不净，面色苍白，气短懒言。

（3）血瘀型表现为时崩时止，淋漓不净，少腹疼痛拒按。

（4）肾虚型表现为阴道出血，头晕目眩，耳鸣心悸，腰膝酸软。

（二）西医诊断与鉴别诊断

1. 病史采集

年龄、婚育史、家族史、是否肥胖、高血压史、糖尿病史、月经史和是否存在阴道异常流血等。

2. 体格检查

三合诊检查，通过阴道、直肠和腹部的触诊评估宫颈、宫腔和淋巴结情况。

3. 实验室检查

包括肿瘤标志物检测、肝肾功能以及血糖血脂分析、病理组织活检等。

4. 辅助检查

B 超检查、宫腔镜检查、诊断性刮宫、细胞学检查、血清 CA125 测定以及影像学检查等。

5. 鉴别诊断

包括但不限于良性子宫内膜病变、子宫颈癌、卵巢肿瘤以及其他恶性肿瘤和内分泌疾病。诊断过程中，需全面考虑患者的临床表现、体格检查及实验室检查结果，以确保诊断的准确性。

五、治疗

(一) 中医治疗

子宫内膜癌的中医治疗主要包括食疗、药物治疗和物理疗法。

1. 食疗

食疗方法对子宫内膜癌的治疗有一定的辅助作用,但并不能替代正规的医疗手段。在接受食疗的同时,还需要采取综合治疗措施,以提高治疗效果。

(1) 冬瓜子饮:将冬瓜子捣烂,加入冰糖和沸水,用文火炖熟后服用。这种食疗方法有助于子宫内膜癌患者的身体康复。

(2) 田七藕蛋羹:将田七或三七粉和鸡蛋调成糊,再加入鲜莲藕切碎绞汁加水,煮沸后放入田七粉蛋糊,最后加入适量的盐。这种食疗方法主要用于治疗瘀热型子宫内膜癌。

(3) 白果冬瓜子汤:将白果、冬瓜子、莲子肉、胡椒等食材同入锅加水,煮沸后改文火炖至白果、莲子烂熟即可。这种食疗方法具有健脾利湿、止带的作用。

(4) 羊泉枣汤:将羊泉、红枣等食材加水煎服。具有清热解毒的作用,主要用于治疗热毒型子宫内膜癌。

2. 药物治疗

遵循清热利湿和活血化瘀两大原则。

子宫内膜癌患者病情复杂,治疗上应结合临床,进行随症加减。阴道出血量多者,加大蓟、小蓟、墨旱莲、茜草、三七粉、侧柏叶等;带下量多者,加栀子、蒲公英、薏苡仁等;口干欲饮者,加葛根、麦冬、玉竹等;心烦易醒者,加灯心草、黄连、首乌藤(夜交藤)、酸枣仁等;小腹疼痛者,加八月札、桃仁、乌药、香附、木香等。

(1) 湿热病邪引起的子宫内膜癌:采用具有清热利湿作用的药物,如茯苓、薏苡仁等。湿性毒邪内蕴,致胞宫受损,日久即致肝肾亏损,久积溃腐。基本方选:当归、赤芍、黄连、黄柏、栀子各10g,川芎5g,延胡索10g,生地黄、败酱草、白花蛇舌草各15g,根据其瘤体坚实、精血亏虚程度加减用药。

(2) 瘀血阻滞型子宫内膜癌:使用活血化瘀类药物,如丹参、川芎等。基本方选:茴香(炒)、干姜(炒)、延胡索、乌药、当归、川芎、官桂、赤芍、蒲黄。

（3）血瘀型子宫内膜癌：使用活血行瘀、理气止痛类药物，如桃仁、红花、当归等。血府逐瘀汤加减，基本方选：桃仁、红花、当归、生地黄、川芎、赤芍、柴胡、延胡索、甘草。

3. 物理疗法

针灸、艾灸可缓解子宫内膜癌中晚期患者的不适症状，但不能根治。针刺（内关、肾俞、足三里、合谷及三阴交五穴）治疗、耳穴压豆、穴位按摩、灸法等。

（二）西医治疗

子宫内膜癌的西医治疗主要包括手术治疗、放射治疗和药物治疗。

1. 手术治疗

手术治疗是子宫内膜癌的主要治疗方法。根据癌症的分期和患者的具体情况，手术的方式和范围可能有所不同。一般来说，对于早期的子宫内膜癌（如Ⅰ期和Ⅱ期），主要采取筋膜外全子宫切除加双侧附件切除术或次广泛子宫切除术，同时可能需要进行盆腔、腹主动脉旁淋巴结清扫术或取样术。对于晚期的子宫内膜癌（如Ⅲ期和Ⅳ期），可能需要采取综合治疗，包括放疗、化疗、激素治疗等。

2. 手术加放射治疗

用于已有转移或可疑转移者，在手术前后加放射治疗，以提高手术效果。

3. 放射治疗

放射治疗主要用于晚期或不能耐受手术的患者。放射治疗可以分为体外照射和腔内照射两种。体外照射主要用于照射肿瘤及盆腔浸润的区域，而腔内照射则主要用于减少阴道穹窿复发的可能性。

4. 药物治疗

药物治疗主要包括化疗和激素治疗。化疗主要用于晚期或复发的子宫内膜癌患者，常用的化疗药物包括紫杉醇、铂类、阿霉素等。激素治疗主要用于晚期或复发的子宫内膜癌患者，特别是孕激素受体阳性的患者，常用的激素药物包括醋酸甲羟孕酮、醋酸甲地孕酮等。

六、护理

1. 饮食调理

以益气补血、清热解毒、活血化瘀为主,保持营养均衡,避免刺激性食物,饮食宜清淡易消化。

(1) 益气补血:多摄入如阿胶、枸杞子等益气补血食物。

(2) 清热解毒:适量食用如绿豆、薏米等清热解毒食物。

(3) 活血化瘀:摄入如丹参、川芎等活血化瘀食物。

(4) 营养均衡:多样化饮食,摄入蛋白质、维生素和矿物质。

2. 用药指导

(1) 对于晚期、复发或需要保留生育功能的患者,可考虑孕激素治疗。需密切监测药物副作用,如水肿、药物性肝炎等,并告知患者停药后症状会逐渐缓解。

(2) 化疗是子宫内膜癌的重要治疗手段之一。应密切关注患者的化疗反应,如恶心、呕吐、骨髓抑制等,及时调整治疗方案以减轻副作用。可配合采用中医食疗等方法,以减轻患者的不适。

3. 健康宣教

针对高危人群或更年期妇女出现月经紊乱、绝经后不规则阴道流血等症状,应提高警惕,普及子宫内膜癌的防护知识,增强自我防护意识。

第五节 卵巢肿瘤

一、病因病机

(一) 中医病因病机

1. 情志内伤

长期情绪抑郁、紧张或者焦虑,可能会导致气机不畅,从而引起气滞血瘀,这被认为是卵巢肿瘤产生的一个原因。

2. 先天禀赋不足

这种情况可能会导致肾气不足，从而无法滋养全身，引发卵巢肿瘤。

3. 痰湿凝滞

体内津液代谢异常，导致体内津液凝聚成痰，并在体内堆积，可能形成卵巢肿瘤。

4. 脾虚湿盛

脾虚可能导致体内湿气过盛，脾脏运化功能失常，使得体内湿气无法排出体外，进而形成卵巢肿瘤。

5. 肾虚血瘀

肾脏的血液循环受阻，导致肾脏无法正常滋养卵巢，可能引发卵巢肿瘤。

6. 毒邪侵袭

中医认为，毒邪入侵可能造成患者热毒炽盛、邪热伤阴、阴津亏损、热煎阴津、瘀血内生，这也是导致卵巢癌出现的一个原因。

（二）西医病因病理

1. 遗传因素

研究指出，有家族病史的女性患卵巢肿瘤的风险较高。这可能与特定的基因变异有关，这些变异可能增加了个体对肿瘤发展的敏感性。

2. 激素失衡

激素失衡也是卵巢肿瘤发生的关键因素之一。卵巢作为女性的主要内分泌器官，负责调节多种激素的分泌，包括雄激素和促性腺激素。当这些激素的分泌水平出现异常时，可能会对卵巢组织产生负面影响，进而促进肿瘤的形成。

3. 环境因素

长期接触某些有害化学物质、辐射或不良的生活习惯，都可能增加罹患卵巢肿瘤的风险。

4. 心理因素

目前已有多项研究表明，抑郁等不健康的心理因素，通过调控自主神经系统、下丘脑 - 垂体 - 肾上腺轴及免疫系统进而影响恶性肿瘤的发生。

二、临床表现

卵巢肿瘤在中医里属于癥瘕，指腹腔内有包块肿物结聚的疾病。癥瘕是妇科常见病、疑难病，多因脏腑失调、气血阻滞、瘀血内结引起，气聚为瘕，血瘀为癥。具体的中医临床表现分为以下四种类型。

1. 气虚血瘀型

症状表现为患者腹部坚硬，肿块固定，小腹坠胀、疼痛，面色发暗，身体消瘦，神疲乏力，不思饮食。

2. 湿热瘀毒型

症状表现为患者腹部有肿块，腹胀，不思饮食，或者是有不规则阴道流血出现，舌质发暗呈红色或者是绛紫，舌苔黄腻，脉滑或数。

3. 气阴两虚型

症状表现为患者腹中积块已经很长时间，且日渐消瘦，神疲乏力，面色无华，还有低热或者是腹大如鼓，脉弦或者弱，查体可触及肿瘤多为实性，双侧性，表面不平，固定不动，子宫直肠陷凹可触及大小不等的结节，有时腋下、锁骨上可触及肿大的淋巴结。治疗需要使用软坚消癥、滋补肝肾的药物。

4. 痰湿凝聚型

症状表现为患者腹部有肿块，且腹水明显，胃脘胀痛，身体无力，食欲缺乏，舌淡苔白且腻，妇检时可在子宫一侧或双侧触及囊性或实性的肿物，表面光滑并可活动，与子宫不相连。

三、实验室及其他检查

1. 专科检查

双合诊或三合诊，其对妇科或盆腔疾病的诊断具有较高的价值。妇科盆腔检查操作相对简单方便，若下腹部出现肿大的占位性物体并达到一定的体积便可触及，是早期筛查卵巢癌常用的方法之一。

2. 血液检查

其主要检查血常规，通过观察血液中红细胞、白细胞、血小板等数量和形态的变化，可以辅助判断肿瘤的性质和病情严重程度，其次检查肝肾功能，肝肾功能检查可以帮助评估患者的整体健康状况，为治疗提供参考。

3. 肿瘤标志物检查

肿瘤标志物检查是卵巢肿瘤检查的重要部分之一，通过检查体内是否存在肿瘤标志物，如：糖类抗原125（CA125）、癌胚抗原（CEA）、甲胎蛋白（AFP）、人绒毛膜促性腺激素（HCG）和性激素等肿瘤标志物，帮助判断是否存在卵巢肿瘤，以及肿瘤的性质及病情发展情况。

4. 影像学检查

主要包括妇科超声、盆腔CT以及盆腔核磁共振、PET-CT等。超声检查能明确肿块的大小、边界和内容，了解肿块周围血流的变化，有助于诊断。CT检查可清晰地显示肿块的图像，根据不同的图像提示良性或恶性肿瘤，并可显示周围淋巴结有无转移灶。

5. 免疫学检查

通过免疫方法检查卵巢恶性肿瘤的一些产物，以提高临床诊断率。

6. 病理检查

通过穿刺活检或手术切除后做病理检查，对肿瘤的性质行最终诊断，是诊断肿瘤具体性质的金标准。

四、诊断与鉴别诊断

（一）中医诊断

1. 辨病性

即判断肿瘤的性质，是良性还是恶性。良性肿瘤多呈囊性，表面光滑，境界清楚，可活动，生长速度慢，多属于中医的"癥瘕"范畴。而恶性肿瘤则生长迅速，常有浸润和转移，多属于中医的"积聚"范畴。

2. 辨病位

即确定肿瘤发生的部位。卵巢肿瘤主要发生在卵巢，但也可能累及子宫、输卵管等其他生殖器官。中医在诊断时，会根据患者的症状和体征，结合望、闻、问、切四诊，判断肿瘤的具体位置。

3. 辨虚实

即判断患者的体质状况和病情虚实。卵巢肿瘤患者多为虚实夹杂之证，既有正气不足，又有邪气盛实。实证患者体质较好，病情较重，多表现为肿块坚硬、疼痛拒按等症状；虚证患者体质较弱，病情较轻，多表现为肿块软、疼痛不甚等症状，中医会根据患者的体质和病情，采用相应的补虚泻实治法。

4. 辨气血

即判断患者气血的盈亏和运行状态，是气滞血瘀还是气血两虚。中医会根据患者的症状和体征，判断气血的盈亏和运行状态，采用相应的调气活血治法。气滞血瘀患者多表现为肿块固定、疼痛拒按、月经不畅等症状；气血两虚患者则多表现为肿块软、疼痛不甚、面色苍白、神疲乏力等症状。

5. 辨脏腑

即辨别肿瘤对脏腑的影响，是否累及其他脏腑。卵巢肿瘤常累及肝、脾、肾等脏腑，导致脏腑功能失调，出现相应的症状。

6. 辨病性

癥瘕有虚实之分，虚证多因正气虚弱，脏腑失和，气血失调，导致气聚为瘕，血瘀为癥。实证则多因气滞、血瘀、痰湿、湿热等邪气内结所致。

（二）西医诊断与鉴别诊断

在鉴别诊断时，还需结合患者的病史、体格检查以及实验室检查等结果进行综合分析，以排除其他疾病的可能性。例如，需与妊娠子宫、子宫肌瘤、附件炎块等疾病进行鉴别。

1. 病史采集

重点关注现病史、月经史、婚育史、家族病史等。

2. 体格检查

全面的妇科检查，包括腹部触诊、妇科检查、直肠指检等，以评估子宫的大小、形状和质地，以及是否有异常的肿块或压痛。

3. 实验室检查

包括但不限于血常规、肿瘤标志物测定、细胞学诊断、激素水平检测等，以排除其他可能的疾病。

4. 医学影像检查

常用的医学影像检查方法主要包括妇科超声、盆腔 CT 以及盆腔核磁共振，PET-CT 等超声检查、磁共振成像（MRI）和计算机断层扫描（CT）等。这些检查方法可以清晰地显示肿瘤的大小、位置以及与周围组织的关系，以提供准确的诊断依据。

五、治疗

(一) 中医治疗

中医治疗卵巢肿瘤的方法多样，旨在通过调整身体内部环境，增强身体自身的抵抗力和恢复能力，达到治疗疾病的目的。以下是一些常见的中医治疗卵巢肿瘤的方法，近现代医家能够详细地对卵巢癌患者进行系统分类及证候学研究，临床上多按医家的临床治疗经验来划分证型和常用组方用药。

1. 中药汤剂

根据患者的具体病情和体质，中医会开具个性化的中药汤剂。

（1）湿热瘀毒：治疗需要使用清热利湿以及解毒散结的药物。这些汤剂可能包含半枝莲、龙葵、白花蛇舌草、白英、川楝子、车前草、土茯苓、瞿麦、败酱草、大腹皮等。加减：毒热盛者加蛇莓、草河车、苦参，腹胀甚者加木香、槟榔、大腹皮、枳实。

（2）气滞血瘀：治疗需要使用活血化瘀以及理气止痛的药物，同时兼顾扶正固本。膈下逐瘀汤加减，常用药为黄芪、当归、莪术、乌药、川芎、三棱、赤芍、延胡索、桃仁、红花、香附。

（3）肝气郁结：治疗需要使用疏肝理气的药物，常为柴胡疏肝散加减：柴胡、郁金、赤芍、白芍、厚朴、枳壳、川楝子、绿萼梅、夏枯草、牡蛎、香附、栀子、牡丹皮、玫瑰花、青皮、橘皮、枸杞子、桑椹、女贞子、何首乌等。

（4）脾虚痰湿瘀结型：治疗常使用健脾益气、祛湿化痰的药物。如四君子汤加减，益元汤合桂枝茯苓丸加减：党参、生黄芪、白术、茯苓、车前子、山慈菇、夏枯草、赤芍、半夏、猪苓、海藻、厚朴、鸡内金。加减：腹水多者加水红花子、抽葫芦、冲天草、天葵；腹胀甚者加木香、槟榔、大腹皮、枳实。

（5）气阴两虚：治疗常为益气养阴。如生黄芪、太子参、白术、白芍、麦冬、生地黄、天花粉、沙参、五味子、沙苑子、银柴胡、牡丹皮、炙甘草、柏子仁。加减：生熟地黄、山茱萸、女贞子等；毒热盛者加败酱草、龙葵、白花蛇舌草、苦参、蒲公英。

（6）阴虚内燥：治疗常为养阴清热，生津润燥。可使用沙参麦冬汤加减：沙参、天花粉、葛根、山药、百合、玄参、麦冬、五味子、鸡内金、生麦芽、炒白术、茯苓、合欢皮、生蒲黄、金荞麦。

2. 针灸疗法

针灸是中医治疗的常用手段之一，可以通过刺激特定的穴位，调整身体的气血运行，达到治疗疾病的目的。对于卵巢肿瘤患者，针灸可以帮助缓解疼痛、调整内分泌、改善免疫功能等。

3. 按摩疗法

按摩可以促进身体的血液循环，舒缓肌肉紧张，缓解疼痛。对于卵巢肿瘤患者，适当的按摩可以帮助缓解腹部不适，提高生活质量。

（二）西医治疗

卵巢肿瘤的西医治疗主要包括手术切除和辅助治疗。

1. 手术切除

手术切除是卵巢肿瘤的主要治疗方法。具体的手术方式会根据患者的年龄、生育要求、肿瘤的性质和大小等因素来决定。对于卵巢交界性肿瘤，保守性手术是常见的选择，如患侧附件切除术，适用于有生育要求的年轻患者。若病理报告确定为交界性卵巢肿瘤，可能还需要进行对侧卵巢剖析和病理检查。如果成年人不再需要分娩，他们可以进行全子宫、双附件、大网膜和阑尾切除术。

2. 辅助治疗

手术切除后，根据病理检查结果，以确定肿瘤的性质，即良性还是恶性。对于交界性肿瘤，辅助治疗的目的是减少病变，可能包括化疗、放疗、生物治疗和激素治疗、免疫治疗等。

六、护理

1. 疼痛护理

卵巢肿瘤患者常常伴随着疼痛症状，疼痛不仅会影响患者的生活质量，还会加重患者的心理负担。因此，医护人员要采取有效的疼痛护理措施，如使用镇痛药物、物理疗法等，以缓解患者的疼痛症状，提高患者的舒适度。

2. 饮食护理

卵巢肿瘤患者饮食应以清淡、易消化、富含营养为主。多食用富含蛋白质、碳水化合物、维生素和矿物质等的食品。避免过度饮酒、吸烟等不良习惯，尽量采用清淡、健康的饮食方式，同时，要适当控制总能量摄入，避免过度肥胖。摄入足够的膳食纤维有助于维持肠道健康，预防便秘和腹胀等不适症状，而蔬菜水果富含维生素、矿物质、纤维素等营养素，有助于提高免疫力，减少炎症反应。避免刺激性食物：辛辣、油腻、烟熏、腌制等刺激性食物可能会加重卵巢肿瘤的症状，不利于病情的控制。因此，患者应避免食用这些食物，如辣椒、芥末、生姜、肥肉、油炸食品等。术后饮食可适量多增加一些具有滋补作用的食物，如石榴、罗汉果、桂圆、桑椹、黑芝麻、黑木耳、绿豆、胎盘、鲫鱼、鲤鱼等，以养身调经。但滋补时也要注意节制，避免过度。

3. 生活作息

（1）保持规律的作息：保证充足的睡眠，避免熬夜。有规律的作息有助于身体的恢复和增强免疫力。

（2）保持规律运动：卵巢肿瘤患者应养成锻炼身体的好习惯，适当进行有氧运动，如散步、慢跑、瑜伽等，以增强身体素质和免疫力。

（3）避免过度劳累：卵巢肿瘤患者应尽量避免过度劳累等不良生活习惯，过度劳累可能导致身体免疫力下降，影响病情的控制和恢复。

（4）保持良好的情绪：卵巢肿瘤患者应保持愉快的心情，避免过度焦虑、抑郁等不良情绪，这些负面情绪会影响内分泌系统，不利于卵巢的健康。而良好的心态有助于身体的恢复和免疫力的提高。

（5）保持正确的生育观念：有研究表明，生育过的女性患上卵巢肿瘤的风险比没有生育过的女性低很多。这可能是因为女性在怀孕之后，身体中会产生某种抗体，这种抗体可以抵抗卵巢肿瘤，保护卵巢细胞。另外，女性在妊娠期和哺乳期，因为受到激素的作用，卵巢会暂时停止排卵，从而减少了卵巢上皮细胞的损伤和异常增生，降低了卵巢肿瘤的发生风险。其次，生育还可以增强女性的免疫力。研究表明，这种免疫力主要针对妇科肿瘤，生育过程中的激素变化以及胎儿对母体的免疫刺激，都能够帮助母体增强免疫力，从而抵抗肿瘤的发生。

4. 用药指导

（1）个体化用药：中医药强调因人而异，合理使用中药需要根据患者的体质、病情、年龄、性别等个体特征进行个体化用药，以达到最佳疗效。

（2）用药准确：中药使用前必须通过辨证论治，针对不同疾病和证型选择适宜的药物，还要注意药物之间的配伍关系，做到组方适当，对证准确。

（3）掌握禁忌：中药禁忌包括配伍禁忌，如十八反、十九畏等；服药时的饮食禁忌，即忌口，如地黄忌葱、蒜、萝卜，茯苓忌醋等。

（4）剂量适宜：中药剂量的确定应根据患者的年龄、体质、病程、病势轻重、药物的作用强度等综合考虑，尤其大毒药物应严格控制剂量，如细辛不超 3g 等。

（5）炮制煎煮：中药的炮制和煎煮方法对其药效有很大影响，因此需要按照规范的方法进行炮制和煎煮，以确保药物的有效成分能够被充分提取出来。

（6）服药方法：中药的服药方法也有讲究，如汤剂多宜温服，解表药适宜趁热服用等。同时，服药时间也需要根据药物的性质和病情来决定，如一般滋补药物宜饭前服用，补益脾胃的药物或者对胃刺激性大的药物宜饭后服等。

第六节 葡萄胎

葡萄胎亦称"伪胎""鬼胎"，最早的记录见于隋朝的《诸病源候论·妊娠鬼胎候》："夫人脏腑调和，则血气充实，风邪鬼魅不能干之，若荣卫虚损，则精神衰弱，妖魅鬼精得入于脏，状如怀娠，故曰鬼胎也。"

一、病因病机

（一）中医病因病机

1. 气血虚弱

素体虚弱，气血不足，孕后情志不遂，血随气结而不散，冲任滞逆，胞中壅瘀，则腹部胀大，瘀伤胞脉则流血，发为葡萄胎。

2. 气滞血瘀

素性抑郁，孕后情志不遂，肝郁气滞，血与气结，冲任不畅，瘀血结聚胞中，腹大异常，瘀血伤胎则胎坏，瘀伤胞脉则流血，发为葡萄胎。

3. 寒湿瘀滞

孕妇久居湿地,或贪凉饮冷,或经期、产后感受寒湿,寒湿之邪客于冲任胞宫,气血瘀滞,发为葡萄胎。

4. 痰浊凝滞

孕妇素体肥胖,或恣食厚味,或脾虚不运,湿聚成痰,痰浊内停,冲任不畅,痰浊郁结胞中,腹大异常,痰浊凝滞伤胎,瘀伤胞脉则流血,发为葡萄胎。

(二)西医病因病机

葡萄胎发生于生育年龄妇女,其确切原因尚不清楚,但以下几个因素可能与葡萄胎的发生有关。

1. 营养因素

有研究表明,如果食物烹调不当,丢失大量的蛋白质和维生素 A,以及食物中前体胡萝卜素和动物脂肪缺乏都容易导致葡萄胎的发生率增加。

2. 感染因素

有很多专家认为,葡萄胎的发生和病毒感染有关,但目前对于这方面的研究文献较少,也未找到真正的证据证明葡萄胎的发生与感染有直接关系。

3. 内分泌失调

年龄高于 35 岁或低于 20 岁的女性发生葡萄胎的概率明显升高,普遍认为葡萄胎的发生与卵巢功能不全或卵巢功能衰退相关。

4. 遗传因素

正常细胞遗传学检查为 46 条染色体,其中 23 条来自父亲,23 条来自母亲。但完全性葡萄胎虽然大部分为 46 条染色体,但均来自父亲,无母源成分;部分性葡萄胎发现有 69 条染色体,其中 46 条来自父亲,23 条来源于母亲。

5. 基因表达变异

原癌基因的过度表达或抑癌基因变异失活会导致细胞生长分化异常,最终导致葡萄胎的形成。

6. 生育史

多次流产、多胎妊娠等也可能增加葡萄胎妊娠的风险。

二、临床表现

1. 停经后阴道流血

停经时间为 8~12 周，多数患者在停经 12 周左右发生不规则阴道出血，开始时量少，呈咖啡色黏液状或暗红色血样，以后出血量逐渐增多，时出时停，且常反复发生阴道大量出血，有时可排出水泡状组织。阴道出血时间长未及时有效治疗的患者可导致贫血及继发感染。

2. 子宫异常增大、变软

由于葡萄胎的迅速增长以及宫腔内出血，子宫体积一般增长较快，有 2/3 的患者子宫大于相应月份的正常妊娠子宫，且质地极软，1/3 的患者子宫大小与停经月份相符，少数患者子宫小于停经月份。

3. 卵巢黄素化囊肿

葡萄胎患者滋养细胞超常增生，产生大量绒毛膜促性腺激素（HCG），由于大量 HCG 的刺激，双侧或一侧卵巢往往呈多发性囊肿改变，称之卵巢黄素化囊肿。一般不产生症状，偶因急性扭转而致急腹症。黄素化囊肿在葡萄胎清除后，随着 HCG 水平下降，于 2~4 个月内自然消失。

4. 妊娠呕吐及妊娠高血压综合征

由于增生的滋养细胞产生大量 HCG，因此患者呕吐往往比正常妊娠严重且持续时间长。又因患者子宫增长速度较快，子宫内张力大，患者在妊娠早、中期即可出现妊娠高血压综合征，葡萄胎患者在妊娠 24 周前即可出现高血压、水肿、蛋白尿，1/4 的患者发展为子痫前期。

5. 腹痛

由于子宫急速扩张而引起下腹隐痛，一般发生在阴道流血前。如果是黄素化囊肿急性扭转则为急腹痛。

三、实验室及其他检查

1. 血或尿 HCG 测定

这是诊断葡萄胎的常用方法。测量血或尿中的人绒毛膜促性腺激素（HCG）水平，葡萄胎患者的 HCG 值高于相应孕周的正常值，且持续不降。

2. 组织学检查

在葡萄胎的诊断中，组织学检查具有关键作用。通过刮宫手术取得组织样本进行显微镜检查，以确定是否存在葡萄胎组织。

3. B 超检查

B 超检查是诊断葡萄胎的重要辅助手段。在 B 超图像上，葡萄胎通常表现为子宫内充满长形光片，形成类似"落雪状"或"蜂窝状"的回声。此外，完全性葡萄胎的 B 超图像还可能显示子宫明显大于相应孕周，且无妊娠囊或胎心搏动。部分性葡萄胎则可能表现为胎盘部位出现水泡状胎块引起的超声图像改变。

4. 多普勒胎心测定

由于胚胎发育异常，无法探测到胎心或胎动，仅能听到子宫血流杂音。

5. 妇科检查

多数患者子宫大于停经月份，质软，有时可触及一侧或双侧卵巢呈囊性增大。

四、诊断与鉴别诊断

（一）中医诊断与鉴别诊断

1. 辨病要点

（1）症状观察：停经后阴道内会出现不规则流血，子宫异常增大且变软，子宫大小与停经月份不相符。若子宫大于停经月份，且听不到胎心，无胎动，应高度怀疑为葡萄胎。此外，若在阴道排出物中见到水泡状组织，则葡萄胎的诊断基本可以确定。

（2）舌象与脉象：葡萄胎患者的舌象常表现为舌红苔黄或苔腻，脉象则多为滑数或弦滑。

（3）病史询问：了解患者的停经史、孕产史、家族史等，以辅助诊断。

2. 辨证要点

（1）辨病性：葡萄胎在中医学中属于"癥瘕"范畴，主要病因是冲任失调、气血运行受阻。中医辨证时需要辨明病性，即确定是属于气滞血瘀、痰湿凝聚、热毒蕴结等哪种类型。

（2）辨虚实：葡萄胎的辨证还需要辨明虚实，即确定是属于实证还是虚证。实证多因气滞血瘀、痰湿凝聚等导致，虚证多因气血虚弱、冲任不足等导致。

（3）辨脏腑：葡萄胎的辨证还需要辨明涉及的脏腑，主要涉及的脏腑有肾、肝、脾等。需要根据患者的具体症状，判断是哪个脏腑的功能失调导致的葡萄胎。

3. 鉴别诊断

葡萄胎的诊断主要依据患者的临床表现和体质特征。需与其他妇科疾病如流产、羊水过多、双胎妊娠等进行鉴别，以确保准确诊断和治疗。

（二）西医诊断与鉴别诊断

1. 病史采集

末次月经时间、月经周期的规律性，是否出现早孕反应、胎动、腹部异常增大等症状，是否有阴道出血、排出水泡样组织以及腹痛等异常表现，是否有类似发作史、高血压、糖尿病、血脂异常等。

2. 体格检查

主要观察孕妇的症状和体征，如阴道流血、子宫异常增大等。

3. 实验室检查

主要包括HCG水平检测和基因检测。HCG水平检测用于检测异常增高的HCG水平，可通过尿或血样进行。基因检测包括DNA倍体分析和母源表达印迹检测，有助于查找病因。

4. 辅助检查

主要包括超声检查、人绒毛膜促性腺激素测定和DNA倍体分析。超声检查可见子宫大于相应孕周，无妊娠囊或胎心搏动，宫腔内充满不均质回声。HCG测定可显示高于正常孕周值的激素水平。DNA倍体分析通过流式细胞计数等方法，有助于区分完全性和部分性葡萄胎。

5. 鉴别诊断

葡萄胎的鉴别诊断主要依据临床表现和辅助检查。需与流产、双胎妊娠、羊水过多、子宫肌瘤合并妊娠等情况区分，这些情况下子宫也可能大于停经月份，但超声检查和其他症状有所不同。

五、治疗

(一)中医治疗

1. 中医强调"同病异治、异病同治"的原则,根据患者的具体症状与体质差异进行辨证施治。

(1)对于阳虚血瘀型的葡萄胎患者,中医会采用具有温肾扶阳、活血行瘀功效的中药方剂,如少腹逐瘀汤。

(2)对于瘀热互结型的葡萄胎患者,中医治疗则侧重于清热除湿、解毒化瘀。如采用公英败酱汤。

(3)气血虚弱证:救母丹加枳壳、牛膝。救母丹:人参、当归、川芎、益母草、赤石脂、荆芥穗。

(4)气滞血瘀证:荡鬼汤(枳壳、厚朴、桃仁、红花、牡丹皮、川牛膝、雷丸、大黄、人参、当归)。

(5)寒湿瘀滞证:芫花散(芫花、吴茱萸、川乌、巴戟天、秦艽、白僵蚕、柴胡)。

(6)痰浊凝滞证:平胃散(苍术、厚朴、陈皮、甘草、生姜、大枣)。

(7)服用大黄䗪虫丸,每日三次,有助于改善腹胀、腹痛等症状。

(8)使用桂枝茯苓丸,以达到活血化瘀的效果,缓解腹胀、停经等症状。

2. 针灸治疗

针灸治疗也是中医治疗葡萄胎的重要手段之一。针灸能够通过刺激穴位,调节人体的气血运行,达到扶正祛邪、调和阴阳的目的。

(1)对于阳虚血瘀型葡萄胎患者,会选择温阳散寒、活血通络的穴位,如足三里、关元等,以温通经络、促进气血流通。

(2)对于瘀热互结型葡萄胎患者,会选取具有清热利湿、化瘀散结作用的穴位,如曲池、合谷等,以清除体内的湿热邪气、促进子宫内瘀血的排出。

(二)西医治疗

1. 清宫术

清宫术是葡萄胎的主要治疗手段。由于葡萄胎具有潜在的大出血风险,一旦确诊,应尽快清除子宫内的内容物。自然流产的葡萄胎患者亦需进行清宫处理。

2. 子宫切除术

对于年龄大于 40 岁，没有生育要求、子宫小于妊娠 14 周的葡萄胎患者可行子宫和双侧输卵管切除术，这是清宫术之外的一种初始治疗选择，不作为首选推荐。对于年轻患者，可酌情考虑保留卵巢。若怀疑葡萄胎存在不完全流产（即刮擦不完全或产生新的水泡状物），应进行全面刮宫，并密切观察患者是否有活动性出血。若存在活动性出血，应在清宫的同时进行输血治疗。

3. 卵巢黄素化囊肿的处理

葡萄胎清除后，大多数卵巢黄素化囊肿均能自然消退，无需处理。但如发生卵巢黄素化囊肿扭转，则需及时手术探查。

4. 预防性化疗

预防性化疗是在 HM 清宫时或清宫后即刻开始，化疗方案以甲氨蝶呤（MTX）或放线菌素-D（Act-D）单药为宜，用药剂量和方法与正规化疗相同。如 1 个疗程后 HCG 未恢复正常，应给予多疗程化疗，直至 HCG 正常为止。因为并非完全预防，化疗后仍需定期随访。

六、护理

1. 情志护理

根据悲伤、恐伤、惊伤、忧伤、思伤、怒伤等类型给予情绪"相生相克"心理干预，并积极利用中医特色护理如足浴、推拿等手法提供舒适护理，帮助患者助眠以消除负面心理情绪。提供充分的心理支持，以增强患者的信心和应对能力。通过认知干预，纠正患者关于葡萄胎的误解，帮助其建立正确的疾病认知。加强社交支持，鼓励患者参与社交活动，以减轻孤独感。采用放松训练等方法，缓解患者焦虑情绪，促进身心康复。

2. 饮食调理

（1）营养均衡，可予以高蛋白、高热量、高维生素、易消化食，如肉、蛋、奶类及新鲜蔬果；忌冷、辛辣、煎炸食品，如冰激凌、汽水、辣椒、炸鸡等。

（2）气血虚弱宜补血益气健脾，给予高蛋白、营养丰富的食物，可食用北芪红枣糯米粥，莲子、淮山药、红枣煲乌鸡。

（3）气滞血瘀者饮食宜理气祛瘀，如枳实陈皮当归煲汤、白果佛手瘦肉汤、砂仁田七猪肚汤等。

3. 病情观察

（1）严密观察患者腹痛及阴道流血情况，保留会阴垫。注意观察阴道排出物内有无水泡状组织以评估出血量及性质。流血过多时，要注意观察患者的面色、皮肤情况，倾听患者的主诉，密切观察患者的生命体征变化，如神志、血压、脉搏、呼吸等情况，并做好护理记录。

（2）在化疗过程中，密切观察患者的生命体征变化，并定期复查血常规、肝功能、肾功能、血生化等指标。同时，注意增加营养摄入，提高身体免疫力。

4. 健康宣教

（1）经期应注意休养生息，保暖，避免着凉，注意根据四时气候的变化及时添减衣物，避免外邪的侵袭。

（2）保持外阴清洁，以防感染，如每日用温水清洗外阴，勤换衣裤，穿棉质的衣服。

（3）注意调节自己的情绪，保持乐观开朗的心态，心情舒畅，避免七情过激，以培养正气，提高抗病能力，预防疾病。

（4）清宫手术后禁性生活及盆浴1个月，以防感染。葡萄胎后应严格避孕1年。

（5）适当活动，保证充足的睡眠时间和质量，以改善机体的免疫功能。

（6）进高蛋白、高维生素、易消化食品。

第七节 妊娠滋养细胞肿瘤

一、病因病机

（一）中医病因病机

妊娠滋养细胞肿瘤是一种女性在妊娠后可能发生的疾病，通常与受精卵的异常发育有关。在中医中被纳入"鬼胎""崩漏""宫积"等范畴，其主要病因为寒邪入侵冲脉，阴阳受损致气机运行阻滞，久致瘀血滞于胞宫。气虚血瘀为其常见证型，治疗以调理冲任、理气消癥、活血化瘀、扶正固本为治则。

（二）西医病因病理

1. 基因突变

当患者出现基因突变的情况时，DNA 异常的细胞无法进行周期性变化，造成细胞的异常增殖，从而导致其出现妊娠滋养细胞肿瘤的情况。

2. 端粒异常

患者体内的端粒不能正常缩短时，可能会引起细胞的无限增殖，机体的免疫系统无法将其清除，进而引发妊娠滋养细胞肿瘤的形成。

3. 营养不良

营养不良可诱发妊娠滋养细胞肿瘤形成。当患者未摄入足够的维生素 A、前体胡萝卜素等营养物质时，无法控制上皮细胞的增殖，使其发生妊娠滋养细胞的风险增加。

在病理上，葡萄胎妊娠是妊娠滋养细胞肿瘤的一种常见形式。

二、临床表现

1. 阴道出血

这是最常见的症状之一，可能出现在葡萄胎排空、流产或足月产后。出血可能是持续的不规则阴道流血，量多少不定，也可能表现为一段时间的正常月经后再停经，然后又出现阴道流血。

2. 子宫异常增大

这主要是由于子宫复旧不全或不均匀性增大。在葡萄胎排空后 4~6 周，子宫可能尚未恢复到正常大小。

3. 假孕症状

这包括初乳样分泌、宫颈着色、生殖道质地变软等。

此外，当妊娠滋养细胞肿瘤发生转移时，还会出现一些其他的症状。例如，肺转移是最常见的转移部位，可能表现为咳嗽、憋气乃至咯血，严重者甚至出现血气胸。脑转移患者可表现出一系列相应的中枢神经系统症状，如复视、偏瘫、失语、头痛、喷射样呕吐等。胃肠道转移者可能表现为便血。子宫病灶穿孔可造成严重的腹腔内出血。

三、实验室及其他检查

1. 血 HCG 检查

这是诊断妊娠滋养细胞肿瘤的关键检查。当患者出现 4 次血 HCG 水平升高，持续 3 周以上，或者血 HCG 测定 3 次测量水平＞10%，持续时间超过 2 周时，可能提示存在妊娠滋养细胞肿瘤。

2. 妊娠特异性蛋白检测

可用于区分滋养细胞肿瘤和非滋养细胞疾病。

3. 细胞因子检测

可作为葡萄胎妊娠早期诊断的标志物。

4. 超声检查

可以显示不均匀增大的子宫、无包膜包裹的团块，这有助于疾病的诊断。

5. X 线检查

可用于检查子宫、骨骼、心脏、胃肠道和泌尿系统的转移瘤。

6. CT 和磁共振检查

磁共振检查能够发现较小的病灶。

7. 病理学检查

对病变的组织进行病理活检时，如果在显微镜下发现肿瘤组织，就可以确诊妊娠滋养细胞肿瘤。具体来说，当患者的子宫肌层出现水泡状的组织侵犯，且组织内有绒毛结构时，可以确诊为侵蚀性葡萄胎；若只存在滋养细胞浸润或出血的情况，而无绒毛结构，则可以确诊为绒癌。

四、诊断与鉴别诊断

（一）中医辨病要点

1. 辨病要点

（1）症状：妊娠滋养细胞肿瘤患者可能会出现阴道不规则出血、子宫复旧不全、腹痛、假孕症状（如乳房增大、乳晕变深、出现蒙氏结节等）、卵巢黄素化囊肿以及恶心、呕吐等症状。

（2）体征：是否有压痛、反跳痛等体征，以及子宫的大小、形态、质地等。

（3）舌象：妊娠滋养细胞肿瘤患者的舌象可能表现为舌质淡红或暗红、舌苔薄白或黄腻等。舌象的变化可以反映患者体内气血阴阳的变化，有助于判断病情的虚实寒热。

（4）脉象：妊娠滋养细胞肿瘤患者的脉象可能表现为细数、弦滑等。

2. 辨证要点

（1）气血不足：妊娠细胞肿瘤的出现与气血不足有着密切关系。气血不足可能导致身体的防御能力下降，从而增加了肿瘤的发生概率。

（2）肝肾虚弱：当肝肾虚弱时，可能会导致身体的代谢和排毒能力下降，从而增加罹患肿瘤的风险。

（二）西医诊断与鉴别诊断

1. 病史采集

主要关注月经史、生育史、避孕史、既往妊娠结局、临床症状、疾病家族史和既往病史。

2. 体格检查

包括子宫大小、质地及宫颈口观察。子宫增大、质软，宫颈口无变化，可作为初步判断的依据。

3. 实验室检查

人绒毛膜促性腺激素测定：这是诊断妊娠滋养细胞肿瘤的重要方法。如果 HCG 水平出现 4 次升高，持续 3 周以上，或者 3 次测量水平超过 10%，持续时间超过 2 周，这可能提示存在妊娠滋养细胞肿瘤。

4. 辅助检查

妊娠滋养细胞肿瘤辅助检查包括 B 超、CT 检查、组织病理学检查、免疫组织化学检查、妊娠特异性蛋白检测、细胞因子检测和流式细胞术。

5. 鉴别诊断

需要鉴别的疾病包括妊娠、侵蚀性葡萄胎、绒毛膜癌、先兆流产、双胎妊娠等。同时，还需要注意与水肿性流产（枯萎卵）和部分性胎块进行区分。水肿性流产的特点是无肉眼可见的绒毛肿胀，池的形成也少见，与葡萄胎有明显的区别。

五、治疗

（一）中医治疗

在中医理论中，滋养细胞肿瘤为气虚血瘀证，可能与肾虚和脾胃虚弱有关。因此，中医药物治疗的原则通常是补肾健脾、清热解毒。

1. 药物治疗

（1）补肾健脾：如六味地黄丸、四君子汤等，这些方剂有助于改善因肾虚导致的生殖系统问题，以及脾胃虚弱引起的营养不良，对滋养细胞肿瘤有辅助治疗效果。

（2）清热解毒：如金银花、连翘等单味药材，或者清热解毒口服液、龙胆泻肝汤等方剂。

此外，还有一些具有化瘀消癥、清热解毒作用的中药，如益母草、紫草、丹参等，这些药材可以促进血液循环，改善病情。

2. 针灸治疗

如果患者的疼痛症状比较严重，可以针灸曲池穴、三阴交穴等穴位缓解不适。

3. 推拿按摩

中医按摩推拿可帮助患者缓解其症状，如疼痛、压力，

（二）西医治疗

联合化疗是西医治疗的首选方案，手术治疗、放射治疗、靶向免疫治疗也同样起着非常重要的作用。

1. 化疗

妊娠滋养细胞肿瘤对化疗的敏感性较高。常用的化疗药物有甲氨蝶呤（MTX）、放线菌素-D（Act-D）、氟尿嘧啶（5-FU）、环磷酰胺（CTX）等。对于低危患者，通常选择单一药物化疗，而对于高危患者，则选择联合化疗。

2. 手术治疗

主要包括清宫手术和子宫切除术。手术治疗的目的是清除病灶,防止病情进一步恶化。清宫手术是妊娠滋养细胞肿瘤患者的首选手术治疗方法。这种手术可以通过刮除子宫内膜来清除病灶,对于早期、局限性的妊娠滋养细胞肿瘤具有较好的治疗效果。

3. 放射治疗

在妊娠滋养细胞肿瘤的治疗中应用较少,主要用于肝、脑转移和肺部耐药病灶的治疗。但需要注意的是,放射治疗后应严密随访,且随访期间应严格避孕。

六、护理

1. 情志护理

关注患者心理状态。伴侣、家人、朋友的支持对于接受化疗的患者至关重要。

2. 饮食调理

(1)保持均衡饮食,增加蛋白质摄入。

(2)选择低脂肪食物,多摄入富含维生素和矿物质的食物,避免刺激性食物。

(3)对不能进食或进食不足者,给予静脉补充营养。

3. 环境与休息

(1)保持病室空气清新,开窗通风,每天两次。

(2)保持规律作息,确保充足睡眠。

(3)患者取半卧位,以缓解因腹胀引起的呼吸困难。

(4)避免不良习惯;保持积极心态,配合治疗并定期复查。

4. 用药指导

药物治疗主要使用米非司酮和甲氨蝶呤。米非司酮可能导致恶心、呕吐、腹痛,停药后会缓解。甲氨蝶呤是化疗药物,需严格遵医嘱,避免自行用药。治疗期间,定期进行妇科检查、影像学检查并监测血清HCG水平以评估效果,同时监测骨髓及肝肾功能。

5. 有转移灶的患者，提供对症护理

（1）有阴道转移的患者，禁止做不必要的阴道窥镜检查，尽量卧床休息，密切观察转移灶有无破溃、出血。

（2）有肺转移的患者尽量卧床休息，有呼吸困难者给予半坐位并吸氧。

（3）有脑转移的患者，尽量卧床休息，活动时应有人陪伴，以防瘤栓期的一过性症状发生时造成意外损伤。

第九章
女性盆底损伤性疾病

第一节 ◈ 子宫脱垂

一、病因病机

(一) 中医病因病机

子宫脱垂是盆腔器官脱垂的主要表现之一,是一种盆底功能障碍性疾病,子宫脱垂脱出之物主要为筋膜韧带,中医称之为阴脱、阴挺、阴菌、产肠不收等。

《诸病源候论·妇人杂病诸候四》云:"胞络伤损,子脏虚冷,气下冲,则令阴挺出,谓之下脱。亦有因产而用力偃气,而阴下脱者。"本病主要病机为气虚下陷与肾虚不固致胞络受损,带脉提摄无力,进而子宫脱出。具体病因病机如下。

(1) 气虚:素体虚弱,中气不足,或因分娩损伤,致气虚下陷,固摄无权,而致子宫脱出。

(2) 肾虚:多与先天禀赋不足,或年老体虚,或房劳多产,肾气亏耗,带脉失约,冲任不固,无力系胞而致。

(3) 湿热下注:子宫脱出阴户之外,致摩擦损伤,邪气入侵,湿热下注,浸淫阴部,则溃烂成疮。

其主要病机为肝失调和、肝气亏虚、经筋弛纵。

(二) 西医病因病机

分娩损伤为子宫脱垂最主要的原因。在分娩过程中,特别是阴道助产或第二产程延长者，盆底肌、筋膜及子宫韧带均过度延伸，张力降低，甚至撕裂，导致支持子宫的筋膜及韧带不能恢复。产褥期早期体力劳动、长期腹压增加及盆底组织发育不良或退行性变也可导致子宫脱垂或增加子宫脱垂的程度。

二、临床表现

（1）下坠感及腰背酸痛：由于下垂子宫对韧带的牵拉，盆腔充血所致。

（2）肿物自阴道脱出：常在走路、蹲、排便等腹压增加时，阴道口有一肿物脱出，为Ⅱ度以上子宫脱垂患者的主要症状。

（3）排便异常：伴膀胱、尿道膨出的患者，易出现排尿困难、尿潴留或张力性尿失禁等症状。如合并有直肠膨出的患者可有便秘、排便困难。

（4）脱出的子宫及阴道壁由于长期暴露摩擦，查体可见宫颈及阴道壁溃疡，有少量出血或脓性分泌物。

（5）临床上患者除子宫脱垂之主要症状外，常兼见神疲乏力、膝酸胫软、四肢麻木、爪甲枯槁无华、肢体运动不自如等伴随症状。

三、诊断检查

1.妇科检查

注意评估子宫脱垂的程度，宫颈、阴道壁有无溃疡及溃疡面的大小、深浅等。注意有无阴道前后壁膨出。

2.影像检查

目前诊断子宫脱垂的主要影像学手段有磁共振成像（MRI）、经会阴超声（TLUS）等。MRI软组织分辨率较高，属于非侵入性操作，安全可靠，可清晰显示出盆腔组织结构关系及运动信息。TLUS可显示盆底解剖信息并反映其功能状况。

四、诊断与鉴别诊断

（一）中医诊断与鉴别诊断

1.辨病要点

诊断标准以妇女子宫从正常位置沿阴道下降，至宫颈外口达坐骨棘水平以下，甚至全部脱出阴道口外，伴有下腹隐痛、坠胀等症。妇科检查：Ⅰ度轻型：宫颈外口距处女膜缘<4cm，未达处女膜缘。Ⅰ度重型：宫颈已达处女膜缘，阴道口可见子宫颈。Ⅱ度轻型：宫颈脱出阴道口，宫体仍在阴道内。Ⅱ度重型：部分宫体脱出阴道口。Ⅲ度：宫颈与宫体全部脱出阴道口外。

2. 辨证要点

（1）气虚型：常见子宫脱垂劳后加剧，小腹下坠，四肢无力，气少懒言，面色少华，小便频数，带下量多质稀色白，自汗畏风，神疲乏力，语声低微；舌淡，苔薄，脉虚细。

（2）肾虚型：常见子宫脱垂，腰膝酸软，潮热盗汗，下腹下坠，畏寒肢冷，夜间小便频数，头晕，耳鸣，脱发；舌淡红，苔薄，脉沉弱。

（3）湿热型：常见子宫脱垂，表面溃破，黄水淋漓，小便灼热，口干口苦，带下黄稠臭秽，外阴潮湿瘙痒；舌质红，苔黄或黄腻，脉数滑。

（二）西医诊断与鉴别诊断

1. 西医诊断

（1）病史采集：了解患者有无产程过长、阴道助产及盆底组织损伤等病史。同时评估患者有无长期腹压增高情况，如慢性咳嗽、盆腔肿瘤、便秘等。

（2）体格检查：进行全面的体格检查，特别是妇科检查，评估脱垂子宫的程度及局部情况。嘱患者在膀胱充盈时咳嗽，观察有无漏尿，即压力性尿失禁情况。

（3）辅助检查：有磁共振成像（MRI）、经会阴超声（TLUS）等。

2. 西医鉴别诊断

需鉴别的疾病包括阴道壁肿物、宫颈延长、子宫黏膜下肌瘤、慢性子宫内翻等。通过综合分析病史资料、检查结果以及临床表现，排除其他病因，确立诊断。

（1）阴道壁肿物：在阴道内，固定、边界清楚。

（2）宫颈延长：双合诊检查阴道内宫颈虽长，但宫体在盆腔内，屏气并不下移。

（3）子宫黏膜下肌瘤：可有月经过多史，宫颈口见红色、质硬的肿块、表面找不到宫颈口，但在其周围或一侧可扪及被扩张变薄的宫颈边缘。

（4）慢性子宫内翻：较罕见，阴道内见翻出的宫体，被覆盖暗红色绒样子宫内膜，两侧角可见输卵管开口，三合诊检查盆腔内无宫体。

五、治疗

(一) 中医治疗

在中医学中，治疗子宫脱垂的方法多种多样，根据不同的辨证类型采用个性化的治疗方案。

1. 中药治疗

（1）气虚型：气虚型采用补中益气汤加味补气升提治疗，黄芪、党参、白术、炙甘草、当归、陈皮、升麻等。

（2）肾虚型：肾虚型采用大补元煎加味补肾固脱治疗，党参、山药、炙甘草、杜仲、熟地黄、当归、枸杞子、山茱萸等。

（3）湿热型：湿热型采用龙胆泻肝汤加味清利湿热治疗，龙胆、黄芩、栀子、泽泻、通草、车前子、当归、生地黄、柴胡、生甘草。

2. 电针法

将毫针刺入腧穴得气后，再通入接近人体生物电的脉冲电流，通过电针灸对穴位的连续性刺激，能够增加穴位得气的频率，从而达到一个更好的疗效。

3. 艾灸灸法

以艾绒为主要燃烧材料，烧灼、熏蒸腧穴及经脉的一种治疗方法。以激发人体正气、增强抗病能力，同时又有扶阳固脱的作用。灸火的热力具有扶助阳气、举陷固脱的功能。故适用于气虚下陷及肾气亏虚的阴挺患者。

4. 取穴原则

（1）近治，局部取穴：任脉穴位为主，如关元、中极、气海。另外子宫穴、提托穴等经外奇穴用于治疗子宫脱垂效果亦佳。关元穴位于脐下三寸，有固本培元、补益下焦的功效。中极穴为膀胱的募穴，又有补益肾气的作用，可用于治疗腹部脏器的固脱。

（2）远治，辨证取穴：根据证型取足太阴脾经、足少阴肾经的穴位以补肾健脾，固脱升提。另可远取百会、三阴交、足三里、脾俞、肾俞等。

（二）西医治疗

西医学对于子宫脱垂的治疗侧重于非手术治疗和手术治疗。

1. 非手术治疗

（1）盆底肌锻炼：Kegal 运动，站立姿势，进行提肛缩阴运动，每次收紧不少于 3s，然后放松。连续做 15~30min，每日进行 2~3 次。

（2）盆底生物反馈训练和电刺激治疗：生物反馈治疗通过肌电图、压力曲线或其他形式把肌肉活动的信息转化成听觉和视觉信号反馈给患者，指导患者进行正确的、自主的盆底肌训练。

（3）子宫托：分为支持型和填充型两种，前者适用于病情较轻的患者，后者适用于重度患者。

（4）心理指导：及时与患者及家属沟通，嘱咐患者勿进行重体力劳动，保持心情愉悦，积极锻炼，多进行社交活动。积极治疗便秘、习惯性咳嗽等。禁止长期站立或蹲坐。

2. 手术治疗

（1）曼氏手术：即为阴道前后壁修补、主韧带缩短和宫颈部分切除术。曼氏手术是最简单有效的手术方法之一，因为不需要进入腹腔，故对患者的影响较小。适用于年轻、宫颈过长的患者。

（2）经阴道子宫全切术及阴道前后壁修补术：适用于老年女性及不考虑生育的患者，但重度脱垂患者术后复发率较高。

（3）阴道半封闭术及阴道全封闭术：适用于老年患者。将阴道前后壁剥离后，将两者部分或全部相对缝合。

（4）盆底重建术：这是目前最常用的手术方式，通过吊带或生物网片等，将阴道穹窿或宫骶韧带固定于骶骨前或骶棘韧带可承受的位置。

六、护理

1. 情志护理

（1）尊重患者，稳定患者情绪，帮助患者建立积极的生活态度，增强患者治疗的信心。

（2）教会患者放松技巧，如深呼吸、冥想、瑜伽等，以缓解压力和焦虑。

（3）做好患者家属工作，让家属理解患者，协助患者早日康复。

2. 饮食调理

（1）根据患者的体质和辨证类型，制订个性化的饮食计划。

（2）禁食辛辣刺激的食物，以便增强患者的抵抗力。

3. 生活作息

（1）强调规律作息的重要性，注意休息，确保充足的睡眠时间。

（2）鼓励患者进行适量的功能锻炼，增强体质，避免重体力劳动，避免久站、久蹲。

4. 用药指导

（1）对于需要口服中药的患者，护士应详细解释中药的煎煮方法、服药时间、注意事项等，确保药物效果的最大化。

（2）严格遵循医嘱，监督患者按时按量服药，记录药物使用情况，观察药物效果和副作用。

5. 盆底肌锻炼

指导患者进行盆底肌锻炼，主要进行肛提肌锻炼，用力收缩肛门，每次10min，可以帮助患者增加其张力，从而可以促进患者尽快康复。

6. 外用治疗护理

对于采用子宫托的患者，护士需指导正确的取放方法，睡前取出消毒后备用，避免放置过久压迫生殖道而致糜烂、溃疡，甚至坏死造成生殖道瘘。上托以后，分别于第1、3、6个月时到医院检查，以后每3～6个月到医院检查1次。

第二节 生殖道瘘

一、病因病机

（一）中医病因病机

生殖道瘘可由先天畸形或后天因素所致。中医认为先天畸形是由父母精气不足、妊娠胎气受损引起的。中医辨证分型一般有湿热下注和正虚邪恋两个证型。后天性生殖道瘘的形成多由于湿热下注、气滞血瘀、脾虚湿阻等内在因素导致。

（1）湿热下注：体内湿热邪气下注到下焦，导致局部气血运行不畅。

（2）气滞血瘀：情志内伤、外伤等因素导致气血运行不畅，形成瘀血阻塞。

（3）脾虚湿阻：脾胃功能失调，运化失常，导致湿邪内生，阻碍气血运行。

（二）西医病因病机

生殖道瘘是指由于各种原因导致生殖器官腔道某部分与毗邻器官如泌尿道或肠道之间形成了异常通道。根据异常通道的类型，生殖道瘘可以分为尿瘘和粪瘘。如果两者都存在则成为混合性瘘。临床上以尿瘘（又称泌尿生殖瘘）最常见，其次为粪瘘。

1. 尿瘘

即泌尿系统与生殖系统之间形成了异常通道，尿液自阴道排出，不能控制。据瘘管发生的部位泌尿生殖道瘘可分为：

（1）膀胱阴道瘘：阴道与膀胱相通，阴道中漏出尿液。

（2）尿道阴道瘘：阴道与尿道相通，瘘口位置可能位于尿道括约肌以上或者以下，后者阴道中漏尿可受控制。

（3）膀胱子宫瘘：膀胱与子宫相通，周期性血尿、闭经和阴道漏尿最为常见。

（4）膀胱尿道阴道瘘：膀胱与尿道、阴道相通，临床较少见。

（5）输尿管阴道瘘：阴道与输尿管相通，随时可漏出尿液。

2. 粪瘘

即直肠阴道瘘，是指肠道与生殖器官之间形成了异常通道。大都因分娩困难胎头压迫阴道后壁直肠过久，引起软组织坏死所致。也可因会阴Ⅲ度裂伤未缝合或虽缝合但未愈合所致，或缝合会阴时缝线穿透直肠黏膜，感染后形成瘘管。少数由于会阴部外伤（骑跨伤）、手术损伤、癌症晚期或放射治疗后引起。粪瘘的分型主要依据瘘管的位置、与周围组织的关系以及是否伴有其他类型的瘘管。粪瘘的常见分型包括：

（1）直肠阴道瘘：这是最常见的粪瘘类型，瘘管连接直肠和阴道，导致粪便可通过阴道排出。

（2）小肠或结肠阴道瘘：这种类型的粪瘘较少见，瘘管连接小肠或结肠与阴道，可能导致消化道内容物流入阴道。

（3）直肠前庭瘘：在女性肛门直肠畸形中，直肠与阴道前庭之间形成的瘘管。

（4）直肠膀胱瘘：在女性中，可能存在直肠与膀胱之间形成的瘘管，这种情况在临床上较为罕见。

（5）复杂性粪瘘：包括括约肌外瘘、括约肌上瘘、涉及大于30%肛门外括约肌范围的经括约肌瘘、马蹄型瘘等，这些类型的粪瘘治疗较为复杂，容易造成副损伤，遗留肛门节制功能障碍，且复发率高。

（6）单纯性粪瘘：相对于复杂性粪瘘，单纯性粪瘘的治疗相对简单，不包括上述危险因素，治疗成功率较高。

二、临床表现

1. 尿瘘

（1）漏尿　主要症状为阴道中流出尿液。产后或盆腔手术后出现阴道持续性流液是最常见、最典型的临床表现。根据瘘口的位置不同，可有不同的表现。瘘口位于膀胱的最低位置（三角区或膀胱颈部），表现为持续性漏尿；瘘口位于膀胱三角区以上的较高位置（高位膀胱阴道瘘），常表现为体位性漏尿，站立时可暂时无漏尿，平卧时则出现漏尿；膀胱瘘孔较小者，膀胱充盈时才出现漏尿，即为充盈性漏尿；瘘孔极小者在膀胱充盈时方漏尿；位于尿道括约肌以下（下1/3段尿道）的尿道阴道瘘，一般能控制排尿，但排尿时，尿液会经阴道流出；一侧输尿管阴道瘘者，除能自主排尿外，同时有尿液阵发性从阴道流出。

漏尿发生的时间也因病因不同而有区别，坏死型尿瘘多在产后及手术后3～7日开始漏尿；手术直接损伤者术后即开始漏尿；腹腔镜下子宫切除中使用能量器械所致的尿瘘常在术后1～2周发生；根治性子宫切除的患者常在术后10～21日发生尿瘘，多为输尿管阴道瘘；放射损伤所致漏尿发生时间晚且常合并粪瘘。

（2）外阴瘙痒和疼痛　局部刺激、组织炎症增生及感染和尿液刺激、浸渍，可引起外阴部、大腿内侧及臀部皮肤发红，并有皮疹、瘙痒和烧灼痛，外阴呈皮炎改变。若一侧输尿管下段断裂而致阴道漏尿，由于尿液刺激阴道一侧顶端，周围组织引起增生，盆腔检查可触及局部增厚。系长期尿液刺激发生，还可能有浅表溃疡，伴外阴瘙痒及灼痛。

（3）尿路感染　合并尿路感染者有尿频、尿急、尿痛及下腹部不适等症状。

（4）妇科检查　通过妇科检查可了解瘘孔的位置、大小及其周围瘢痕的程度。如瘘孔位于耻骨联合后方难以暴露者，或瘘孔极小无法寻及时，可嘱患者取胸膝卧位，并利用单叶阴道直角拉钩，将阴道后壁向上牵引，直视下再进一步明确瘘孔及其与邻近组织或器官的解剖关系。

2. 粪瘘

（1）异常排便排气　粪瘘的主要症状为粪便不自主地由阴道溢出及由阴道排气。当瘘孔较大时，可有成形粪便排出，稀便时呈持续外流；瘘孔较小时，阴道内可无粪便排出，但有肠内气体自瘘孔经阴道排出，稀便时则从阴道流出。

（2）周围皮肤　阴道皮肤及黏膜组织受到粪便中的胆汁成分刺激，可导致阴道壁和会阴的充血、水肿，粪便中的细菌可导致感染。

（3）妇科检查　大的瘘孔可在阴道窥诊时见到或在触诊时证实。小的瘘孔往往仅在阴道后壁见到一鲜红肉芽组织。

三、实验室及其他检查

根据病史及妇科检查可初步确定诊断。CT、尿路造影也可清楚显示肾盂、输尿管及膀胱的全貌。较大的直肠阴道瘘，肛门指诊即能确诊，小瘘孔可用探针定位，为进一步明确瘘孔的位置、大小、周围瘢痕状况、尿道有否狭窄及双肾功能，应做亚甲蓝试验、膀胱镜检查、靛胭脂试验、静脉肾盂造影等。

1. 亚甲蓝试验

将棉球逐一放在阴道顶端、中 1/3 处和远端。用稀释的亚甲蓝（一种蓝色的、作为颜色标志的对身体无害的物质）溶液 300ml 充盈膀胱，然后逐一取出棉球，根据蓝染棉球情况，估计瘘孔位置：若染色液自阴道壁小孔流出为膀胱阴道瘘；棉球无色染或黄染提示可能输尿管阴道瘘。未见蓝染又临床怀疑瘘的存在，可重置棉球后患者走动 30min 后再取出棉球查看。

2. 膀胱镜、输尿管镜检查

了解膀胱容积、黏膜情况，有无炎症、结石、狭窄、憩室等，明确瘘孔的位置、大小、数目及与输尿管开口的距离、瘘口周围组织条件等。从膀胱向输尿管插入输尿管导管或行输尿管镜检查，可以明确输尿管受阻的部位。有助于治疗方案的确定。

3. 靛胭脂试验

向患者膀胱内注入靛胭脂，观察阴道内是否可见蓝染。

4. 静脉肾盂造影

先拍摄尿路平片，再给予40ml的60%泛影葡胺，静脉注射，腹部加压，30min解压，注入造影剂后的5min、15min、30min进行摄片，显影差者用80ml的60%泛影葡胺静脉注射，延迟60～120min摄片。

5. 阴道指检

有时可在阴道后壁触及瘘口。

6. 阴道窥器

检查大瘘孔，可在阴道窥器暴露下看到，瘘孔较小，或可见到一处小的鲜红的肉芽组织。

7. 探子探查

用子宫探子经阴道瘘口插入，另一手指伸入肛门时指端可触及探子头。

8. 钡剂灌肠造影

有直肠阴道瘘存在时，可见钡剂流入瘘管。

9. 造影剂X片检查

从阴道内注入造影剂，然后摄正、侧位片，以显示瘘管，并提示瘘管的位置。

10. 肾图

能了解肾功能和输尿管功能情况。

四、诊断与鉴别诊断

(一) 中医诊断与鉴别诊断

1. 辨病要点

生殖道瘘是一种主要表现为尿液自瘘管外口溢出的瘘病类疾病。首先通过望、闻、问、切四诊合参的方法来了解病情。望诊主要观察患者的面色、精神状态、瘘口情况等；闻诊则是通过听声音、嗅气味来判断病情；问诊则是详细询问患者的病史、症状、生活习惯等；切诊则包括脉诊和触诊，通过把脉和触摸患者的身体来感知病情。

2. 辨证要点

中医会根据患者的症状、体征等，将其归属于不同的证候类型。脾肾亏虚证的患者可能出现皮肤瘘口或阴道漏尿、腰酸、乏力等症状；肝经湿热证的患者则可能出现瘘口红肿疼痛、尿液混浊、口苦口干等症状。

3. 鉴别诊断

在鉴别诊断方面，需区分生殖道瘘与其他类似疾病。例如，小便不禁虽然也表现为尿液不能控制，但并无瘘孔存在；劳淋则以腰痛、小便频急、淋漓隐痛等为主要表现，无阴道及皮肤漏尿。此外，还需要排除其他疾病引起的类似症状，如膀胱结核、泌尿生殖器官恶性肿瘤等。

（二）西医诊断与鉴别诊断

1. 病史采集

（1）尿瘘　应仔细询问病史，有无分娩伤史、妇科手术损伤史、炎症性肠炎病史、局部药物腐蚀史、直肠癌病史等，膀胱阴道瘘的发生多与临床操作有关，在发达国家，90%的患者为医源性膀胱损伤造成的，包括妇科手术、盆腔肿瘤放化疗，其中经腹子宫全切术后最常见，发生率为0.1%~0.2%；在发展中国家，发生膀胱阴道瘘的主要原因则是产程导致膀胱阴道缺血坏死。此外，阴道异物、晚期肿瘤侵蚀、外伤也可导致膀胱阴道瘘的发生。输尿管阴道瘘是输尿管损伤的严重并发症，临床上常见于妇产科手术损伤，约90%的输尿管损伤发生于经腹子宫全切术，其次是盆腔肿瘤放疗。

（2）粪瘘　先天性直肠阴道瘘：父母有近亲结婚史或妊娠期有致畸物质接触史，如过量放射线、农药、化肥、大量吸烟、酗酒等。后天性直肠阴道瘘：有无分娩伤史、妇科手术损伤史、炎症性肠炎病史、局部药物腐蚀史、直肠癌病史等。

2. 体格检查

进行全面的体格检查，特别是妇科、泌尿及肛肠检查，初步判断病变的部位。

（1）尿瘘：大瘘孔时阴道检查即可发现，小瘘孔则通过触摸瘘孔边缘的瘢痕组织也可初步诊断。如患者系盆腔手术后，检查未发现瘘孔，仅见尿液自阴道穹窿一侧流出，多为输尿管阴道瘘。检查暴露不满意时，患者可取膝胸卧位，用单叶拉钩将阴道后壁向上拉开，可查见位于阴道上段或近穹窿处的瘘孔。

（2）粪瘘：根据病史、症状及妇科检查不难诊断。阴道检查时，大的粪瘘显而易见，小的粪瘘在阴道后壁可见瘘孔处有鲜红的肉芽组织，用食指行直肠指诊，可以触及瘘孔，如瘘孔极小，用一探针从阴道肉芽样处向直肠方向探查，直肠内手指可以触及探针或从阴道后壁肉芽组织处插进子宫探针，另一手手指伸入肛门，手指与探针相遇，即可确诊。阴道穹窿处小的瘘孔、小肠和结肠阴道瘘需行钡剂灌肠检查方能确诊，必要时可借助下消化道内镜检查。如果诊断成立，则要针对其原发病因采取相应的内科或外科处理措施。一旦通过内科手段使疾病得到控制，瘘孔可能会自行愈合。

3. 实验室检查

包括但不限于尿常规、大便常规、阴道拭子等。首先需要明确的是漏出的液体为尿液，可通过生化检查来比较漏出液与尿液、血液中的电解质和肌酐来明确。尿液中的电解质和肌酐水平应为血液中的数倍，若漏出液中的电解质和肌酐水平接近尿液则高度怀疑有尿瘘可能。

4. 辅助检查

如造影剂 X 线片、钡剂灌肠造影、膀胱镜。

5. 鉴别诊断

（1）与直肠前壁癌坏死穿通直肠阴道隔膜相鉴别：直肠癌有便血、体重减轻及大便次数增多、排便不尽感、便意频繁、里急后重等症状，肛门指诊可触及包块，病理检查可确诊。

（2）与克罗恩病的穿孔期相鉴别：克罗恩病有腹痛、腹泻、腹部包块病史，内镜检查可见直肠黏膜充血，水肿，溃疡，肠腔狭窄，假性息肉形成以及卵石状的黏膜相。病理检查可确诊。

（3）与慢性阴道炎相鉴别：瘘口较小之后天性直肠阴道瘘和慢性阴道炎，均可表现为从阴道内流出分泌物。可通过阴道窥器检查，如发现小孔，用探针能探到直肠内，可以鉴别。或通过亚甲蓝染色检查、造影剂摄片检查来鉴别。

（4）与子宫颈癌穿孔期相鉴别：两者均表现为直肠阴道隔膜上瘘道和阴道内流出脓性分泌物。但子宫颈癌通过妇检，可发现有包块，做病检可明确诊断。通过综合分析病史资料、检查结果以及临床表现，排除其他病因，确立诊断。

五、治疗

（一）中医治疗

生殖道瘘的治疗，必须兼顾整体与局部，方能奏效。湿热下注者，可清热利湿；而阴虚内热者，治以养阴清热利湿方能起效，必要时可结合外治法。

1. 内治拟辨证选方

（1）湿热下注

治法：清热利湿。

方剂：龙胆泻肝汤加减。

药物组成：龙胆 6g，柴胡 6g，泽泻 12g，车前子 9g，木通 9g，生地黄 9g，当归尾 3g，栀子 9g，黄芩 9g，甘草 6g，桃仁 8g。

（2）阴虚内热

治法：养阴清热利湿。

方剂：青蒿鳖甲汤加减。

药物组成：青蒿 6g，鳖甲 15g，细生地黄 12g，知母 6g，牡丹皮 9g，黄连 4g，薏苡仁 20g。

2. 外治法

（1）1%芒硝水棉球消毒会阴部、肛周皮肤，冲洗阴道黏膜。

（2）在瘘道两侧均敷上三黄膏纱条，以清热解毒。每日 2 次，大便后坐浴加换 1 次。如被小便污染，也应换药。瘘道分泌物减少后，改用生肌散换药，直至痊愈。

3. 手术治疗

（1）适应证：低位直肠阴道瘘，不能配合手术及换药者。

（2）术前准备：普鲁卡因皮试；术前日晚及手术日晨，清洁灌肠和阴道冲洗各一次；局麻无需禁食，手术日晨食流食；行氯胺酮静脉复合麻醉术晨禁食禁水。

（3）麻醉：局部浸润麻醉或氯胺酮静脉复合麻醉。

（4）体位：截石位。

（5）手术操作步骤

① 用1‰新洁尔灭棉球消毒手术野，铺巾，用1‰新洁尔灭棉球消毒会阴部及直肠下端、肛管部。

② 用探针探查阴道外口、瘘管及直肠内口。

③ 指扩肛门，使肛门括约肌松弛，用拉钩扩肛以暴露内口。用锉型探针在瘘管中来回抽动，使脓腐组织被带出瘘管外，使管壁四周均被锉成新鲜创面。双氧水冲洗瘘管。

④ 探针尾端系丝线，丝线系细橡筋线，从阴道外口探入，从肛门内口探出，抽出探针，将橡筋线带入瘘管。切开将被橡筋线勒割的内外口之间的皮肤。

⑤ 收紧橡筋线两端并用丝线结扎。

（6）术后处理

① 流食一天后改普食。

② 24h后可大便，平素保持大便正常。

③ 大便后用清热解毒中药坐浴，每日1次，用1‰新洁尔灭棉球清洁肛门及会阴部，外盖敷料。

④ 一般需要第二次紧线，每次紧线间隔5天，橡筋圈多在14～18天脱落，如橡筋圈松动则可紧线。

⑤ 口服穿心莲片：每次5片，一日3～4次。或选用银黄片，每次2片，每日3～4次。以清热解毒，防止伤口感染。

4. 专方验方

（1）膏发煎：猪膏半斤，乱发如鸡子大三枚。前二味，和膏中煎之，发膏煎成，分再服。（《金匮要略方论》）

（2）若气血大虚，中气下陷者，宜十全大补汤加升麻、柴胡以升提之。（《妇科心法要诀·前阴诸证门》）

（3）橘半桂苓枳姜汤：法半夏15g、小枳实10g、橘皮18g、桂枝10g、茯

苓块18g、生姜3片。(《温病条辨·卷三》)

（4）五苓散加牛膝、海金沙、木通、通草。(《寿世保元·卷七·妇人杂病》)

5. 中成药

（1）银黄片：每次2片，每日3～4次。本方清热解毒，用于湿热下注型。

（2）千里光片：每次3～5片，一日3次。本方清热解毒，用于湿热下注型。

（3）穿心莲片：每次5片，一日3～4次。本方清热解毒，用于湿热下注型。

（4）连翘败毒丸：一次9g，一日2次。本方清热解毒，消肿止痛，可用于湿热下注型。

（二）西医治疗

1. 尿瘘

（1）保守治疗　对术后即刻发现的瘘口＜3mm的单纯性膀胱阴道瘘可留置导尿管3～4周，同时应用抗生素预防感染。由于长期放置导尿管会刺激尿道黏膜引起疼痛，并且干扰患者的日常活动，影响患者的生活质量，因此，膀胱阴道瘘如采用非手术治疗则建议行耻骨上膀胱造瘘，进行膀胱引流。长期放置引流管拔除前，应重复诊断检查（如亚甲蓝试验）明确瘘孔是否愈合。引流期间，要经常对病情进行评价。引流的同时保证患者营养和液体的摄入，促进瘘孔愈合。治疗中要注意治疗外阴皮炎和尿路感染，改善患者生活质量。绝经后妇女可以给予雌激素，促进阴道黏膜上皮增生，有利于伤口愈合。对于术后早期出现的直径仅数毫米的微小尿瘘瘘孔，15%～20%的患者可以非手术治疗自行愈合。对于瘘管已经形成并且上皮化者，非手术治疗通常失败，则建议行手术修补。

（2）手术治疗

① 手术时间的选择：手术治疗要注意时间的选择。术后的瘘孔，需要等待数周，病灶周围炎症反应消退，瘢痕软化并有良好的血供后方可修补。这段时间内需要进行抗尿路感染治疗，对绝经后患者可补充雌激素治疗。其他原因所致尿瘘应等待3个月，待组织水肿消退、局部血液供应恢复正常再行手术；瘘修补失败后至少应等待3个月后再次手术。由于放疗所致的尿瘘可能需要更

长的时间形成结痂，因此有学者推荐 12 个月后再修补。

② 术前准备：积极控制炎症，如尿路感染等。老年或闭经患者术前可给小量雌激素，如己烯雌酚口服，每晚一次，每次 1mg，服用 20 日。术前做尿液培养及药物敏感试验，以利术后选用抗生素。

③ 手术途径的选择：一般行经阴道修补术；瘘孔较大、部位较高时可经腹切开膀胱进行修补，或行经阴道腹部联合修补。输尿管阴道瘘则应经腹行输尿管膀胱吻合术。

④ 术后处理：应用抗生素，积极防治感染。保持外阴清洁，防止上行感染。放置导尿管 12~14 日，拔管后令患者定时排尿，多饮水增加尿量，以达到自身冲洗膀胱的目的。保持大便通畅，以免因用力排便而影响伤口愈合。

⑤ 膀胱阴道瘘和尿道阴道瘘手术修补首选经阴道手术，不能经阴道手术或复杂尿瘘者，应选择经腹或经腹-阴道联合手术。

⑥ 输尿管阴道瘘的治疗取决于位置和大小。小的瘘孔通常在放置输尿管支架后能自然愈合，但不适用于放疗后瘘孔。如果瘘孔接近输尿管膀胱入口处，可行输尿管膀胱植入术。如果输尿管瘘孔距离膀胱有一定距离，切除含瘘孔的一段输尿管，断端行输尿管端端吻合术。放置输尿管导管者，术后一般留置 3 个月。

⑦ 详细询问患者，了解其与肿瘤、结核、接受放射治疗等相关病史。了解患者有无难产及盆腔手术史，找出患者发生尿瘘的原因。详细了解患者漏尿发生的时间和漏尿的表现，评估患者目前存在的问题。

⑧ 询问患者漏尿的症状，漏尿的表现形式因漏孔的部位不同而异，一般膀胱瘘孔极小者在膀胱充盈时漏尿；尿道阴道瘘者在排尿时阴道有尿液流出；一侧输尿管阴道瘘的患者，由于尿液可经另一侧正常的输尿管流入膀胱，所以表现为漏尿同时仍有自主排尿；膀胱阴道瘘者通常不能控制排尿；若是较高位的膀胱内小漏孔则表现为患者在站立时无漏尿，而平卧时则漏尿不止。大的瘘孔通过阴道检查即可发现，明确瘘孔的部位、大小、数目及周围瘢痕情况等，若检查未发现瘘孔，仅见尿液自阴道穹窿一侧流出，多为输尿管阴道瘘。由于尿液长期刺激，部分患者外阴部存在湿疹，注意湿疹面积的大小、涉及的范围、有无溃疡等。

⑨ 由于漏尿影响患者正常生活，患者表现为不愿意出门、与他人接触减少，常伴有无助感，家属和周围人群的不理解加重了患者的自卑、失望等。了

解患者及家属对漏尿的感受，有助于缓解护理对象的负性情感。

⑩ 手术方式：经腹途径膀胱阴道瘘修补术适用于阴道条件差的患者；膀胱容量小或顺应性低，术中需同时行膀胱扩大成形术的患者；合并输尿管梗阻或输尿管瘘，需同时行输尿管再植的患者；复杂性膀胱阴道瘘或合并肠瘘，以及其他需手术的腹腔内疾病；膀胱子宫瘘及经阴道修补失败的复发瘘等情况。

有条件的单位可考虑采用腹腔镜或机器人辅助腹腔镜进行修补，但目前尚无膀胱阴道瘘修补采用腹腔镜或机器人技术与传统开放手术比较的随机对照研究。目前的回顾性研究结果显示，腹腔镜或机器人辅助腹腔镜技术的优势包括创伤小、出血少、疼痛轻、住院时间短且术后恢复快、并发症发生率低，尤其是在腹腔镜独特的"平视视野"下，可以更加清晰地暴露并观察膀胱侧及阴道侧瘘口，从而进行更加细致地游离，精准地缝合。

经膀胱途径膀胱阴道瘘修补术适用于瘘口位于膀胱三角区上部、膀胱底部的高位膀胱阴道瘘；阴道狭窄暴露困难无法经阴道修补的膀胱阴道瘘；膀胱子宫瘘及经阴道修补失败的复发瘘。该术式不需要打开腹腔，避免了游离粘连的腹腔脏器的困难。与经阴道途径手术相比，可以直视下看清输尿管口和瘘口的关系，降低了损伤输尿管的可能。但对于瘘口较大、合并输尿管损伤或瘘口周围组织损伤粘连严重合并感染时，不推荐应用该术式。

经阴道途径修补术适用于有足够大的阴道容积，必要时可行会阴侧切；阴道壁柔软，血供未受损；瘘口周围有足够的正常阴道壁。放疗患者需仔细评价。对于非巨大的膀胱阴道瘘（瘘口直径<2.5cm）、瘘口周围瘢痕化较轻的重复修补手术的患者可优先选择该术式。对于有多次经腹手术史，腹腔内脏器粘连严重、腹膜后组织血供较差的患者，推荐首选经阴道修补治疗。

由于目前我国的膀胱阴道瘘绝大多数是因妇科手术导致，瘘口一般处于阴道未愈合的残端，按照 Latzko 手术的标准做法，阴道壁瘢痕愈合有困难；另外有些瘘口位于阴道顶端侧角凹陷里，完全不能按照 Latzko 手术进行修补，对这类患者除经腹或经膀胱途径修补外，建议采用"深埋法"处理此类穹窿顶端瘘。

临床处理时应根据患者全身和局部情况选择合适的治疗方法。对于全身情况较好、局部炎症不明显的患者，一经诊断，应积极做出处理。但对于全身情况较差，或局部组织炎症严重，组织广泛坏死的患者，优先处理原则是通过经皮肾穿刺引流术引流尿液，控制炎症，改善肾功能，待患者全身情况改善、稳定后再行二期手术。对于恶性肿瘤术后患者，考虑其全身整体状况及可能要接受放化疗，易导致输尿管阴道瘘复发或病情迁延不愈等情况的发生，建议行输尿管皮肤永久造口等尿流改道手术。

2. 粪瘘

（1）保守治疗

① 初期直肠阴道瘘的治疗：排空大便，坐浴，将肛周洗干净。用1‰新洁尔灭消毒阴部、肛周及直肠、肛管和阴道。将新鲜创面进行修整，切除多余组织，使引流通畅，以利创面的愈合。将阴道和直肠内两侧瘘道上均敷上0.1%雷夫诺尔纱条即可。每日早晚各换药一次，如大便则坐浴后加换一次。注意局部清洁卫生，以防感染，治疗期间禁止性生活。

抗菌治疗可选用：黄连素2片，每日3次，或口服氟哌酸胶囊2粒，每日3次，或者给予静点5%葡萄糖氯化钠注射液500ml，加入庆大霉素16万单位，或者加入氨苄青霉素注射液6g。也可采用肌内注射庆大霉素8万单位，每日两次。待创面分泌物减少后，停止用0.1%雷夫诺尔纱条换药，而改用凡士林纱条，以促进肉芽组织的生长。

② 陈旧性直肠阴道瘘的治疗：除清创方法不同外。其余均可沿用上法。

③ 瘘管清创法：将陈旧性瘘管管壁用特制的瘘管刮匙刮除全层瘘管，暴露新鲜创面，以利愈合。

（2）手术治疗

① 手术时间的选择：手术修补为主要治疗方法，粪瘘手术应掌握手术时机。手术创伤或会阴裂伤、外伤的新鲜伤口，应立即行修补术。瘘孔巨大估计手术困难者可先行腹壁结肠造瘘，待修补成功后将结肠复原。高位巨大直肠阴道瘘合并尿瘘者、前次手术失败阴道瘢痕严重者，应先行暂时性乙状结肠造瘘，之后再行修补手术。压迫坏死性粪瘘，应等待3～6个月后再行手术修补。产程过长、胎先露压迫坏死引起的粪瘘，应待产后4～6个月炎症消失后再行修补术。先天性粪瘘应在患者15岁左右月经来潮后再行手术，过早手术容易造成阴道狭窄。

② 术前准备：术前宜积极控制外阴、阴道炎症；瘘孔周围瘢痕多而硬者，可用肾上腺皮质激素、糜蛋白酶、透明质酸酶等促使瘢痕软化；术前应作肠道准备，手术宜在月经净后3～5d进行。术后可给予无渣半流质饮食，但无需用

药物控制大便。如术后4～5d仍未解大便，可服缓泻剂使粪便软化易于排出。术后应保持局部清洁，预防感染。术前严格肠道准备，同时口服肠道抗生素。术后给予静脉高营养，同时口服肠蠕动抑制药物。5～7d后逐渐从进水过渡至饮食。保持会阴清洁。

③ 手术途径的选择：手术方式可选择经阴道、经直肠或经开腹途径完成瘘的修补。手术方式的选择主要根据形成瘘管的原因、位置与大小，是否存在多个瘘管，以及医师的手术经验和技巧。瘘修补术主要是切除瘘管，游离周围组织后进行多层缝合。

六、护理

1. 饮食调理

鼓励多饮水，由于漏尿，患者往往自己限制饮水量甚至不饮水，造成酸性尿液对皮肤的刺激更大。应向患者解释限制饮水的危害，并指出多饮水可以达到稀释尿液、自身冲洗膀胱的目的，从而减少酸性尿液对皮肤的刺激，缓解和预防外阴皮炎。一般每天饮水不少于3000ml，必要时按医嘱静脉输液以保证液体入量。

2. 体位护理

对有些妇科手术后所致小漏孔的尿瘘患者应留置尿管，并保持正确的体位，使小漏孔自行愈合。一般采取使漏孔高于尿液面的卧位。

3. 术前护理

保持大便通畅：多进新鲜水果、蔬菜及脂肪类食物，忌食辛辣等刺激性食品；养成定时排便的习惯；便秘者，可口服缓泻剂，如液体石蜡或中成药等。做好术前准备，除按一般会阴部手术患者准备外，应积极控制外阴炎症，保持肛周皮肤清洁、干燥，为手术创造条件。方法有：术前3～5日每日用1：5000的高锰酸钾或0.2%的聚维酮碘（碘伏）液等坐浴；外阴部有湿疹者，可在坐浴后行红外线照射，然后涂氧化锌软膏，使局部干燥，待痊愈后再行手术；对老年妇女或闭经者按医嘱术前半月给含雌激素的药物，如倍美力或阴道局部使用含雌激素的软膏等，促进阴道上皮增生，有利手术后伤口的愈合；有尿路感染者应先控制感染后再手术；必要时给予地塞米松促使瘢痕软化；创伤型尿瘘手术应在发现漏尿后及时修补或术后 3～6 月进行；结核或肿瘤放疗所致的尿瘘应在病情稳定 1 年后再择期手术。

4. 术后护理

术后护理是尿瘘修补手术成功的关键。术后必须留置导尿管或耻骨上膀胱造瘘 7～14 日，注意避免尿管脱落，保持尿管的通畅，发现阻塞及时处理，以免膀胱过度充盈影响伤口的愈合。拔管前注意训练膀胱肌张力，拔管后协助患者每 1～2h 排尿 1 次，然后逐步延长排尿时间。应根据患者漏孔的位置决定体位，膀胱阴道瘘的漏孔在膀胱后底部者应取俯卧位；漏孔在侧面者应健侧卧位，使漏孔居于高位。术后每日补液不少于 3000ml，达到膀胱冲洗的目的。由于腹压增加可导致尿管脱落影响伤口的愈合，应积极预防咳嗽、便秘，并尽量避免下蹲等增加腹压的动作。

（1）排便护理：术后 2～3 日内给予半流质少渣饮食；术后 3 日内控制排便，可口服阿片酊；3 日后口服液体石蜡，以软化粪便，防止便秘。

（2）挂线后护理：嘱患者每 5～7 日到门诊收紧药线，直到药线脱落；脱线后，局部可涂生肌散或抗生素软膏，以促进切口愈合。

（3）术后并发症的预防和护理：定期行直肠指诊，观察切口愈合情况；术后 5～10 日可用示指扩肛，每日一次，以防肛门狭窄；肛门括约肌松弛者，术后 3 日起，指导患者进行提肛运动。

5. 出院宣教

按医嘱继续服用抗生素或雌激素药物；3 个月内禁止性生活及重体力劳动；尿瘘修补手术成功者妊娠后应加强妊娠期保健并提前住院分娩；如手术失败，应教会患者保持外阴清洁的方法，尽量避免外阴皮肤的刺激，告知下次手术的时间，让患者有信心再次手术。

第十章 生育指导

第一节 ◈ 避孕

避孕（contraception）是计划生育的重要组成部分，是指采用药物、器具及利用妇女的生殖生理自然规律，在不妨碍正常性生活和身心健康的情况下，使妇女暂时不受孕。主要通过以下 3 个环节达到目的：抑制精子或卵子的产生；阻止精子和卵子结合；改变宫内环境，使之不利于精子获能、生存，干扰受精卵着床和发育。理想的避孕方法应符合安全、有效、简便、经济的原则，对性生活和性生理无不良影响，男女双方均能接受并乐意持久使用。

一、宫内节育器

宫内节育器（IUD）避孕是将避孕器具放置于子宫腔内，通过局部组织对它的各种反应而达到避孕效果，是一种安全、有效、简便、经济、可逆的避孕工具，为我国育龄妇女的主要避孕措施。

（一）宫内节育器的种类

1. 惰性宫内节育器（第一代 IUD）

由金属、硅胶、塑料等惰性材料制成。由于脱落率及带器妊娠率高，目前已被淘汰。

2. 活性宫内节育器（第二代 TUD）

其内含有活性物质，如铜离子、激素、药物及磁性物质等，可提高避孕效果，减少不良反应。

(1) 带铜宫内节育器：我国目前常用的一种 IUD。

① 带铜 T 形节育器：呈 T 字形，以聚乙烯为支架，在纵杆或横臂绕有铜丝或铜套。铜丝易断裂，一般可放置 5~7 年。含铜套的 IUD 放置时间可达 10~15 年。

② 带铜宫内节育器：呈宫腔形，在钢丝螺旋腔内加入铜丝，分大、中、小号，无尾丝，具有妊娠率及脱落率低、能长期放置等优点，可放置 20 年。

③ 其他：带铜 V 形节育器，可放置 5~7 年；母体乐（MLCu375），可放置 5~8 年；含铜无支架 IUD（吉妮 IUD），可放置 10 年。

(2) 药物缓释 IUD：将药物储存于节育器内，通过每日微量释放提高避孕效果，降低副作用。目前我国临床主要应用含孕激素 IUD 和含吲哚美辛 IUD。

① 左炔诺孕酮宫内节育器（LNG-IUD）：采用 T 形聚乙烯材料为支架，孕激素储存在纵杆的药管中，管外包有聚二甲基硅氧烷膜，控制药物释放。其机制是孕激素使子宫内膜变化，不利于受精卵着床，宫颈黏液变稠不利于精子穿透，部分妇女排卵受抑制，有效率达 99% 以上。目前研制出两种剂型，内含左炔诺孕酮 52mg，每日释放 20μg，放置时间为 5 年；内含左炔诺孕酮 13.5mg，每日释放 8~12μg，放置时间为 3 年。LNG-IUD 具有脱落率低、带器妊娠率低、经量少的优点。主要不良反应为点滴出血、经量减少甚至闭经，取出 IUD 后月经恢复正常。

② 含吲哚美辛 IUD：包括含铜 IUD 和活性 γ-IUD 等，通过每日释放一定量的吲哚美辛，减少放置 IUD 后引起的月经过多等副作用。因此，其特点是脱落率及出血率低、继续存放率高。

（二）避孕作用机制

1. 对精子和胚胎的毒性作用

子宫内膜长期受异物刺激，引发无菌性炎症反应，产生大量的炎症细胞及巨噬细胞，覆盖于子宫内膜，能吞噬精子，影响受精卵的着床，对胚胎也有毒性作用。

2. 干扰着床

子宫内膜损伤及慢性炎症产生前列腺素，改变输卵管的蠕动，影响受精卵着床；子宫内膜受压缺血，激活纤溶酶原，局部纤溶活性增强，囊胚被溶解吸收；带铜 IUD 长期释放铜离子，影响受精卵着床、囊胚发育及精子获能。

3. 含孕激素的 IUD

主要是孕激素对子宫内膜的局部作用。含孕激素 IUD 释放的孕激素引起宫颈黏液和子宫内膜改变，不利于精子的穿透和受精卵的着床。

4. 含吲哚美辛的 IUD

吲哚美辛抑制前列腺素合成，减少前列腺素对子宫的收缩作用而减少放置 IUD 后出现的出血反应。

（三）宫内节育器放置术

1. 适应证

凡育龄妇女自愿要求以 IUD 避孕而无禁忌证者。

2. 禁忌证

（1）妊娠或可疑妊娠者。

（2）生殖道急性炎症。

（3）人工流产、分娩或剖宫产后疑有妊娠组织物残留或潜在感染可能者。

（4）宫颈过松、重度裂伤、重度狭窄等。

（5）生殖器官肿瘤或畸形。

（6）宫腔过大或过小、重度子宫脱垂等。

（7）严重的全身疾患。

（8）近 3 个月内有月经不调、阴道不规则流血。

（9）有铜过敏史者，禁用带铜节育器。

3. 放置时间

（1）月经干净后 3~7 日，无性交。

（2）人工流产术后立即放置。

（3）自然流产后 1 次正常月经后放置，药物流产 2 次正常月经后放置。

（4）产后 42 日恶露已净，会阴伤口愈合，子宫恢复正常。

（5）剖宫产术后满半年。

（6）哺乳期，应排除早孕后放置。

（7）性交后 5 日内放置为紧急避孕方法之一。

（8）含孕激素 IUD 尽量在月经末期放置。

4. 放置方法

（1）受术者排空膀胱后，取膀胱截石位，常规消毒外阴、阴道后铺巾，双合诊复查子宫位置、大小、倾屈度及附件情况。

（2）阴道窥器暴露宫颈并消毒。

（3）以宫颈钳钳夹宫颈前唇，子宫探针沿宫腔方向探测宫腔深度，以选择合适的节育器。

（4）用放置器将节育器推送入宫腔，其上缘必须抵达宫底。带有尾丝者在距宫口 2cm 处剪断。观察无出血取出宫颈钳和阴道窥器。

5. 注意事项

（1）严格无菌操作，以防感染。

（2）节育器要一次放至宫底部，不可扭动放置器。

（3）哺乳期子宫小而软，易穿孔，操作必须谨慎。

（4）术后休息 3 日，1 周内忌重体力劳动，2 周内忌性交及盆浴。

（5）定期随访，一般在术后第 1 月、3 月、6 月、12 月各随访 1 次，以后每年随访 1 次，特殊情况应随时就诊。

（四）宫内节育器的取出

1. 取器指征

（1）因不良反应治疗无效及并发症需取器者。

（2）改用其他避孕措施或绝育者。

（3）计划再生育或不需避孕者。

（4）放置年限已到需更换者。

（5）围绝经期停经 1 年内或月经紊乱者。

（6）带器妊娠者，包括宫内和宫外妊娠。

2. 取器时间

（1）月经干净后 3～7 日。

（2）因子宫不规则出血取器者，随时可取，同时行诊断性刮宫。

（3）带器早期妊娠，行人工流产时同时取器。

（4）带器异位妊娠，在术前诊断刮宫时或在术后出院前取器。

3. 取器方法

（1）有尾丝者：常规消毒后，用血管钳夹住尾丝后轻轻牵引取出。

（2）无尾丝者：前三步与放置方法相同，然后用子宫探针查清节育器位置，再用取环钩或取环钳将节育器取出。取器困难可在超声辅助下进行操作，必要时在宫腔镜下取出。

（五）宫内节育器的副作用

主要表现为经量增多、经期延长或点滴出血；少数有白带增多，伴有下腹胀痛。在明确诊断后可采用中医、西医方法对症处理。

（六）常见并发症

宫内节育器的常见并发症包括出血、疼痛、子宫穿孔、节育器异位、感染、节育器嵌顿或断裂带器妊娠、节育器下移或脱落等。

二、激素避孕

激素避孕是指用女性甾体激素避孕，是一种高效避孕方法。甾体避孕药的激素成分是雌激素和孕激素。

（一）作用机制

1. 抑制排卵

避孕药中的雌激素和孕激素通过负反馈机制干扰下丘脑-垂体-卵巢轴的正常功能，抑制排卵。

2. 改变宫颈黏液性状

孕激素使宫颈黏液量减少，黏稠度增加，拉丝度降低，不利于精子穿透。

3. 改变子宫内膜形态与功能

子宫内膜的正常生理变化，为胚胎着床创造必要条件，避孕药抑制子宫内膜增殖变化，使子宫内膜与胚胎发育不同步，不适宜受精卵着床。

4. 改变输卵管的功能

在雌激素、孕激素的作用下，输卵管正常的分泌与蠕动受到影响，改变了受精卵在输卵管内的正常运动，干扰受精卵着床。

（二）禁忌证

（1）严重的心血管疾病、血液病或血栓性疾病。

（2）急、慢性肝炎或肾炎。

（3）内分泌疾病，如糖尿病、甲状腺功能亢进症。

（4）部分恶性肿瘤、癌前病变。

（5）哺乳期不宜应用。

（6）年龄>35岁吸烟者，不宜长期服用。

（7）精神病不能自理者。

（8）严重偏头痛，反复发作者。

（三）药物种类及使用方法

1. 短效避孕药

适用于长期同居的夫妇，有效率为99%以上，常用的有：

（1）复方炔诺酮片（避孕片1号）；

（2）复方甲地孕酮片（避孕片2号）；

（3）复方避孕片（0号）；

（4）复方去氧孕烯片；

（5）复方孕二烯酮片；

（6）炔雌醇环丙孕酮片；

（7）屈螺酮炔雌醇片；

（8）三相片：分为第一相、第二相、第三相，各相含炔雌醇和左炔诺孕酮量不同。

前3种药物均在月经周期的第5日起每晚服1片，连服22日。如忘服，应在24h内补服。一般停药后2~3日有撤药性出血，如月经来潮，则于月经第5日开始服用下一周期药物；如停药7日后月经未来者，应次日起开始服下一周期药。连续3个月经周期停药后月经不来者应停药，改用其他方法避孕。复方去氧孕烯片、复方孕二烯酮片、炔雌醇环丙孕酮片、屈螺酮炔雌醇片均是从月经周期的第1日开始，每晚服1片，连续21日服完，停药7日后，继服第2个周期。屈螺酮炔雌醇片（Ⅱ）内含24片活性药片和4片空白片，月经周期第1日开始服药，服完活性药片后再服空白片，共28日，无须停药继续服下一周期。三相片从月经周期第 3 日开始服用，按三相顺序连服 21 日，停药第 8 日开始服下一周期三相片。

2. 长效避孕药

（1）复方长效口服避孕药：由长效雌激素和人工合成孕激素配伍而成，服药 1 次可避孕 1 个月，避孕有效率达 96%~98%。复方长效口服避孕药激素含量大，副作用多，市场上已很少见。

（2）长效避孕针：单孕激素制剂和雌、孕激素复合制剂，尤其适用于对口服避孕药有明显胃肠道反应者。长效避孕针有月经紊乱、点滴出血或闭经等副作用。由于单孕激素制剂对乳汁的质和量影响小，较适用于哺乳期妇女，有效率达 98% 以上。

3. 探亲避孕药

适用于短期探亲夫妇。由于探亲避孕药的剂量大，目前已很少使用。

4. 缓释避孕药

（1）皮下埋植剂除含左炔诺孕酮硅胶棒 I 型（六根）和亚型（两根）外，还含有依托孕烯单根皮下埋植剂。于月经周期开始的 7 日内，在上臂内侧做皮下埋入，可避孕 3~5 年不等。

（2）缓释阴道避孕环（CVR），如甲硅环每环内含甲地孕酮 250mg，每只环可持续使用。其副作用与其他单孕激素制剂基本相同。

（3）其他缓释避孕药还包括微球和微囊避孕针、避孕贴片等。

（四）药物不良反应及处理

1. 类早孕反应

恶心、头晕、乏力、食欲缺乏、呕吐等类早孕反应，轻者不需处理，严重者可更换制剂或停药。

2. 突破性出血

或因漏服、迟服、错服避孕药，或因药片质量受损，或因个人体质等，不能维持正常生长的子宫内膜完整性引起。出血量少者，不用处理，可随着服药时间延长而血量逐渐减少直至停止。出血偏量多者，每晚在服避孕药同时加服雌激素直至停药。流血如月经量或出血已近月经期者，可停止服药，将此次出血作为月经处理，于出血第 5 日开始重新服药，或更换制剂或停药。

3. 闭经

1%~2% 的妇女发生闭经，常发生于月经不规则妇女。停药后月经不来潮，需除外妊娠，停药 7 日后可继续服药，出现连续停经 3 个月者需停药观察。

4. 体重增加

不影响健康，只要均衡饮食，减少盐分摄入，适当运动，可减少此不良反应。

5. 色素沉着

少数妇女颜面部皮肤出现淡褐色色素沉着。停药后多数会自然减轻或消失。

6. 其他

如头痛、乳房胀痛、性欲减低、食欲增强、皮疹、瘙痒等，可对症处理，必要时停药，做进一步检查。

三、其他避孕方法

（一）紧急避孕

紧急避孕用于无防护性生活，或避孕失败后几小时或几日内的紧急补救，以预防非意愿妊娠发生，减少人工流产。

1. 适应证

（1）避孕失败，包括阴茎套破裂、滑脱；未能做到体外排精；错误计算安全期；漏服避孕药；宫内节育器脱落。

（2）性生活时未使用任何避孕措施。

（3）遭受性暴力。

2. 方法

（1）紧急避孕药

① 雌、孕激素复方制剂：我国现有复方左炔诺孕酮片，含炔雌醇 30μg、左炔诺孕酮 150μg。服用方法：在无防护性交后 72h 内首剂 4 片，12h 再服 4 片。

② 单孕激素制剂：现有左炔诺孕酮片，含左炔诺孕酮 0.75mg。在无防护性交后 72h 内首剂 1 片，12h 再服 1 片。

③ 抗孕激素制剂：现有米非司酮片。在无防护性交后 120h 内服用米非司

酮 10mg 或 25mg，1 片即可。

（2）紧急放置带铜宫内节育器　带铜宫内节育器可用于紧急避孕，特别适合希望长期避孕而且符合放置节育器者及对激素应用有禁忌证者。在无保护性生活后 5 日内放入，有效率达 95% 以上。

（二）外用避孕

1. 阴茎套

适于每次性交时全程使用。因具有防止性传播疾病的作用，故应用甚广。

2. 女用避孕套

简称阴道套，既能避孕，又能防止性传播疾病。目前我国尚无供应。

3. 外用杀精剂

外用杀精剂是性交前置入女性阴道，具有灭活精子作用的一类化学避孕制剂。目前常用的有避孕栓、胶冻、片剂、避孕药膜等。性交前 5～10min 将药具置入阴道深处，待其溶解后即可性交。正确使用外用杀精剂，有效率达 95% 以上，但若使用不当可影响避孕效果，不作为首选避孕措施。

4. 安全期避孕法

又称自然避孕。月经周期规律的女性，排卵多发生在下次月经来潮前 14 日左右。通常根据基础体温和宫颈黏液变化判断排卵日，据此排卵前后 4～5 日为易受孕期，其余日期不易受孕即为安全期。但妇女排卵可受情绪、健康状况或外界环境等因素影响而推迟或提前，甚至额外排卵，故此法并不十分可靠，不宜推广。

5. 其他避孕方法

促黄体素释放激素类似物避孕、免疫避孕法的导向药物避孕和抗生育疫苗等，目前正在研究中。

第二节 ◇◇ 输卵管绝育术

输卵管绝育术是通过手术将输卵管结扎或用药物粘连堵塞输卵管管腔，使精子和卵子不能相遇而达到绝育目的，是一种安全、永久性节育措施。目前临床上常用的方法有经腹输卵管结扎术或腹腔镜下输卵管绝育术。

第十章　生育指导

一、经腹输卵管结扎术

（一）适应证

（1）已婚妇女，夫妇双方自愿绝育且无禁忌证者。
（2）患有严重全身疾病或有严重遗传病不宜生育者。

（二）禁忌证

（1）24h 内体温两次高于 37.5℃或以上。
（2）全身情况不良不能胜任手术者。
（3）严重的神经症或对绝育手术有顾虑者。
（4）感染，如全身性急性感染性疾病、急慢性盆腔炎、腹壁皮肤感染等。

（三）手术时间

（1）非妊娠期以月经干净后 3~4 日为宜。
（2）人工流产或分娩后 48h 内进行。
（3）剖宫产及其他腹部手术时同时进行。
（4）哺乳期或闭经妇女应在排除妊娠后试行。

（四）术前准备

（1）解除受术患者思想顾虑，做好解释和咨询。
（2）询问病史，常规体检及妇科检查。
（3）检查血常规及凝血功能、肝肾功能及白带常规等。
（4）按妇科腹部手术前常规准备。

（五）手术步骤与方法

1.体位、铺巾与麻醉

排空膀胱后取仰卧位，手术野按常规消毒铺巾，根据术式和个体情况进行麻醉。

2. 切口

在下腹正中耻骨联合上 3~4cm（2 横指）处做 2~3cm 纵切口，产后则在宫底下 2~3cm 做纵切口，逐渐进入腹腔。

3. 寻找并确认输卵管

术者可用指板或输卵管吊钩或无齿弯头卵圆钳沿宫底后方滑向一侧，到达卵巢或输卵管处后，提取输卵管，并追溯到输卵管伞端，证实为输卵管，检查卵巢。

4. 结扎输卵管

多采用抽芯包埋法。两把鼠齿钳夹持输卵管，在输卵管峡部浆膜下注射0.5% 利多卡因 1ml 使浆膜膨胀，用尖刀切开膨胀的浆膜层，再用弯蚊钳游离该段输卵管，剪除输卵管约 1cm 长；两断端用 4 号线结扎，1 号丝线连续缝合浆膜层；将近端包埋于浆膜内，远端游离于浆膜外。同法结扎对侧输卵管。

（六）并发症及防治

1. 出血、血肿

多因过度牵拉、钳夹损伤输卵管或其系膜血管所致，也可因创面血管漏扎或结扎不紧引起出血，导致腹腔内积血或血肿。因此，手术时应轻柔操作，避免损伤血管，彻底止血。一旦发现出血或血肿，协助医生及时处理。

2. 感染

体内原有病灶未经处理，可致术后创面发生内源性感染。手术器械、敷料消毒不严或手术未遵循无菌操作规程，可导致外源性感染。因此，术前要严格掌握手术指征，术中严格执行无菌操作。一旦发生感染，遵医嘱及时应用抗生素治疗。

3. 脏器损伤

多因手术者操作不熟练、解剖关系辨认不清或操作粗暴而导致膀胱及肠管损伤。因此，手术操作应认真仔细，一旦发现损伤应及时修补，并注意术后观察。

4. 绝育失败

绝育术后再孕的事情偶有发生。主要是由于绝育措施本身的缺陷或技术误差，多发生宫内妊娠，但应警惕输卵管妊娠的可能。

（七）护理要点

1. 术前准备

（1）评估受术者的认知水平、对手术的接受程度，耐心解答提问，解除其思想顾虑。

（2）详细询问病史，通过全身检查、妇科检查、实验室检查等全面评估受术者。

（3）按腹部手术要求准备皮肤。

2. 术后护理

（1）术后卧床休息4～6h，6h后嘱其下床活动。

（2）观察生命体征变化，有无腹痛、内出血等症状。

（3）保持伤口敷料清洁干燥，注意观察伤口的恢复情况。

（4）术后休息3～4周，禁止性生活1个月，术后一个月复查。

二、经腹腔镜输卵管绝育术

（一）适应证

同经腹输卵管结扎术。

（二）禁忌证

（1）主要为心肺功能不全、腹腔粘连、膈疝等。

（2）其他同经腹输卵管结扎术。

（三）术前准备

同经腹输卵管结扎术，受术者应取头低臀高仰卧位。

（四）手术步骤与方法

采用全身麻醉或硬膜外麻醉。常规消毒腹部皮肤，于脐孔下缘做1cm小切口，将气腹针插入腹腔，充CO_2 2～3L，然后插入套管针放置腹腔镜。在腹腔镜直视下用弹簧夹钳夹或硅胶环套于输卵管峡部，使输卵管通道中断。也可采用双极电凝烧灼输卵管峡部1～2cm。经统计各法绝育术的失败率，以电凝术再通率最低1.9%，硅胶环3.3%，弹簧夹高达27.1%。机械性绝育术与电凝术相比，具有毁损组织少的优点，一旦受术者需要生育，输卵管再通术的成功率较高。

(五) 术后护理

（1）术后卧床休息 4～6h 后可下床活动。

（2）严密观察生命体征变化，有无腹痛、内出血或脏器损伤等症状。

经腹腔镜输卵管绝育术优点多，手术时间短，恢复快，但需要设备，费用较高。

第三节 ◇◇◇ 人工终止妊娠术

各种避孕措施和绝育术均有一定的失败率。人工流产指因意外妊娠、疾病等原因而采用人工方法终止妊娠，是避孕失败的补救措施。终止早期妊娠的人工流产方法包括手术流产和药物流产。

一、手术流产

手术流产是采用手术方式终止妊娠，包括负压吸引术和钳刮术。

(一) 负压吸引术

利用负压吸引原理，将妊娠物从宫腔内吸出。

1. 适应证

（1）妊娠 10 周以内自愿要求终止妊娠而无禁忌证者。

（2）妊娠 10 周内因患某种疾病不宜继续妊娠者。

2. 禁忌证

（1）生殖器官急性炎症。

（2）各种疾病的急性期，或严重的全身性疾病不能耐受手术者。

（3）术前相隔 4h 两次体温均在 37.5℃ 以上。

3. 术前准备

（1）详细询问病史，进行全身检查及妇科检查。

（2）进行相关实验室检查包括阴道分泌物常规、血常规及凝血方面监测。

(3) 根据血或尿 HCG 测定、超声检查确诊早孕。

(4) 术前测量体温、脉搏、血压。

(5) 加强沟通,帮助解除手术患者思想顾虑。

(6) 排空膀胱。

4. 手术步骤

(1) 体位及消毒:受术者采取膀胱截石位,常规消毒外阴和阴道,铺无菌巾。行双合诊复查子宫位置、大小及附件等情况。用窥阴器扩张阴道,消毒阴道及宫颈。

(2) 探测宫腔:宫颈钳夹持宫颈前唇后,用子宫探针探测子宫屈向和深度。

(3) 扩张宫颈:用宫颈扩张器扩张宫颈管,由小号到大号,循序渐进,扩张到比选用吸管大半号或1号。对于精神紧张恐惧或疼痛敏感者,扩张宫颈前宜用宫颈黏膜麻醉药、宫旁阻滞麻醉或静脉麻醉。其中静脉麻醉应有麻醉医师监护,以防出现麻醉意外。

(4) 吸管负压吸引:将吸管连接到负压吸引器上,吸引前,进行负压吸引试验。无误后,将吸管缓慢送入宫底部,遇到阻力略向后退,按孕周选择吸管粗细及负压大小,负压一般控制在400～500mmHg,顺时针方向吸引宫腔1～2圈,将妊娠物吸引干净,当感到宫腔缩小、宫壁粗糙、吸管抽动有涩滞感,表明已吸净,可取出吸管。

(5) 检查吸出物:将吸出物过滤,测量血液及组织容量,仔细检查有无绒毛及胚胎组织,与妊娠月份是否相符,有异常情况时应送病理检查。

(二) 钳刮术

使用于妊娠10～14周,通过机械或药物方法使宫颈松软,然后用卵圆钳钳夹胎儿及胎盘,必要时用刮勺轻刮宫腔1周,观察有无出血,若有出血,加用缩宫素。因胎儿较大且骨骼已形成,操作较危险,容易造成出血多、宫颈裂伤、子宫穿孔等并发症,故应尽量避免大月份钳刮。

(三) 并发症及防治

1. 子宫穿孔

发生率低,却是人工流产最严重的并发症。术中一旦出现子宫穿孔,应立即停止手术,并观察生命体征、腹痛情况。穿孔小、无脏器损伤及明显内出血症状,流产已净者,可卧床休息,并给宫缩剂和抗生素,待病情稳定后出院。胚胎组织尚未吸净者,可在 B 超或腹腔镜监护下清宫;尚未进行吸宫操作者可以观察 1 周后再清除妊娠物;破口大、有内出血或怀疑脏器损伤者,应立即剖腹探查,做相应处理。

2. 人工流产综合征

人工流产综合征是指手术时因疼痛或局部刺激使受术者在术中或手术结束时出现心动过缓、心律不齐、血压下降、面色苍白、大汗、胸闷甚至发生昏厥和抽搐等症状。出现症状应立即停止手术,并给予吸氧,一般可以自行恢复;严重者静脉注射阿托品 0.5～1mg,即可有效控制。亦可在术前 5min 针刺合谷、内关穴,留针,术中捻转刺激,以减轻或缓解症状。对于畏惧针刺疗法的患者,可在术中取内关、合谷(手背,第 1、2 掌骨间,即第二掌骨桡侧的中点处)穴,用指压法以缓解症状。

3. 吸宫不全

吸宫不全指人工流产术后有部分妊娠组织残留于宫腔,是人工流产术常见的并发症。术后阴道流血超过 10 日,血量多,或流血暂停后又有多量出血者,应考虑为吸宫不全,经 B 超可确诊。无明显感染征象者,应尽早行刮宫术,刮出物送病理检查,术后给予抗生素预防感染;如同时伴有感染,应控制感染后再行刮宫术。亦可用中药桃红四物汤加牛膝、益母草、炒蒲黄,每日 1 剂,水煎,温服,促使残留组织排出。

4. 漏吸

确定为宫内妊娠,但术中未吸到胚胎或胎盘绒毛。因此,术后检查吸出物未发现妊娠物时,应复查子宫大小及位置,重新吸宫。将吸出物送病理检查,还有助于排除异位妊娠的可能。

5. 术中出血多

多发生在妊娠月份较大时,妊娠物不能迅速排出而影响子宫收缩所致。可在扩张宫颈后,宫颈注射缩宫素促使子宫收缩,同时尽快钳取或吸出妊娠物。

6. 术后感染

多数因吸宫不全或流产后过早恢复性生活,器械、敷料消毒不严或无菌操作观念不强所致。感染初为子宫内膜炎,治疗不及时可以扩散至子宫肌层、附件、腹膜，严重时可导致败血症。此时患者需要半卧床休息，为其提供全身性支持疗法，并积极抗感染。宫腔内有残留妊娠物者，应按感染性流产处理。

7. 羊水栓塞

少见，行钳刮术时，偶可发生羊水栓塞。

8. 远期并发症

远期并发症有宫颈粘连、宫腔粘连、月经失调、慢性盆腔炎、继发性不孕等。

9. 流产术后出血

人工流产后阴道流血超过10日，淋沥不净，或血量过多，或流血停止后又有多量阴道流血者，称为流产术后出血。其发生与宫腔内部分妊娠组织残留、子宫收缩不良、宫腔感染或凝血功能障碍等因素有关。

（1）西医治疗：如宫腔内有妊娠残留物且较大者，应行诊刮术，并将刮出物送病理；较小者可注射缩宫素促进残留物排出，同时给予抗生素预防感染；子宫收缩不良者，给予缩宫素促进子宫收缩；宫腔感染者，给予广谱抗生素控制感染；有凝血功能障碍者，给予止血等相应治疗。

（2）中医辨证治疗

① 瘀阻胞宫证

证候：堕胎术后阴道流血时多时少，或淋沥不净，色紫暗，有血块，小腹阵发性疼痛，腰骶酸胀，头晕乏力，恶心欲呕，纳食欠佳，口渴不欲饮，大便秘结；舌紫暗，脉细涩。

治法：活血化瘀，固冲止血。

方药：生化汤（《傅青主女科》）加益母草、炒蒲黄。

当归、川芎、桃仁、炮姜、炙甘草、黄酒、童便、益母草、炒蒲黄。

② 肝郁血热证

证候：堕胎术后阴道流血，量时多时少，色鲜红或紫暗，质黏稠夹块，小腹隐痛，坠胀，性情抑郁；舌红，苔薄黄，脉弦数而滑。

治法：疏肝解郁，凉血止血。

方药：舒郁清肝饮（《中医妇科治疗学》）。

当归、白芍、白术、柴胡、香附、郁金、黄芩、栀子、牡丹皮、甘草。

③ 气虚血瘀证

证候：堕胎术后神疲乏力，纳食欠佳，头晕心慌，小腹坠胀，阴道流血量多，或淋沥不净，色暗红。舌淡暗，边有齿痕，脉细无力。

治法：益气化瘀，固冲止血。

方药：四君子汤（《正体类要》）加当归、炒蒲黄、血余炭。

人参、白术、茯苓、炙甘草、当归、炒蒲黄、血余炭。

（四）护理要点

（1）协助医生严格核对手术适应证和禁忌证；受术者签署知情同意书；做好术前准备。

（2）术中陪伴受术者为其提供心理支持，指导其运用呼吸技巧减轻不适；严密观察，出现异常及时报告医生；配合医生检查吸出物，必要时送病理检查。

（3）术后受术者应在观察室卧床休息 1h，注意观察腹痛及阴道流血情况；遵医嘱给予药物治疗。

（4）嘱受术者保持外阴清洁，1 个月内禁止性生活及盆浴，预防感染；吸宫术后休息 2 周，若有腹痛及阴道流血增多，随时就诊。

（5）积极实施"流产后关爱"服务，向女性和家属宣传避孕相关知识，帮助流产后女性及时落实科学的避孕方法，避免重复流产。

二、药物流产

药物流产是指应用药物终止早期妊娠的一种避孕失败的补救措施。目前临床上常用药物为米非司酮与米索前列醇。米非司酮具有抗孕激素及抗糖皮质激素作用。米索前列醇是前列腺素类似物，具有兴奋子宫和软化宫颈的作用，两者配伍应用终止早孕完全流产率达 90% 以上。

（一）适应证

（1）早期妊娠≤49d、年龄小于 40 岁、自愿要求使用药物流产的健康妇女。

（2）血或尿 HCG 阳性，超声确诊为宫内妊娠。

（3）瘢痕子宫、畸形子宫、哺乳期、宫颈发育不良、严重骨盆畸形等人工流产术高危人群者。

（4）有多次人工流产史，对手术流产有疑虑或恐惧心理者。

（二）禁忌证

（1）有米非司酮使用禁忌证者，如内分泌疾病、血液疾病、妊娠期皮肤瘙痒史、血栓性疾病、肝肾功能受损等。

（2）有米索前列醇使用禁忌证，如心血管疾病、青光眼、哮喘、癫痫、结肠炎等。

（3）过敏体质者。

（4）其他：带器妊娠、异位妊娠、妊娠剧吐、长期服用抗结核药、抗抑郁药、抗癫痫药、抗前列腺素药等。

（三）用药方法

1. 顿服法

用药第 1 天顿服米非司酮 200mg，第 3 天早上口服米索前列醇 0.6mg。

2. 分服法

米非司酮 150mg 分次口服，第 1 天晨服 50mg，8～12h 后再服 25mg，第 2 天早、晚各服 25mg，第 3 天上午 7 时再服 25mg。于第 3 天服用米非司酮 1h 后服米索前列醇 0.6mg。每次服药前后至少空腹 1h。

（四）副作用及处理

1. 胃肠道反应

服药过程中部分妇女可出现恶心、呕吐或腹泻等胃肠道症状，这是由于米非司酮和米索前列醇抑制胃酸分泌和胃肠道平滑肌收缩所致。症状轻者无须特殊处理，给予心理安慰。症状较重者，可按医嘱口服维生素 B_6 20mg 或甲氧氯普胺 10mg，必要时给予补液治疗，可缓解症状。

2. 阴道流血

出血时间长、出血多是药物流产的主要副作用。用药后应严密随访，若疑为不全流产时应及时行刮宫术，应用抗生素预防感染。值得注意的是实施药物流产前应排除异位妊娠，否则异位妊娠者误行药物流产可导致失血性休克。

（五）护理要点

1. 评估

术前应详细询问停经时间、生育史、既往史及药物过敏史，根据双合诊检查、尿 HCG 检查和 B 超检查明确早期宫内妊娠诊断，并进行血常规、出凝血时间以及阴道分泌物等检查。协助医师严格核对孕妇药物流产的适应证和禁忌证，签署知情同意书。

2. 心理护理

（1）关注妇女心理变化，介绍药物流产相关知识，陪伴妇女，减轻思想顾虑。

（2）耐心详细地讲解米非司酮、米索前列醇的使用剂量、次数、用药方法及不良反应等，告知妇女遵医嘱服用药物，切记不可出现漏服、少服或者多服现象，不可提前或推迟服药。

（3）向妇女说明服药后排出胎囊的可能时间，大多数妇女在服药后 6h 内会出现阴道少量流血，胎囊随之排出。个别需要更长时间，需密切观察，耐心等待，告知妇女可能会出现阴道流血、小腹下坠感、腹痛等症状。

3. 协助做好生活护理

协助妇女如厕，指导妇女使用专用便器或一次性杯收集妊娠排出物，协助医生根据排出物鉴定妊娠囊大小、是否完整。

4. 密切观察生命体征及阴道流血等情况

密切观察生命体征、阴道流血、腹痛等情况。若流产不全或流产失败，必要时协助医生做好清宫准备。

5. 出院指导

（1）嘱妇女药物流产后注意休息，保持外阴清洁，1 个月内禁止性生活及盆浴，预防感染。

（2）积极提供系统、规范的"流产后关爱"服务项目，帮助流产后女性选择合适的避孕方法，避免重复流产。

第四节 生育评估与生育指导

一、生育评估

生育力,即获得妊娠的能力。生育力低下可表现为月经不规律、不孕、反复种植失败和反复性流产。女性生育力的评估主要包括:卵巢储备功能、排卵功能、输卵管通畅性、子宫宫腔、盆腔因素等,同时必须考虑全身性因素,如遗传、免疫、代谢等的影响。

1. 年龄

年龄是评估女性生育力最重要的因素,女性最佳生育年龄为 23~33 岁,随着年龄增长其生育力逐渐下降,主要体现在卵巢储备功能降低,且具有不可逆性。随着年龄的增长,生育力逐渐下降,不孕的比例则增高,自然流产率升高。

2. 病史

包括试孕情况、月经史、既往病史,重点在于了解不良生育史,复发性流产史、死胎史、早产史、畸形胎儿史等情况。复发流产的病因复杂,明确是否存在遗传因素、免疫因素、血栓前状态、感染因素等,对下次妊娠有指导作用。两次以上晚期流产史及早产史的患者孕前明确是否有宫颈功能不全,妊娠期应适当干预。

3. 体格检查

妇女体格方面需要进行常规妇科检查及体格检查,例如:盆腔双合诊、宫颈癌筛查、生殖道分泌物检查、心肺听诊、血常规、肝肾功能、地中海贫血及传染病检查等。

4. 卵巢功能

目前采用年龄结合卵巢储备功能(如窦卵泡数、抗米勒管激素和卵子质量)综合评价卵巢功能是较好的方法。高龄妇女卵巢功能的检测方法包括:卵巢基础性激素和细胞因子的测定、卵巢刺激试验和卵巢超声影像学检查。

5. 输卵管功能

输卵管通畅度检查的主要目的是检查输卵管是否通畅、了解宫腔和输卵管腔的形态及输卵管的阻塞部位，以及与周围组织的解剖关系，为确定输卵管性不孕的治疗方案提供依据。常用的方法有子宫输卵管通液术、子宫输卵管X线造影、子宫输卵管超声造影、腹腔镜检查及宫腔镜检查术。

6. 排卵功能

排卵功能障碍约占女性不孕的40%。排卵功能障碍是指卵泡不发育、发育停滞、闭锁、未成熟卵泡排卵从而无法正常排卵的一类疾病。最常见的排卵功能障碍原因包括多囊卵巢综合征（PCOS）、甲状腺功能异常、高催乳素血症、肥胖、剧烈运动或过度运动、体重增加或减轻等。评价排卵功能的方法包括：月经史、黄体期孕酮水平、经阴道超声检查、排卵试纸、基础体温、子宫内膜活检。

7. 子宫宫腔

通常通过盆腔超声来进行，盆腔超声可以观察子宫的大小、形态以及内膜的情况，以评估子宫的功能。

8. 全身性因素

女性生育力还受到其他因素的影响，如遗传因素、手术及放化疗等医源性因素、生活方式等。在临床上，需要结合各种因素综合判断和评估。

9. 生活习惯和环境因素

生活习惯和环境因素也可能影响生育能力。例如，饮食、运动、睡眠等生活方式，以及化学污染、物理辐射、生活压力等环境因素都可能对生育系统造成损害，影响生育能力。

二、生育指导

1. 准备与计划

有准备、有计划地怀孕，避免大龄生育。

2. 健康体检

在计划怀孕前，夫妻双方都应该进行一次全面的体检，包括血常规、血型、尿常规、血糖或尿糖、肝功能、生殖道分泌物、心电图、胸部X线及妇科B超等，必要时进行激素检查和精液检查，以及针对特定疾病的筛查，如糖尿病、高血压、心脏病、甲状腺疾病等。此外，还需要评估是否有遗传性疾病的风险，并考虑是否需要进行遗传咨询。

3. 改善生活习惯

良好的生活习惯对提高生育质量和胎儿的健康至关重要。包括戒烟、限酒、充分的休息，保持充足的睡眠，避免熬夜，定期进行体育锻炼，进行跳绳、游泳、跑步等运动，保持愉快的心情。

4. 营养准备

妊娠期合理的饮食可以提供全面均衡的营养，以满足胎儿生长发育需求。建议多摄入富含蛋白质的食品，增补叶酸、碘、铁、钙等营养素及微量元素，如肉类、豆制品、蔬菜、水果等。

5. 避免有害物质

避免接触生活及职业环境中的有毒有害物质（如放射线、高温、铅、汞、苯、农药等），避免密切接触宠物，这些都可能对胎儿的健康产生不利影响。

6. 慎用药物

孕前使用的某些药物可能会对胎儿产生不良影响。因此，在计划怀孕期间，避免使用可能影响胎儿正常发育的药物。

7. 保持心理健康

解除精神压力，预防妊娠期及产后心理问题的发生。

8. 科学避孕，保护生育力

根据自己的生育计划、身体情况科学选择合适的避孕方法。对于短期内没有生育计划者，提倡使用长效可逆的避孕方法，科学与安全避孕，避免非意愿妊娠流产对生殖系统器官、功能和生育力的伤害以及再次妊娠对子代的影响。

参考文献

[1] 冯晓玲，张婷婷. 中医妇科学. 北京：中国中医药出版社，2023.

[2] 杜慧兰. 中西医结合妇产科学. 北京：中国中医药出版社，2021.

[3] 谢幸，苟文丽. 妇产科学. 北京：人民卫生出版社，2013.

[4] 孙秋华. 中医临床护理学. 北京：中国中医药出版社，2016.

[5] 周晖，刘昀昀，罗铭，等.《2024 NCCN 子宫颈癌临床实践指南（第 1 版）》更新解读 [J]. 中国实用妇科与产科杂志，2023，39（11）：1119-1121.

[6] 郑修霞，安力彬，陆虹. 妇产科护理学. 6 版. 北京：人民卫生出版社，2018.

[7] 姜梅，宋丽莉，等. 妇产科疾病护理常规. 北京：科学出版社，2019.

[8] 刘丹丹. 卵巢癌中医病因病机及证治的文献研究及相关临床治疗讨论. 北京：北京中医药大学，2014.

[9] 安力彬，陆虹. 妇产科护理学. 7 版. 北京：人民卫生出版社，2022.